I0783189

Entrenamiento en casa para personas mayores

Ejercicios sencillos en silla y posturas de yoga eficaces en diferentes posiciones

Tabla de contenido

Primera Parte: Ejercicios en silla para personas mayores

Recupere la fuerza, el equilibrio, la energía y la flexibilidad con ejercicios fáciles que puede hacer sentado

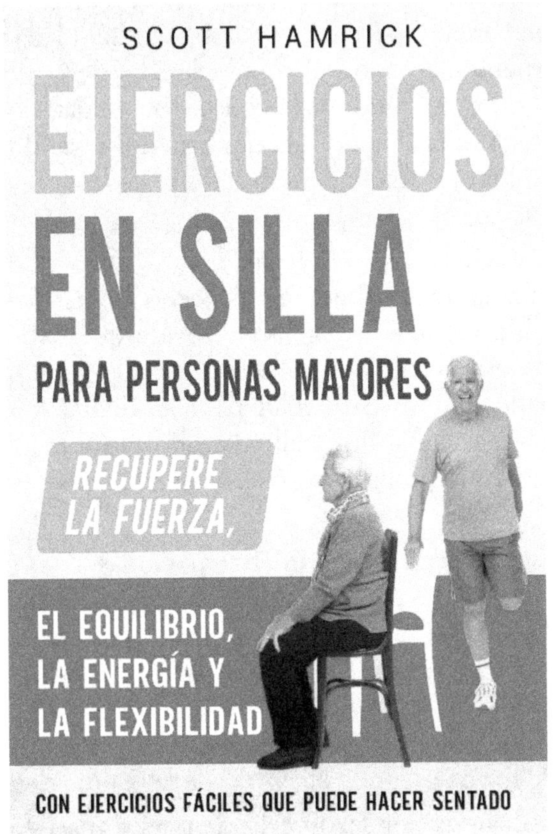

Introducción

John apagó el televisor y exhaló mientras se levantaba para dirigirse al dormitorio. Rápidamente perdió el equilibrio y cayó hacia atrás antes de engancharse torpemente contra el reposacabezas de la silla con el brazo extendido. "Ay", dijo, agarrándose el codo. Con cuidado, volvió a dejarse caer en el asiento. Sentía el codo caliente y un dolor agudo emanaba de la zona. John cerró los ojos mientras se frotaba el codo.

Sus pensamientos se remontaron a un año atrás, cuando trabajaba como recepcionista en la tienda local. Estaba de pie gran parte de su turno y se mantenía activo durante casi ocho horas diarias. "Ojalá me hubiera mantenido activo", pensó John. Desde que se jubiló, pasaba la mayor parte del tiempo solo en casa viendo la televisión. Recientemente, John había notado que su capacidad para levantarse y caminar por la habitación disminuía. Sabía que había llegado el momento de ocuparse de su salud, pero ¿qué podía hacer ahora que apenas podía mantenerse en pie?

Este libro está escrito para ayudar a personas como John y como usted. Es una guía instructiva sobre cómo realizar correctamente ejercicios en silla y estiramientos en silla. El texto combina estiramientos terapéuticos, yoga y ejercicios en un completo manual de fitness en silla para aquellas personas con poca o ninguna experiencia reciente en ejercicios. Este libro demostrará a quienes deseen transformar su vida cómo hacerlo de forma segura y eficaz desde la comodidad de una silla.

Hay muchas razones por las que las personas mayores pueden estar interesadas en realizar estiramientos y ejercicios en una silla. Algunos están confinados a una silla debido a la edad; los hay que se están recuperando de una lesión, los que tienen problemas de equilibrio y los que padecen debilidad muscular o articular. La razón por la que se hace ejercicio desde una silla no importa, pero lo que sí importa es empezar a recorrer el camino para mejorar la forma física.

Las ventajas de hacer estos estiramientos y ejercicios se extienden a cualquiera que los realice, pero beneficiarán aún más a las personas mayores. El objetivo de estos ejercicios no es convertirle en un atleta, sino mejorar su bienestar general y su calidad de vida. Mantenerse activo con actividades como éstas es lo primero que pueden hacer las personas mayores para mejorar su vida cotidiana y prolongar su independencia.

Mantenerse lo suficientemente sano como para ser independiente es una preocupación importante para las personas mayores. A medida que uno envejece, se vuelve cada vez menos activo, lo que provoca pérdida de masa muscular, debilidad articular y disminución de la resistencia. Participar en un programa de ejercicios, incluso desde una silla, puede mejorar todas estas áreas, al tiempo que mejora el estado de ánimo y la cognición.

Utilice este libro como herramienta. Recupere la confianza y la movilidad que puede haber perdido con el tiempo aprendiendo estos estiramientos y ejercicios para mejorar casi todos los aspectos de su salud. Que no esté en forma o no pueda mantenerse en pie no significa que no pueda tomar las riendas de su situación y mejorarla. Utilice estos valiosos ejercicios para sacar el máximo partido a su vida como persona mayor y haga lo posible por mantener su independencia.

Capítulo 1: ¿Por qué utilizar una silla?

Utilizar una silla para hacer ejercicio es simplemente tomar una decisión segura y positiva para su salud. El ejercicio en silla no es algo visto como una forma inferior de ejercicio. La silla no significa que no esté haciendo ejercicio de verdad o que sea demasiado débil o incapaz de hacer otros ejercicios. El ejercicio sentado es simplemente otra forma de hacer el trabajo. Lo importante no es si haces ejercicio sentado o de pie. Lo importante es que intente entrenarse. Una silla es una herramienta que muchos usuarios utilizan para hacer el entrenamiento más accesible. Es especialmente propicia para mantener a las personas mayores activas y estimuladas.

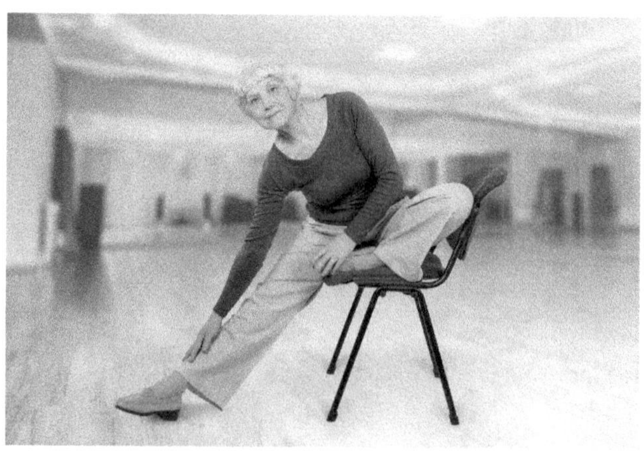

Una mujer mayor haciendo estiramientos en una silla

A la hora de la verdad, lo mejor que puede hacer por sí mismo como persona mayor es mantenerse activo. Según los Centros para el Control y Prevención de Enfermedades (CDC), "la actividad física es esencial para un envejecimiento saludable", y usted sabe que un envejecimiento saludable es mejor que la alternativa. La silla permite a los mayores hacerlo de forma segura y con mayores posibilidades de mantener una rutina de ejercicios que no les sobrecargue ni les ponga en peligro.

Tanto si el objetivo es ponerse en forma lo suficiente como para volver a ponerse de pie con facilidad como si es aumentar sus niveles de actividad, el ejercicio en silla tiene un lugar bien establecido en el mundo del fitness. Las personas confinadas en una silla no pueden levantarse y caminar, pero eso no significa que no estén sanas o felices. El entrenamiento en silla permite realizar la actividad que el cuerpo y la mente necesitan sin ponerse de pie ni correr el riesgo de caerse.

Todo el mundo, desde los niños a los deportistas, necesita hacer ejercicio, y las personas mayores no son diferentes. Para sentirse mejor, hay que moverse. La actividad física mantiene la mente y el cuerpo activos, lo que es esencial a medida que se envejece. Según los CDC, los mayores deben intentar hacer unas 2,5 horas de ejercicio a la semana. Esto no siempre es fácil, ya que las personas mayores suelen tener menos energía a medida que envejecen. Sin embargo, se puede conseguir con dedicación y un plan de acción claro, como los ejercicios de los capítulos siguientes.

El cuerpo se ralentiza de forma natural a medida que envejece y experimenta muchos cambios físicos. La mayoría de estos cambios pueden controlarse o reducirse a un nivel manejable utilizando una dieta adecuada y ejercicio a medida que envejece. No siempre va a ser cómodo reunir la energía y la voluntad para hacer ejercicio, pero cuanto más lo haga, más fácil le resultará. Con el tiempo, los beneficios del ejercicio no hacen sino aumentar.

El ejercicio puede hacerle sentir más joven. A medida que envejece y se siente más viejo y cada vez más cansado, parece de sentido común hacer menos y conservar más energía, pero eso no es exactamente cierto. Cuanto más inactivo esté, más cansado se sentirá. El cuerpo se acostumbrará a no hacer nada y tendrá poca energía para gastar cuando haga algo. Esto también provocará que los músculos y las articulaciones estén inactivos y todo lo contrario de preparados cuando llegue el momento de realizar incluso la tarea más sencilla.

A medida que envejece, mantener una mentalidad joven y positiva también es esencial. La inactividad puede provocar depresión o mal humor, lo que puede ser muy perjudicial para las personas mayores. Esos momentos en los que simplemente no se siente bien o no tiene motivación para hacer nada, es probable que algo de ejercicio pueda ayudarle.

Moverse hace que su sangre fluya y proporciona al cuerpo oxígeno fresco y nutrientes. El resultado será una sensación reanimada tanto mental como físicamente. El ejercicio también libera y aumenta el flujo de endorfinas, que químicamente desempeñan un papel directo en hacerle sentir mejor.

El ejercicio puede ayudarle a alcanzar sus objetivos de peso. Sí, aún puede perder peso o ganar peso muscular después de los sesenta años. Incluso como persona mayor, prestar atención a su peso es esencial. Un peso saludable puede ayudar a mejorar su perspectiva diaria, reducir el riesgo de algunas enfermedades y facilitar el movimiento.

Una menor actividad diaria, los cambios hormonales y un metabolismo más lento facilitarán el aumento de peso no deseado. Los ejercicios diarios en la silla y los ejercicios de yoga pueden contrarrestar este aumento de peso. No será sin esfuerzo como cuando era más joven, pero el control del peso funciona igual para los mayores que para cualquier otro adulto.

Perder peso se consigue quemando más calorías mediante la actividad de las que ingiere comiendo. Aunque una dieta sana sin calorías vacías es vital para esa ecuación, el movimiento a través del ejercicio es lo que quemará esas calorías.

Engordar músculo funciona de forma similar. Usted rompe el músculo a través de movimientos repetitivos y entrenamiento con pesas. Entonces usted consume calorías para que su cuerpo las utilice para reparar y construir esos músculos más grandes y/o más fuertes.

Controlar su peso mediante el ejercicio y la dieta es esencial para su calidad de vida como persona mayor. No es fácil para la mayoría de la gente perder peso o ganar músculo; la clave está en marcarse un objetivo y cumplirlo con un poco de trabajo diario.

El ejercicio puede ayudar a mejorar el sueño. Las personas mayores necesitan dormir como cualquier otra persona. Puede que tengan horarios diferentes o que hagan siestas a lo largo del día, pero el resultado es el mismo. Dormir es esencial para el organismo. A medida que se envejece y el cuerpo cambia, puede resultar más difícil dormir, pero el ejercicio puede ayudar. Cansarse, asegurarse de que la sangre y los nutrientes que el cuerpo necesita circulan correctamente, e incluso simplemente la sensación de logro tras una sesión de ejercicio puede ayudar a mejorar la calidad del sueño.

Sentirse lo suficientemente cansado y relajado para dormir se basa en las hormonas que produce el cuerpo. Estas hormonas, como la melatonina, se liberan cuando llega la hora de acostarse y le ayudan a conciliar el sueño. Puede que el cuerpo no produzca tantas hormonas a medida que se envejece, pero el ejercicio puede ayudar a estimular al organismo para que funcione con la mayor normalidad posible.

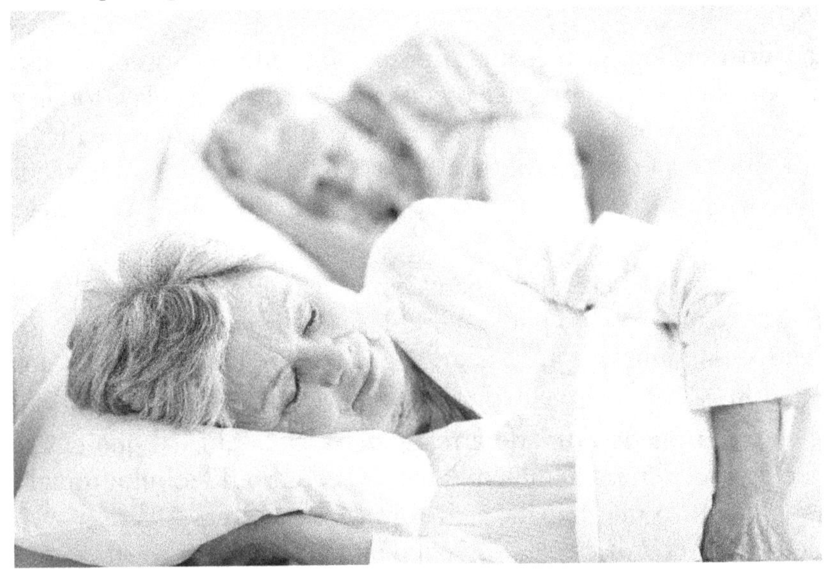

Una pareja mayor durmiendo profundamente

Reducir el estrés provocado por el ejercicio también puede contribuir a dormir bien. Tras una buena noche de descanso, es más probable que el cuerpo y la mente tengan la motivación y la energía necesarias para volver a estar activos y continuar su viaje de ejercicio.

El ejercicio puede ayudar a reducir los síntomas de muchas enfermedades crónicas. Las personas mayores que intentan disfrutar de la vida ya tienen bastante con lo que lidiar como para necesitar que algo más trabaje en su contra. Enfermedades crónicas como la hipertensión, la artritis y la diabetes provocan síntomas no deseados y perjudiciales. El ejercicio puede ayudar a reducir las incidencias y contrarrestar los síntomas de estas afecciones.

El ejercicio puede actuar literalmente como una píldora mágica del médico que reduce estos síntomas que trabajan en su contra. Hacer ejercicio con regularidad ayuda a mantener la salud de los sistemas del organismo, incluidas las defensas naturales que proporciona el sistema inmunológico. Hacer ejercicio puede animar al cuerpo a mantenerse activo y lo suficientemente sano como para luchar contra las enfermedades y reducir los efectos de algunas de las afecciones crónicas más comunes.

La diabetes, por ejemplo, está relacionada con la insulina, y el ejercicio puede ayudar a que la acción de la insulina sea más eficaz. Los síntomas negativos de la diabetes pueden reducirse significativamente mediante el ejercicio regular.

La hipertensión ejerce una presión importante sobre el sistema cardiovascular. Mantenerse activo con ejercicio diario ayuda a fortalecer y proteger el corazón y el sistema cardiovascular. Un corazón más sano puede reducir la presión arterial, los síntomas de las enfermedades cardiacas y el riesgo de sufrir un episodio cardiaco como la insuficiencia cardiaca.

La artritis, que afecta a las articulaciones y al movimiento, es frecuente en los adultos mayores y puede perjudicar los objetivos de salud. Hacer ejercicio y estiramientos habitualmente puede reducir el dolor causado por la artritis y ayudar a mantener las articulaciones activas y flexibles.

El ejercicio puede ayudarle a mantenerse ágil. Al igual que el cuerpo envejece con el tiempo, también lo hace el cerebro. El lóbulo frontal es la parte del cerebro que le ayuda a realizar varias tareas a la vez, resolver problemas y recordar cosas. A medida que envejece, esta parte del cerebro se encoge, lo que provoca una disminución de su capacidad para pensar. Las sustancias químicas que permiten que el cerebro funcione correctamente también se reducen en los adultos mayores. Al igual que el ejercicio ayuda a mantener los músculos del cuerpo, también puede ayudar a mantener el cerebro.

Está demostrado que el ejercicio regular y la estimulación que proporciona es la mejor solución para que los adultos mayores conserven la cognición. Participar en una actividad regular y aumentar el flujo sanguíneo puede ayudar a mejorar el pensamiento superior, la atención y la memoria. El ejercicio puede incluso aumentar el tamaño de las partes reducidas del cerebro y devolverles su función anterior.

Afecciones graves como la demencia y el Alzheimer son consecuencia de la edad y de la falta de sustancias químicas cerebrales que se reducen con el paso del tiempo. Hacer ejercicio puede ayudar a reducir las posibilidades de desarrollar estas afecciones.

El ejercicio es esencial para mantener su independencia. Las personas mayores que pierden la capacidad de cuidar de sí mismas son una auténtica preocupación. A medida que envejece, el tiempo hace que le resulte más difícil realizar todas las tareas que solía hacer por sí solo. Tener que pedir ayuda o esperar asistencia para tareas como ir al baño o vestirse es algo a lo que nadie quiere enfrentarse.

Su lucha por seguir siendo independiente puede verse agravada por la inactividad. Cuanto más inactivo esté, más se desgastarán sus músculos, su cerebro no se estimulará y sus huesos perderán densidad. La edad en la que necesita asistencia puede retrasarse con ejercicio regular. La actividad le ayudará a mantener el cuerpo en marcha y a conservar su capacidad de funcionar como el día anterior.

Utilizar los músculos y la conexión mente-músculo a diario envía mensajes al cuerpo de que esos músculos siguen siendo importantes. El cuerpo, en respuesta, enviará nutrientes a esos músculos para mantenerlos y que puedan volver a realizar las actividades. Incluso las personas confinadas en su mayor parte a una silla pueden prolongar su independencia con ejercicio. Mantener la capacidad de alcanzar y levantar las cosas que utiliza a diario es esencial para llevar una vida completa e independiente. Aunque el ejercicio es vital para todos, es aún más crítico para las personas mayores con el envejecimiento natural trabajando en contra de sus estados mentales y físicos.

La realización de estos valiosos movimientos le permitirá aumentar la fuerza y la flexibilidad al tiempo que mejora su amplitud de movimiento y otras capacidades funcionales. El ejercicio, en general, tiene muchos beneficios para la salud y es esencial para llevar una vida feliz y completa. Mantenerse activo no tiene por qué significar salir a dar un paseo diario, sino simplemente dedicar tiempo a realizar algunas actividades desde la comodidad de una silla. Los estiramientos en silla, el yoga y el ejercicio ofrecen una amplia gama de beneficios a quienes se dedican a su salud y bienestar.

Como persona mayor, depende de usted tomar la iniciativa de mantenerse activa para mantenerse sana y feliz. Este libro le ayudará en su campaña por un mañana mejor. Utilice estos ejercicios para mejorar, mantener su independencia y seguir siendo usted.

Los capítulos siguientes le proporcionarán ejercicios de respiración, técnicas de yoga, estiramientos terapéuticos y ejercicios de fuerza y resistencia desde una silla. Este texto desglosará los ejercicios por parte del cuerpo y tipo de ejercicio. De este modo, se pueden abordar y centrar fácilmente ciertas zonas objetivo, o bien abordar todas las zonas juntas utilizando el capítulo de rutinas de ejercicios en silla.

Los ejercicios en silla ya son utilizados por los atletas lesionados y las personas con problemas de movilidad. Al igual que al atleta lesionado, estos ejercicios pueden ayudarle a mantener la forma física que ya tiene y a reforzar las áreas en las que es débil. Aquellos con problemas de movilidad pueden aumentar su fuerza y habilidades en otras áreas a través de estos ejercicios que les ayudarán a compensar.

La pieza principal del equipo para todos estos ejercicios será una silla. Existe una gran variedad de sillas, y algunas funcionan mejor para estos ejercicios y estiramientos que otras. La altura de los brazos y el acolchado de la silla pueden influir en la eficacia de algunos movimientos o facilitar su realización.

Sillas

Existen varios tipos de sillas típicas. Puede utilizar cualquiera de ellas, pero lo mejor es que elija la más adecuada para su estado de salud actual. Si no tiene fuerza para sostenerse, una silla sin respaldo o una pelota de ejercicios no sería una elección acertada. El objetivo de los ejercicios en silla es permitir que incluso alguien sentado o que necesite apoyo pueda sentarse para hacer ejercicio. Encuentre una silla que se adapte a usted y le resulte cómoda, pero que también le mantenga seguro.

Silla estándar - Una silla normal de comedor o plegable funciona perfectamente bien con un asiento sólido y una base resistente. El objetivo es que la silla permanezca inmóvil mientras usted se mueve. Estas sillas ya están por casa y usted estará familiarizado con ellas. Ejercitarse utilizando una también puede facilitarle el levantarse o sentarse mientras las utiliza para su función diaria.

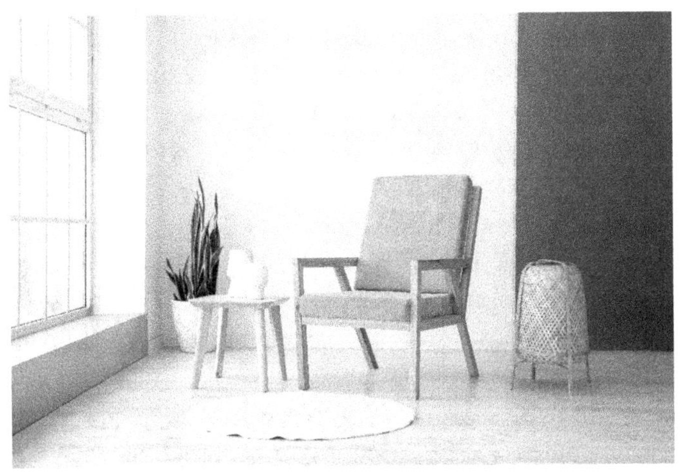

Una silla estándar con brazos

El inconveniente es que pueden no estar a una buena altura para que usted pueda realizar algunos movimientos. Puede compensarlo con mantas o eligiendo otra silla. Es conveniente que sus pies permanezcan apoyados en el suelo con las rodillas flexionadas mientras está sentado erguido en la silla.

Silla de oficina - Muchas personas pasan la mayor parte del día en una silla de escritorio. Las personas mayores pueden tener o no una silla de escritorio en casa que utilicen con regularidad. La ventaja de utilizar una es que le resultará familiar y estará en un lugar en el que ya pasa una buena cantidad de tiempo. También se pueden ajustar para conseguir la altura adecuada para realizar cualquier ejercicio.

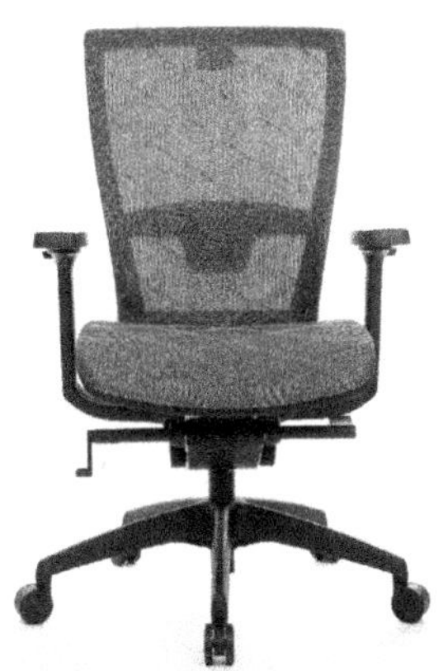

Una silla de oficina negra

El inconveniente es que pueden restringir algunos movimientos debido a los reposabrazos, tienen ruedas que mantienen la silla en movimiento o permiten demasiados movimientos, como inclinarse hacia atrás. Algunas sillas de oficina tienen reposabrazos que pueden quitarse o ajustarse, lo que podría ser beneficioso.

Silla sin respaldo - Una silla sin respaldo le permite sentarse y moverse sin restricciones. Esto es bueno para quienes están lo bastante en forma como para sostenerse sin apoyo. Puede que un principiante no quiera empezar con una de estas, ya que algunos ejercicios pueden resultar demasiado difíciles.

Aunque las sillas sin respaldo proporcionan mucha libertad, es posible que no tenga una en casa y, por lo tanto, tenga que buscarla.

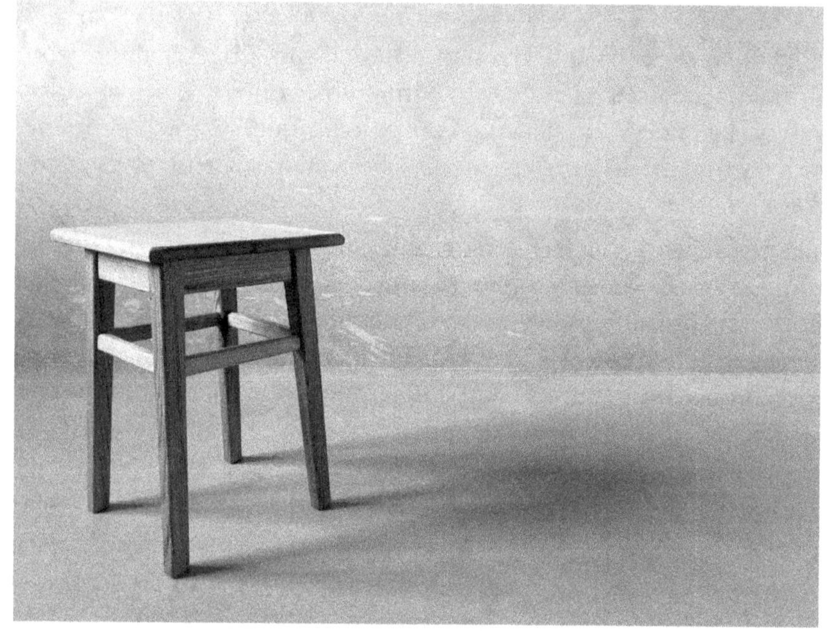

Un taburete sin respaldo ni brazos

Silla de ruedas - Las personas en silla de ruedas pueden hacer los ejercicios allí. La ventaja es que no tendrá que coger ningún equipo ni ir a ningún sitio especial para ejercitarse. Realizar los ejercicios en la silla de ruedas también le ayudará a ejecutar las tareas cotidianas mientras está sentado en ella.

El inconveniente de la silla de ruedas es que debe acordarse de bloquear las ruedas antes de realizar los movimientos. Los pies de la silla también pueden interponerse en los movimientos y es probable que haya que quitarlos durante los entrenamientos.

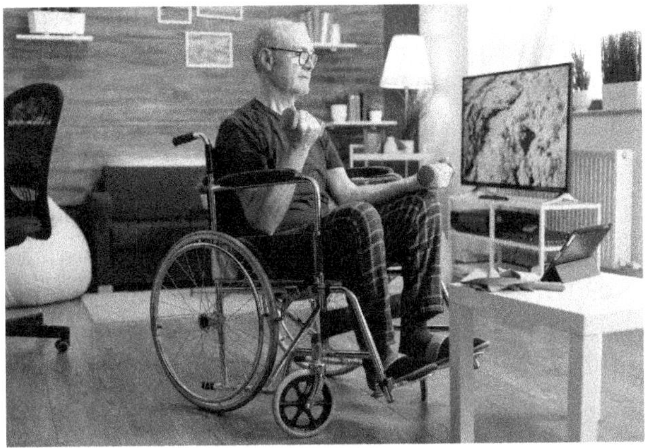

Una persona mayor haciendo ejercicio en una silla de ruedas

Pelota de ejercicio - Una pelota de ejercicio es un gran balón inflable de goma. Una vez inflada adecuadamente, tiene aproximadamente la altura de una silla media y proporciona suficiente resistencia para ser utilizada como asiento. Una pelota de estabilidad proporciona su propio conjunto de desafíos a los potenciales ejercitadores, ya que requiere equilibrio y fuerza central incluso para sentarse quieto en una pelota de ejercicios. Una pelota de ejercicios es una gran herramienta para añadir equilibrio y fuerza, pero puede no ser la mejor opción para muchos ejercicios en la silla. No hay forma de bloquear una pelota de ejercicios, por lo que se moverá libremente cuando intente realizar los ejercicios. Aunque los ejercitadores avanzados podrían utilizarla, probablemente no sea una buena opción para los principiantes.

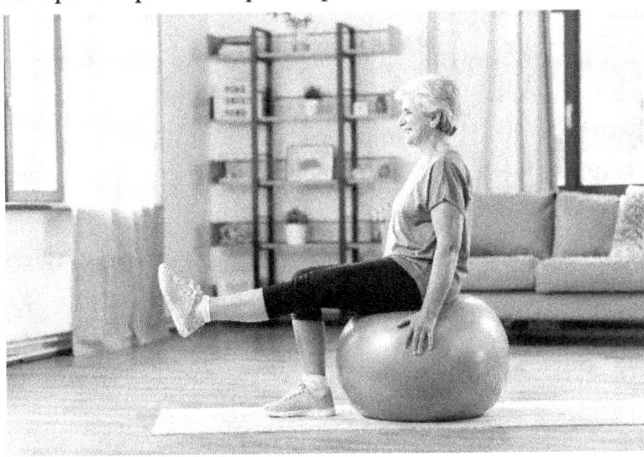

Una persona mayor ejercitándose sobre una pelota de ejercicios

Cualquier silla que le permita realizar los movimientos será beneficiosa. Encuentre una silla fácil de usar en un lugar en el que se sienta seguro haciendo ejercicio. Despeje un espacio y conviértalo en la zona de ejercicio a la que vuelva a diario. La silla que utilice es esencial para su seguridad, pero por lo demás, depende de usted decidir dónde la coloca y el tipo que elige para ejercitarse.

Ahora ya sabe lo crucial que es el ejercicio para usted como persona mayor. También sabe que los ejercicios en silla son tan valiosos como cualquier otro ejercicio. Es hora de elegir su silla y dejar que este libro le enseñe a mantenerse activo sea cual sea su nivel de forma física y a prolongar su independencia.

Otros equipos

Aunque la mayoría de estos ejercicios solo requieren una silla, se necesitarán algunos complementos para completar cada opción de ejercicio detallada en este libro. Aparte de su silla robusta, necesitará estas otras piezas de equipo para utilizar mientras esté seguro en la silla. Se trata de artículos típicos de ejercicio que ayudan a desarrollar los músculos mediante la resistencia y el esfuerzo. Disponer de estos artículos puede servir como método de estímulo para algunas personas que hacen ejercicio. Una vez comprado el equipo, saber que se ha gastado dinero en él o verlo por la casa puede desencadenar el deseo de utilizarlo. Además, tener estos artículos dedicados fácilmente disponibles hará que empezar a hacer ejercicio sea una experiencia más suave. Puede utilizar artículos domésticos en lugar de estos artículos específicos, pero requerirán algo de búsqueda y recogida y puede que no funcionen con la misma eficacia.

Ropa de fitness - La ropa que se pone para hacer ejercicio sí que importa. Pueden animarle o desanimarle a hacer ejercicio e influir en su facilidad de movimiento. Lo mejor es tomar una decisión en función de la ropa que tenga en casa y de su capacidad para cambiarse de ropa durante el día.

Llevar ropa normal es cómodo y adecuado, pero tiene sus inconvenientes. Llevar la misma ropa con la que se sienta todo el día para hacer ejercicio puede dejar esa ropa sudada y sucia después de su entrenamiento. Algunas prendas no se estiran bien, pueden quedarle demasiado ajustadas o proporcionarle algo con lo que engancharse durante sus movimientos. Aunque es fácil empezar a hacer ejercicio con lo que lleve puesto, asegúrese de que no está arriesgando su seguridad con la elección de su ropa.

Elegir la ropa para hacer ejercicio puede resultar intimidante. Hay muchas marcas y estilos entre los que elegir. Algunas de las marcas más disponibles pueden resultar caras, pero no es necesario comprar ropa cara. Para elegir esta ropa tendrá que probársela primero para que le quede bien y tenga el estilo adecuado. Lo mejor es elegir algo que le quede cómodo pero no demasiado holgado. Asegúrese de que la ropa no restringe el movimiento ni el flujo sanguíneo.

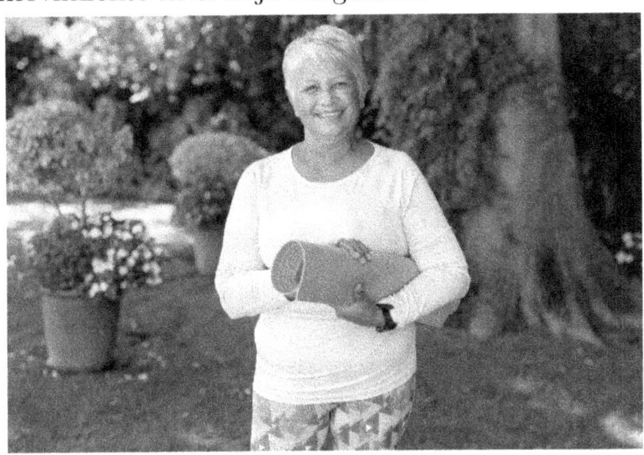
Una mujer mayor con ropa de fitness sujetando su esterilla de ejercicios

La ropa de fitness es muy funcional y puede utilizarse para estiramientos, yoga u otros ejercicios. También son muy cómodas y resultan adecuadas para llevarlas durante el día antes de hacer ejercicio. La ropa para hacer ejercicio puede ser motivadora, ya que el deportista la elige personalmente. Pueden hacerle sentir mejor consigo mismo o como si estuviera preparado para hacer ejercicio una vez que se las pone. También están fabricadas para ser más duraderas y pueden proteger su ropa habitual para que no se estropee durante un entrenamiento.

Zapatos - Llevar zapatos adecuados mientras hace ejercicio es esencial. El zapato adecuado es una cuestión de seguridad más que de rendimiento o moda. El zapato adecuado para hacer ejercicio será el de punta estrecha y el que se agarre adecuadamente al suelo. Elija zapatos que le queden cómodos y que al mismo tiempo cumplan los requisitos anteriores. No necesita comprar una marca o un estilo de calzado específico para realizar estos estiramientos y ejercicios. Seleccione un calzado que le permita realizar los movimientos con seguridad. Los zapatos con la suela plana son los mejores en general para el ejercicio. Le permiten distribuir adecuadamente su peso a través del pie y del tobillo.

Los zapatos con tacón se utilizan para los ejercicios de sentadillas, pero pueden provocar dificultades con muchos otros movimientos. Opte por un zapato universal para todas sus necesidades generales de fitness, como un zapato estándar para caminar.

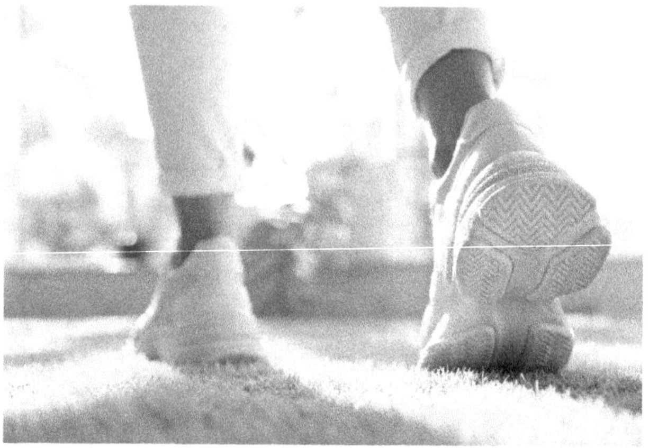
Pies caminando con zapatos deportivos blancos

Mancuernas - Las mancuernas son pesas que puede comprar con un peso fijo, como 1,5 kg, o con una barra corta que se puede cargar con pesas intercambiables. Están disponibles en muchas grandes superficies, tiendas de deportes o en Internet. Lo mejor es comprar al menos un par de mancuernas para estos ejercicios. Hay muchos estilos o marcas diferentes, pero todas sirven para lo mismo si se levantan y se bajan correctamente. Las pesas ayudan a desarrollar la fuerza y presionan los huesos para aumentar su densidad y mantener su capacidad para levantar ese peso.

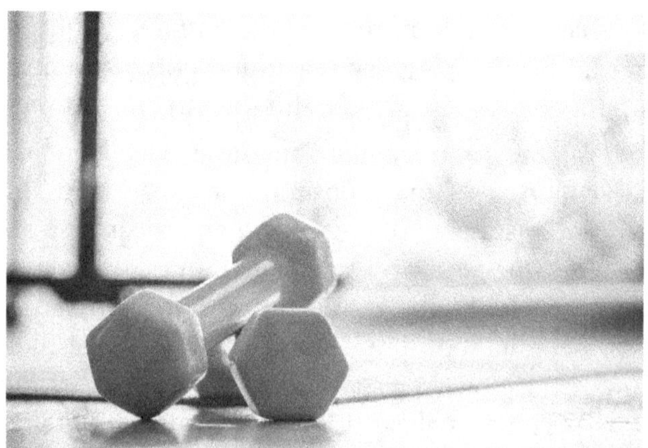
Un par de mancuernas

Es útil probar los pesos en persona para saber si le convienen y le permitirán un ejercicio seguro y satisfactorio. Si no puede probarlas con antelación, empiece con poco peso y vaya subiendo hasta llegar a otra serie más pesada más adelante. Los brazos en concreto suelen utilizar pesos más ligeros para sus movimientos. Los brazos no son los músculos más grandes del cuerpo, además hay articulaciones sensibles en el codo y la muñeca que no siempre se benefician de los pesos pesados.

Bandas de resistencia - Como alternativa, puede conseguir una banda de resistencia para realizar la mayoría de estos ejercicios. Las bandas elásticas ocupan menos espacio que las mancuernas, ya que se pueden enrollar o plegar muy bien. Las bandas de resistencia vienen en todos los pesos y algunos estilos diferentes. Hay bandas de resistencia con empuñaduras, bandas en bucle y bandas rectas sin empuñaduras. Todas estas bandas son adecuadas para ejercicios de brazos. Las bandas elásticas reducen el riesgo de lesiones por dejar caer el peso accidentalmente o por levantar un peso demasiado pesado y lesionarse un músculo o una articulación. Las bandas de resistencia siguen permitiendo al cuerpo desarrollar músculo y añaden un aspecto único a los ejercicios, ya que la tensión puede ser diferente en el músculo durante todo el movimiento.

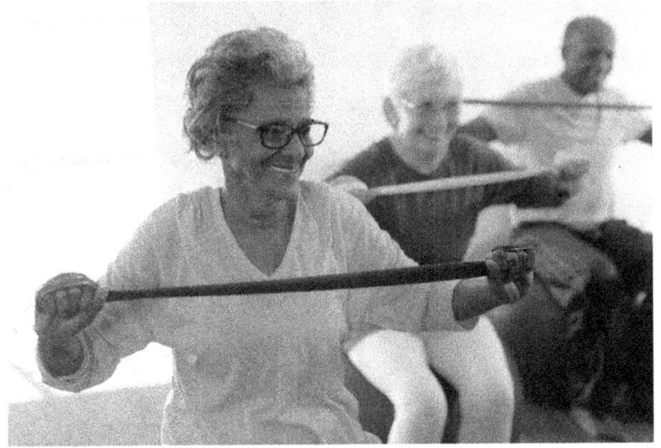
Personas mayores utilizando bandas de resistencia

Tenga cuidado de no dejar que la banda de resistencia se rompa y lo lesione o a los que están a su alrededor. Asegúrese de sujetarla correctamente y de mantener un agarre firme. Vigile la banda de resistencia y sustitúyala con el tiempo, ya que de lo contrario acaban desgastándose y rompiéndose.

Si no dispone de aparatos de ejercicio en casa, puede arreglárselas con otros objetos domésticos. Encuentre algo que suponga un reto, pero con un peso cómodo que pueda agarrar con seguridad con una mano. Estas opciones incluyen objetos como una lata de alubias, una botella de agua o un par de calcetines enrollados en una pelota. Estos ejercicios también pueden hacerse sin peso. Realizar los movimientos correctamente y aumentar la fuerza y la movilidad le ayudará a mejorar su forma física y puede llevarle a un nivel en el que pueda levantar pesas. Es importante realizar los movimientos con regularidad y hacerlos con seguridad, independientemente del peso.

Capítulo 2: Yoga en silla

Cuando piensa en el yoga, puede que le vengan a la mente imágenes de hombres y mujeres superflexibles en posturas aparentemente imposibles. Aunque el yoga puede conducir a una flexibilidad increíble, no es solo para aquellos que quieren volverse extraordinariamente ágiles. El yoga es una práctica ancestral que combina estiramientos y respiración para aumentar el bienestar mental y físico. El yoga es para todos, especialmente para aquellos que buscan ser más flexibles o reducir el dolor.

Lakshmi Voelker creó el yoga en silla como complemento del yoga en 1982. Se inventó para que la beneficiosa práctica del yoga fuera más accesible a todo el mundo. El yoga en silla utiliza las mismas prácticas que el yoga normal, pero las convierte, de modo que pueden realizarse sentado o utilizando una silla como apoyo. Esto brinda la oportunidad de realizar el yoga en silla en cualquier lugar donde pueda sentarse.

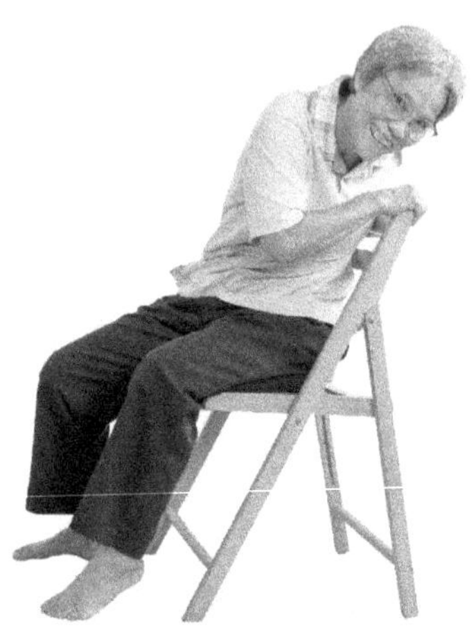

Un adulto mayor realizando estiramientos de yoga en silla

El yoga en silla es una alternativa para las personas con problemas de equilibrio, rigidez articular y movilidad limitada. El yoga en silla es una práctica suave que proporciona seguridad al practicante sin dejar de ofrecerle los mismos beneficios de estirarse, moverse y respirar a la vez que se concentra en sus acciones. Dado que los movimientos son conservadores y se realizan sentado, incluso aquellos que son demasiado débiles para otros ejercicios pueden participar.

El yoga en silla abrió la puerta a quienes nunca habían practicado yoga y a quienes más lo necesitan. Es una extensión calculada del yoga clásico que puede reducir los dolores crónicos, disminuir el estrés, mejorar la circulación y relajar los músculos tensos. Esto lo convierte en una excelente opción para las personas mayores. Puede aumentar su capacidad para estirarse, torcerse, doblarse y estirarse al tiempo que desarrolla la fuerza necesaria sin correr el riesgo de lesionarse. Las personas mayores suelen pasar mucho tiempo sentadas y necesitan actividades útiles para mantenerse sanas y felices.

El yoga en silla se ha convertido en todo un fenómeno porque funciona. Ha ayudado a muchas personas mayores y lesionadas a mejorar su calidad de vida. El yoga en silla puede devolverle la flexibilidad y el equilibrio que necesita para funcionar en su vida diaria o mejorar su circulación y su estado de ánimo para dormir mejor.

BENEFICIOS

El yoga en silla puede aumentar su fuerza. El yoga en silla es una forma de mover su cuerpo a través de una gama completa de movimientos y desarrollar fuerza en esos movimientos. Fortalecer la espalda y el cuello puede ayudarle con la postura y la comodidad mientras está sentado.

El yoga en silla puede mejorar significativamente su flexibilidad. El yoga en silla está pensado para relajar y estirar el cuerpo. Al mover el cuerpo con cuidado pero con precisión, los músculos se estiran sin riesgo de tensión. Centrarse constantemente en estirar las diferentes zonas del cuerpo durante el yoga aumentará su movilidad y flexibilidad con el tiempo. Esto es valioso para prevenir lesiones, sobre todo para las personas que antes estaban rígidas o inmóviles.

El yoga en silla puede mejorar su estado de ánimo. Al igual que con cualquier otro ejercicio, la práctica de los movimientos y estiramientos del yoga en silla puede liberar endorfinas que le hagan sentirse feliz. Estirar correctamente los músculos y practicar la respiración del yoga también puede liberar tensiones y reducir el estrés. Puede calmar sus nervios, bajar la presión sanguínea y reducir la ansiedad mediante la respiración utilizada en el yoga.

El yoga en silla puede ayudarle a concentrarse. El yoga en silla le obliga a ir más despacio mientras se concentra en la respiración y somete su cuerpo a movimientos terapéuticos. Mientras se calma a través de estos movimientos y la respiración, el estrés y las distracciones del día se desvanecen. Los movimientos y la respiración del yoga también favorecen la circulación, enviando más sangre sana y oxígeno por todo el cuerpo. El yoga en silla puede ayudarle a calmar sus pensamientos y aumentar la capacidad de concentración del cerebro.

El yoga en silla reduce el dolor y el estrés. Mediante estiramientos cuidadosos, el yoga puede reducir el dolor en músculos y articulaciones. Muchas personas sufren dolores crónicos causados por la inactividad o los desequilibrios. El yoga está pensado para aliviar estos músculos tensos y restaurar el cuerpo. Los estiramientos realizados durante el yoga en silla liberarán la tensión muscular y ayudarán a aliviar el dolor. Este mismo método de liberación ayudará a reducir el estrés. Al estirar el cuerpo durante el yoga, usted calma y centra su respiración y sus pensamientos. El resultado es una sensación de elevación con menos dolor y emociones negativas reprimidas.

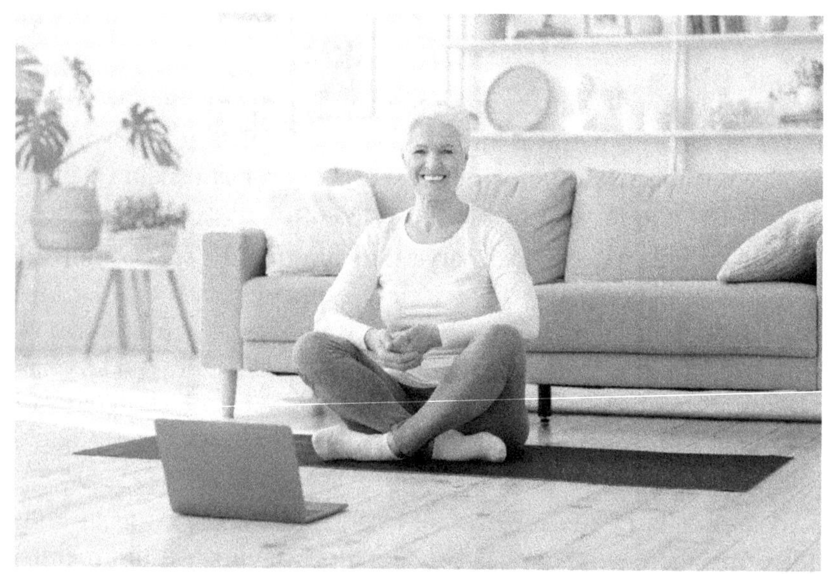

Una mujer mayor sentada en el suelo para hacer yoga

RESPIRACIÓN

La respiración es una parte esencial del yoga. El yoga sirve para calmar la mente y el cuerpo al tiempo que los despierta. La respiración durante el yoga y, a su vez, el yoga, en general, se considera a menudo como algo espiritual. Hay mucho poder detrás del yoga porque está directamente vinculado a cómo se siente el cuerpo. En realidad, más que una inexplicable conexión espiritual, la respiración afecta a cómo se siente el cuerpo gracias a la ciencia. Cambiando la forma y la intensidad de su respiración, puede lograr una reacción física deseada en el cuerpo.

Piense en cuándo respira profundamente. Cuando se siente pánico o preocupación, a menudo se le indica que "tome una respiración profunda" porque puede calmar físicamente el cuerpo. La respiración es clave para su estado de ánimo actual. Si presta atención a cuando está estresado o asustado, su respiración suele ser rápida y superficial. La respiración durante el yoga le calma para que pueda centrarse en sus movimientos.

La respiración del yoga se llama *pranayama*, que se traduce como "control de la respiración". Aunque se utiliza durante el yoga, el control de la respiración puede realizarse en cualquier momento por diversas razones funcionales. Durante el yoga, la respiración le hace sentirse más presente y alerta. Proporciona mayor oxígeno y nutrición a todo el cuerpo, haciéndole sentir más vivo y despierto.

Para las personas mayores practicar el control de la respiración puede tener muchos beneficios. Cuando se utiliza durante el yoga, el control de la respiración puede hacer que la experiencia sea más impactante y agradable. La respiración ayudará a las personas mayores a cosechar todos los beneficios del yoga y les dejará más felices y renovados.

Se pueden utilizar múltiples tipos de respiración para obtener diferentes resultados deseados durante y fuera del yoga. La respiración puede ajustar el flujo sanguíneo, el ritmo cardíaco y el estado de ánimo, al tiempo que relaja los músculos y reduce la presión arterial. Los practicantes también pueden utilizar el control de la respiración para mejorar las capacidades respiratorias o incluso ampliar la capacidad pulmonar.

Existen muchos estilos de respiración claramente definidos en el pranayama. Tienen nombres tradicionales basados en el sánscrito como *pranayama*, pero aplicaciones modernas. A continuación aplicará estilos similares a sus ejercicios de respiración con nombres fáciles de entender y recordar. He aquí algunos ejemplos de los nombres y usos de las técnicas respiratorias tradicionales:

- Kumbhaka para expandir los pulmones
- **Ujjayi** para equilibrar el cuerpo
- **Kapalbhati** para limpiar
- **Sithali** para enfriar el cuerpo
- **Bhastrika** para aumentar la energía
- **Fosa nasal alterna** para relajarse
- **Viloma** para respirar más completamente

Antes de realizar ejercicios respiratorios o incluso yoga, se recomienda prepararse con un breve calentamiento. Este calentamiento de la respiración solo le llevará un momento y pondrá la mente y el cuerpo en el estado adecuado para una respiración más avanzada y dirigida. Este calentamiento debe utilizarse para entrar en la "zona" antes de realizar ejercicios de yoga o entrenamiento respiratorio para obtener mejores resultados.

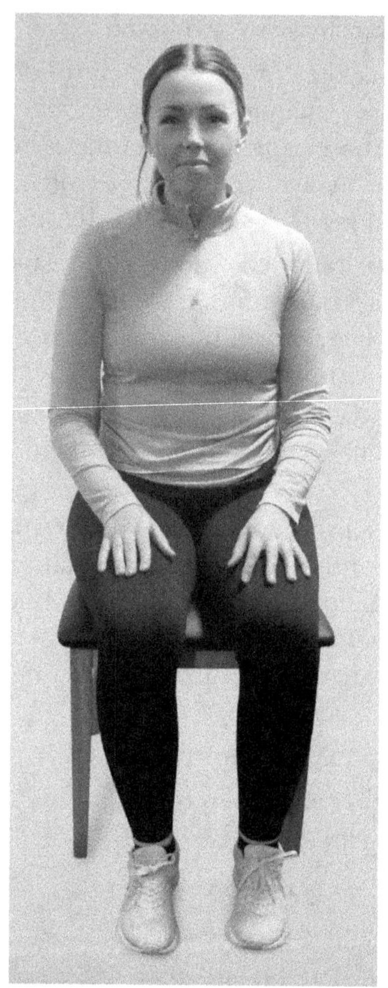

Una mujer tranquilamente sentada en la silla

Calentamiento

1. Siéntese en un lugar firme. Siéntese recto con la cabeza erguida. Lo ideal sería en su silla de ejercicios. Asegúrese de conseguir la silla adecuada que sea segura y cómoda para usted.

2. Inhale por la nariz durante 4 segundos. Concéntrese en su respiración.

3. Exhale por la boca durante 8 segundos.

4. Sienta cómo el abdomen y el pecho suben y bajan con cada respiración.

5. Haga esto durante 1 minuto.

EJERCICIOS RESPIRATORIOS

Estos ejercicios pueden ser realizados por cualquier persona y deben utilizarse para mejorar su bienestar físico y mental. Estas técnicas le ayudarán a controlar su respiración durante el yoga o le servirán como entrenamiento funcional y terapia además de sus ejercicios en la silla. Se desglosan en instrucciones fáciles de seguir con el propósito que hay detrás del uso de las técnicas.

Respiración coherente

Esta técnica de respiración se utiliza para calmar la mente y el cuerpo mientras ralentiza su respiración y se centra en la acción de respirar.

1. Siéntese en su silla de yoga. Mantenga la espalda recta y la cabeza erguida. Apoye las manos en el abdomen para sentir sus respiraciones. Puede cerrar los ojos cuando esté cómodamente sentado.

2. Inhale contando lentamente hasta 2.

3. Haga una pausa.

4. Exhale lentamente contando hasta 2.

5. Este ejercicio puede intensificarse contando hasta números más altos. Cuando se sienta cómodo contando hasta dos, no dude en aumentar la cuenta a 3, 4 o 5 segundos mientras inhale y exhale.

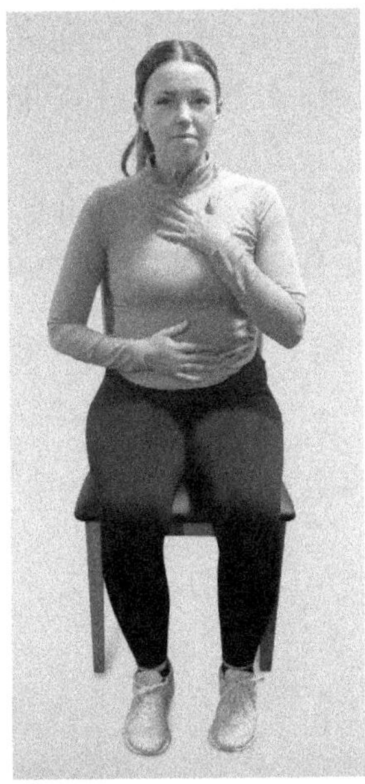

Una mujer practica la respiración antes de hacer ejercicio

Respiración rápida y profunda

Este método puede utilizarse para desestresarse. Utiliza respiraciones rápidas y profundas para reducir rápidamente la frecuencia cardiaca y la tensión arterial.

1. Siéntese con seguridad en su silla de yoga. Coloque los pies apoyados en el suelo.
2. Inhale profundamente por la nariz. Sienta cómo el aire llena sus pulmones y fluye hacia el interior de su vientre.
3. Respire contando hasta 8 por la boca. Mantenga la boca en posición de respiración natural mientras exhala.
4. Continúe este proceso durante 5 minutos si es posible o hasta que se sienta más relajado.

Respiración profunda

Este método se utiliza para la ansiedad y para aliviar los ataques de ansiedad. Utilice esta técnica para calmarse rápidamente cuando sienta pánico.

1. Siéntese recto en su silla de yoga con los pies apoyados en el suelo. Mantenga la cabeza y el pecho erguidos.
2. Inhale profundamente por la nariz contando hasta 6. Intente llevar el aire hacia el fondo del vientre mientras inhala.
3. Aguante la respiración durante 1 segundo.
4. Exhale contando hasta 8. No abra más la boca mientras exhala.
5. Repita este proceso de 10 a 20 veces.
6. Si la ansiedad persiste, descanse durante 1 minuto, respirando con regularidad antes de volver a empezar otras 10 a 20 respiraciones.

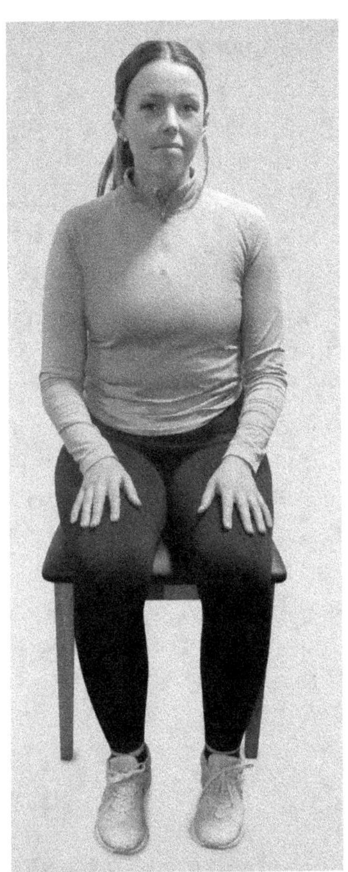

Una mujer se calma respirando profundamente

Respiración Buteyko

Este estilo de respiración puede utilizarse para mejorar el sueño. Se centrará en entrenarle para que utilice la nariz para respirar, lo que puede ayudar a las personas con apnea del sueño o problemas de ronquidos.

1. Siéntese en su silla de yoga con la espalda recta y la cabeza erguida. Mantenga los pies apoyados en el suelo.
2. Inhale lentamente por la nariz, continuando hasta que sienta los pulmones llenos.
3. Aguante la respiración entre 2 y 5 segundos.
4. Espire lentamente sólo por la nariz. No expulse el aire con fuerza, sino déjelo salir todo.
5. Repita este proceso durante 3 minutos al día.
6. Para aumentar este ejercicio, aguante la respiración de forma segura durante más tiempo entre inhalación y exhalación.

Respiración con el labio fruncido

Esta técnica puede utilizarse para ayudar a mejorar la capacidad pulmonar. Muchas personas no consiguen una respiración completa o de calidad debido a la edad, la inactividad o el tabaquismo. Practicar este método le ayudará a entrenar los pulmones para respirar de forma más completa.

1. Siéntese en su silla de yoga con los pies apoyados en el suelo. Mantenga la columna recta y la cabeza erguida.
2. Inspire profundamente por la nariz. Cuente al menos hasta 3 mientras lo hace, pero intente llenar sus pulmones.
3. Haga una pausa, conteniendo la respiración durante 1 segundo.
4. Frunza los labios. Haga como si estuviera bebiendo de una pajita o silbando, y deje sólo una pequeña pero firme abertura para que el aire salga de su boca.
5. Espire lentamente a través de los labios fruncidos durante al menos 6 segundos. Relaje el pecho y los hombros. No fuerce la espiración, sino que intente concentrarse en utilizar los pulmones para expulsar el aire.
6. Repita este proceso durante al menos 10 minutos al día.

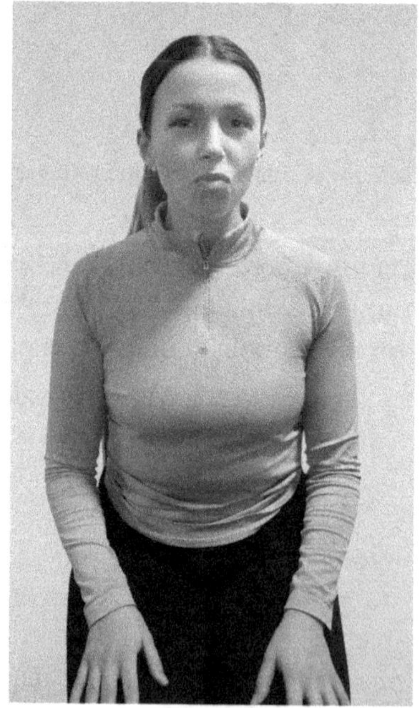

Una mujer respirando con los labios fruncidos

Respiración nasal

Esta técnica se utiliza para controlar la respiración de quienes tienen dificultades para recuperar el aliento. Utilice esta técnica para entrenar la nariz y los pulmones para que vayan más despacio y aprovechen cada respiración.

1. Siéntese en su silla de yoga en una posición relajada pero erguida.

2. Inhale normalmente por la nariz.

3. Exhale hasta que haya expulsado cómodamente todo el aire por la nariz; si la nariz está obstruida, utilice los labios fruncidos.

4. Continúe respirando por la nariz, pero reduzca la velocidad de las respiraciones. Llegue a respiraciones más largas de unos 4 segundos inhalando y 8 segundos exhalando.

5. Concéntrese en inspirar bien y en asegurarse de que vuelve a expulsar el aire. No fuerce la respiración e intente permanecer relajado.

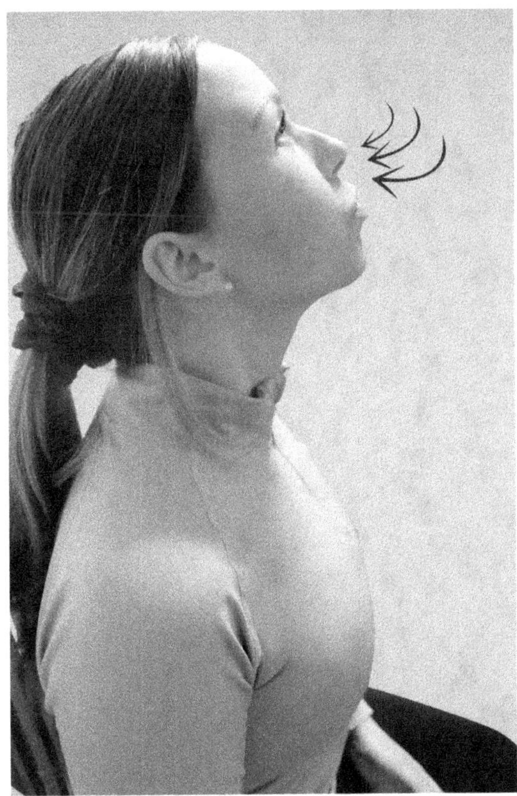

Una mujer practicando la respiración nasal

Sople cuando haga un ejercicio

Este método se utiliza para quienes realizan un esfuerzo, como levantar un objeto. Debe utilizarse para entrenar los pulmones y el cuerpo a tomar una respiración suficiente y utilizarla para realizar el movimiento con calma y confianza.

1. Para practicar este movimiento, siéntese en su silla de yoga. En la práctica, realizará este ejercicio justo antes de realizar un movimiento o actividad como ponerse de pie.

2. Inhale profundamente por la nariz.

3. Mientras ejerce fuerza, exhale por la boca con los labios fruncidos.

4. Una vez finalizado el esfuerzo, vuelva a la respiración normal.

5. Esta técnica debe utilizarse cada vez que realice un esfuerzo.

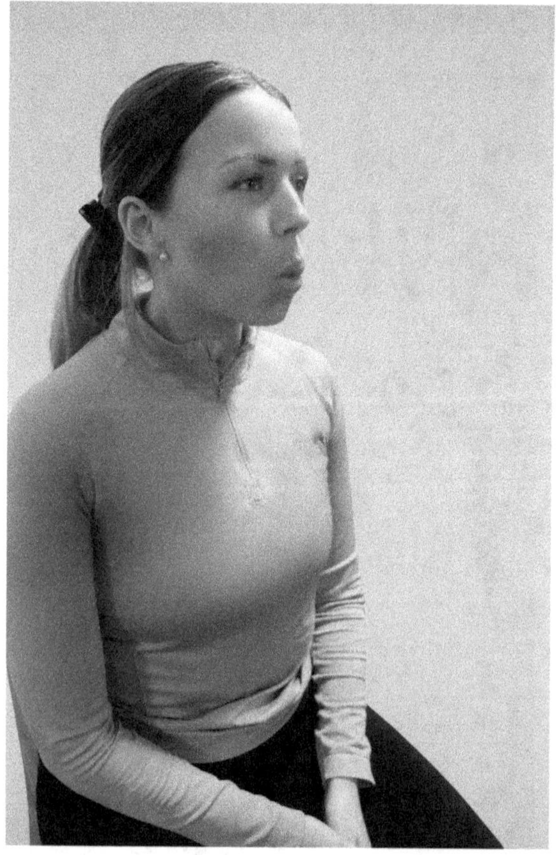

Una mujer respira correctamente mientras hace ejercicio

Capítulo 3: Movimientos de yoga en silla

Se supone que el yoga es terapéutico. Se supone que reanima y alivia el cuerpo a la vez que centra y despeja la mente. Durante el yoga, sentirá alivio al liberar la tensión de los músculos y el cuerpo a través del movimiento y la respiración. Después de practicar yoga, sentirá una combinación de relajación y felicidad por el aumento del flujo sanguíneo y de oxígeno.

Cuando comience a practicar yoga, la clave está en empezar poco a poco. Al principio no le resultará fácil porque es algo nuevo. Aprender los movimientos y utilizarlos adecuadamente en su beneficio también le llevará tiempo. Sin embargo, la clave del yoga, al igual que con cualquier ejercicio, es la constancia. Cuanto más practique yoga, más sentirá y reconocerá los beneficios. Puede que poco a poco note que su sueño mejora, o puede que sea capaz de alcanzar y coger su bebida de la mesa cada vez con más facilidad. Por lo tanto, no importa lo difícil o extraño que pueda parecer el yoga, con el tiempo dará sus frutos.

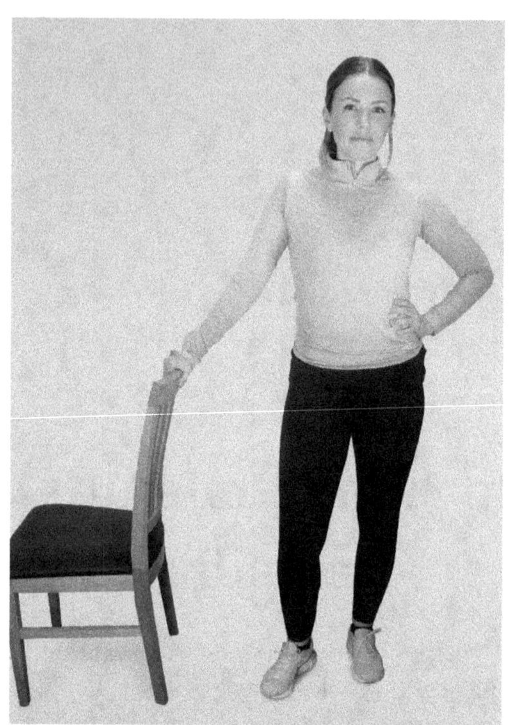

Una mujer junto a su silla de yoga

El yoga es un ejercicio de bajo impacto que combate los dolores, las molestias y el estrés. Es una de las prácticas más valiosas que puede realizar una persona mayor. El yoga diario puede ser la clave para empezar bien el día o conseguir la mentalidad adecuada para trabajar en esa novela que está escribiendo. Con el tiempo, el yoga puede convertirse en la respuesta a sus problemas a medida que aprenda qué movimientos le ayudan a aliviar el dolor crónico o le garantizan que pueda completar sus tareas diarias.

No tiene por qué sufrir dolor solo por ser un adulto mayor. Ser flexible y capaz de moverse sin dolor es clave para llevar una vida de calidad. Por desgracia, al cuerpo no le gusta estar inactivo y, cuando se es una persona mayor, parece gustarle aún menos. Realizar un poco de actividad diaria poco estresante le ayudará a mantener su cuerpo y su mente felices.

Encuentre su razón para practicar yoga y concéntrese en ella. Deje que esa razón sea para usted el camino hacia una rutina de yoga regular. Una vez que el yoga empiece a relajarle y a desarrollar su movilidad, estará más preparado para otros ejercicios y actividades. El yoga puede ser la puerta de entrada a una vida más sana, ya que le prepara para una actividad diaria más extenuante y una mejor recuperación del desgaste diario de su cuerpo.

Un cuerpo más sano y capaz significa una mente más sana. Se sentirá más feliz al poder estirarse con facilidad e inclinarse más sin dolor. Esto se traduce directamente en permitirse un autocuidado libre y ser lo suficientemente feliz como para centrarse en los demás aspectos de su vida. Utilice este yoga para aumentar su forma física y mantener su comodidad.

Los siguientes movimientos de yoga pueden utilizarse juntos o individualmente. Puede que quiera empezar con algunos que parezcan fáciles o que se dirijan a zonas en las que tenga dolor. Con el tiempo, lo mejor sería que pasara a utilizar estos movimientos habitualmente. Como el yoga es de bajo impacto, puede practicar estos estiramientos antes o después de completar otros ejercicios en la silla como calentamiento o enfriamiento.

Postura de la montaña sentado

Esta postura debe utilizarse para prepararse, comprobar su postura y servir como punto de partida para otros movimientos.

1. Siéntese recto en su silla. Mantenga la cabeza erguida. Mantenga los pies apoyados en el suelo y las rodillas en un ángulo de 90 grados. Inhale profundamente.

2. Exhale y concéntrese en cómo está sentado. Intente colocar el cuerpo de forma que todo su peso recaiga sobre los dos puntos en los que se apoya de forma natural cuando está sentado erguido.

3. Vuelva a inhalar profundamente y exhale. Al exhalar, gire los hombros hacia atrás y bájelos hacia el asiento. Tire del ombligo hacia la columna. Deje caer los brazos relajados a los lados.

4. Despierte los pies levantando los dedos y volviéndolos a apoyar firmemente en el suelo. Asegúrese de agarrar el suelo con los pies bien plantados. Este movimiento también implicará a sus piernas.

5. Realice este movimiento de 2 a 3 veces o hasta que sienta que su cuerpo está preparado para el siguiente movimiento.

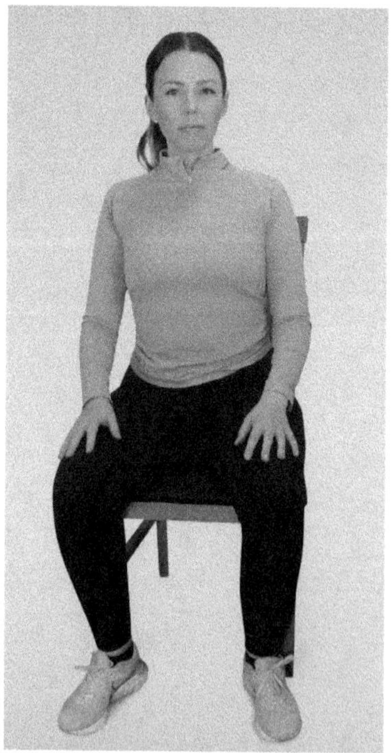

Una mujer lista para hacer ejercicio

Postura del Guerrero I

1. Comience en postura de montaña sentada en su silla. Brazos extendidos hacia abajo a los lados.

2. Inhale profundamente y levante los brazos extendidos hacia los lados.

3. Continúe el movimiento hacia arriba hasta que sus manos estén extendidas sobre su cabeza.

4. Entrelace los dedos por encima de la cabeza para hacer una forma de pistola con el dedo índice apuntando al techo.

5. Exhale y gire los hombros hacia abajo y hacia atrás, alejándolos de las orejas. Deje que los omóplatos se deslicen ligeramente por la espalda.

6. Inhale y exhale profundamente 5 veces mientras se acomoda cómodamente en esta posición.

7. Exhale, suelte las manos y deje caer lentamente los brazos extendidos hacia los costados.

8. Realice este movimiento de 3 a 5 series con un minuto de descanso entre series.

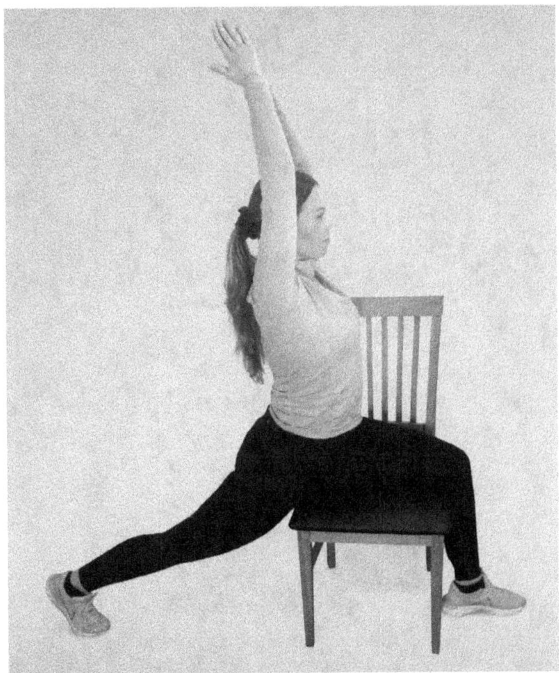

Una mujer demostrando el Guerrero I desde una posición sentada avanzada

Giros de hombros sentado

Este movimiento le ayudará a abrir el pecho y estirar la parte superior de la espalda y los hombros. Utilícelo para aliviar la tensión del cuello y mejorar la movilidad de la parte superior del cuerpo.

1. Siéntese en una silla en postura de montaña sentada.
2. Inhale y encoja los hombros hacia arriba.
3. Exhale y gire los hombros hacia delante y hacia abajo.
4. Inhale y vuelva a la posición neutral. Tome aire.
5. Inhale y encoja los hombros hacia arriba.
6. Exhale y gire el hombro hacia atrás y hacia abajo, en dirección al asiento.
7. Inhale y vuelva a la posición neutral.
8. Repita este movimiento de 3 a 5 veces hacia delante y de 3 a 5 veces hacia atrás.

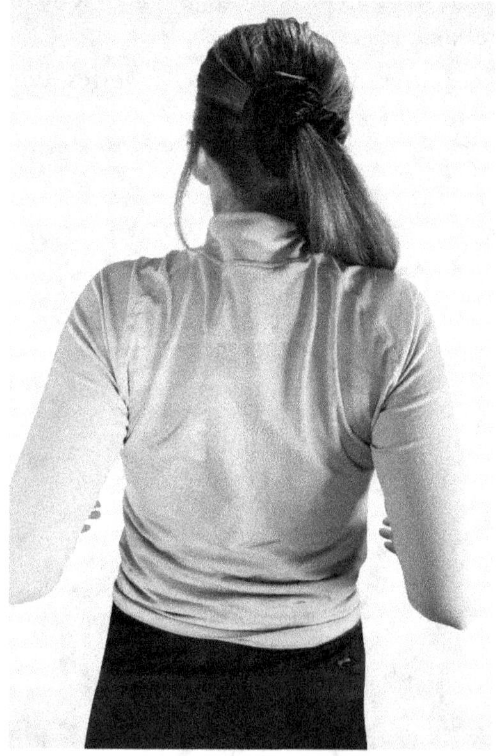

Una mujer realiza giros de hombros

Flexión sentada hacia delante

Este movimiento le ayudará a estirar los músculos de la espalda y, mediante la respiración, mientras está inclinado hacia delante, la postura favorecerá la digestión.

1. Comience sentándose en su silla en postura de montaña sentada.

2. Extienda hacia arriba la columna vertebral desde el asiento hasta la cabeza.

3. Apoye las manos en los muslos.

4. Inhale, inclínese hacia delante y doble la parte superior del cuerpo sobre las piernas. Deslice las manos por los muslos mientras baja. El objetivo es llevar el torso hacia la parte superior de las piernas.

5. Realice 5 inhalaciones y exhalaciones controladas en esta posición.

6. Inhale y vuelva a levantar el torso hasta una posición erguida.

7. Realice este movimiento de 3 a 5 veces al día.

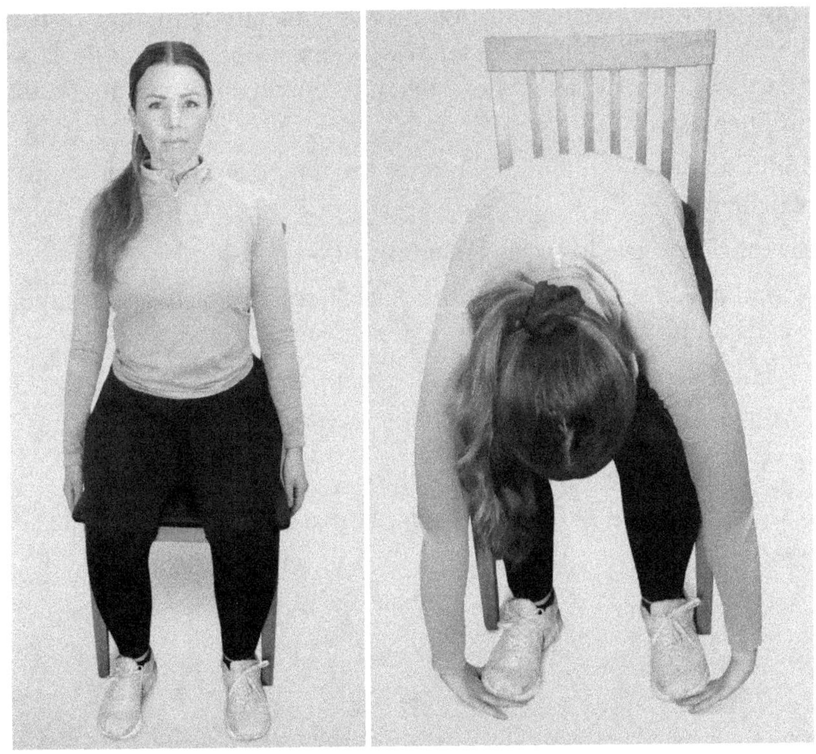

Una mujer haciendo una flexión hacia delante en silla

Brazos de águila

Esta postura debe utilizarse para aliviar la tensión o el dolor de la parte superior de la espalda y los hombros y ayudar a fortalecer y estabilizar la articulación del hombro.

1. Comience sentado con la columna recta y la cabeza erguida. Los brazos deben colgar sueltos a los lados.
2. Inhale y extienda los brazos hacia los lados.
3. Exhale y lleve los brazos hacia delante.
4. Mueva el brazo izquierdo por debajo y por delante del derecho y agarre el hombro derecho. Agarre el hombro izquierdo con el brazo derecho de la misma manera. Ahora debería estar abrazándose a sí mismo.

Modificación: Si tiene más flexibilidad, exhale y lleve los brazos hacia atrás delante de usted después de abrazarse. Manténgalos cruzados por los antebrazos y elevados a la altura de los hombros.

Modificación continuada: Desde la posición de los antebrazos cruzados, continúe enrollando los brazos uno alrededor del otro hasta que los dedos de la mano izquierda descansen en la palma de la mano derecha. Los brazos y las manos quedarán enroscados uno alrededor del otro frente a usted.

Modificación continuada: Mientras mantiene esta posición, siga los pasos siguientes.

5. Inhale y eleve los codos manteniendo la postura.
6. Exhale y gire los hombros hacia atrás y hacia abajo mientras mantiene la postura.
7. Haga una breve pausa y respire un poco.
8. Repita los movimientos de 3 a 5 veces al día.

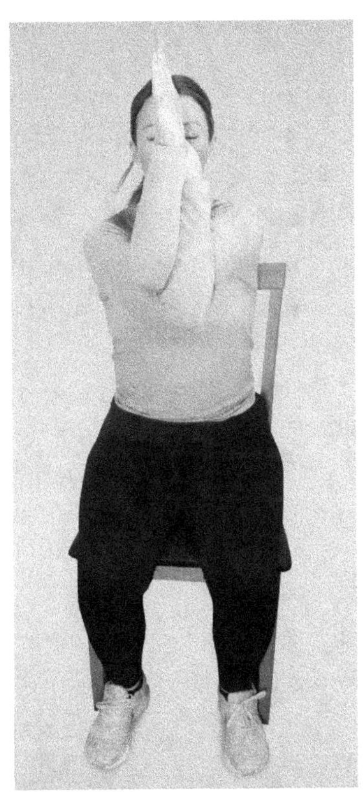

Una mujer realizando brazos de águila

Torsión sentada

Este movimiento le ayudará a tener una digestión saludable y puede favorecer la circulación. Si tiene dolor lumbar, este movimiento puede ayudar a relajarlo y aliviarlo.

1. Siéntese erguido en una silla.
2. Inhale y levante y extienda los brazos hacia los lados.
3. Exhale y gire con cuidado la parte superior del cuerpo hacia la izquierda.
4. Baje los brazos. Su mano izquierda se apoyará en la silla y la derecha descansará suelta a su lado derecho.
5. Utilice su mano en la silla para ayudarle a mantenerse estable, pero no se fuerce demasiado en el giro. Mire más allá de su hombro izquierdo.
6. Inhale y exhale 5 veces.
7. Salga de la torsión y vuelva a la posición neutral.
8. Repita el movimiento en el lado opuesto.
9. Realice este movimiento dos veces en cada lado.

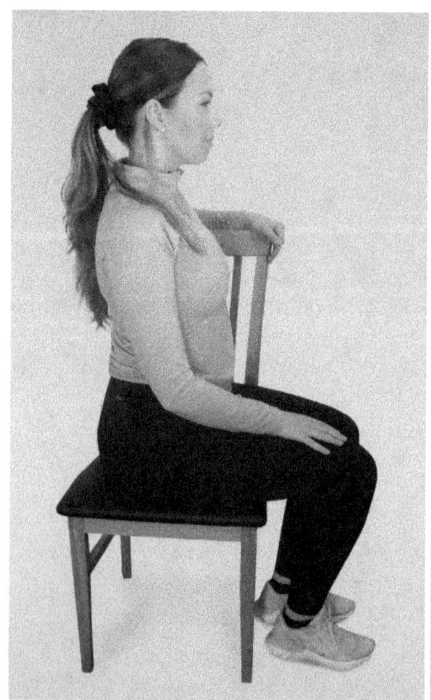
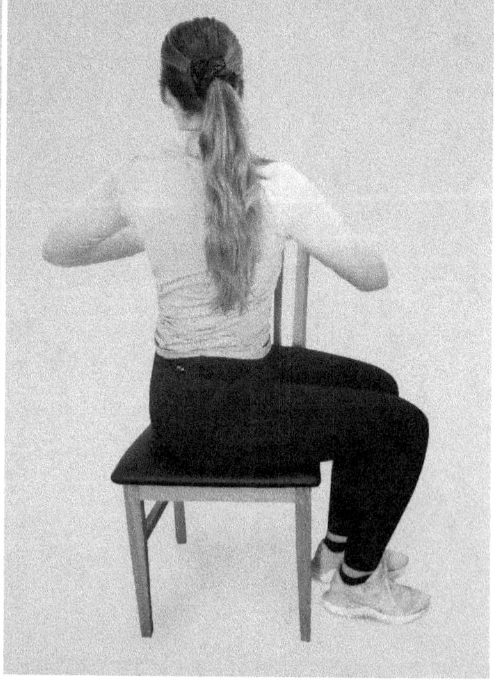

Una mujer demostrando un estiramiento de torsión sentada

Postura de gato-vaca sentado

Esta postura estirará y despertará la columna vertebral y el cuello.

1. Siéntese en su silla en postura de montaña sentada.
2. Inhale y arquee la espalda. Mire hacia arriba y hacia atrás utilizando el cuello y la cabeza (vaca).
3. Exhale y redondee la espalda llevando el ombligo hacia la columna (gato). Su cabeza debe estar por encima de sus muslos. Mire hacia abajo, hacia su ombligo.
4. Inhale y vuelva a la posición neutral.
5. Repita este proceso 3 veces.

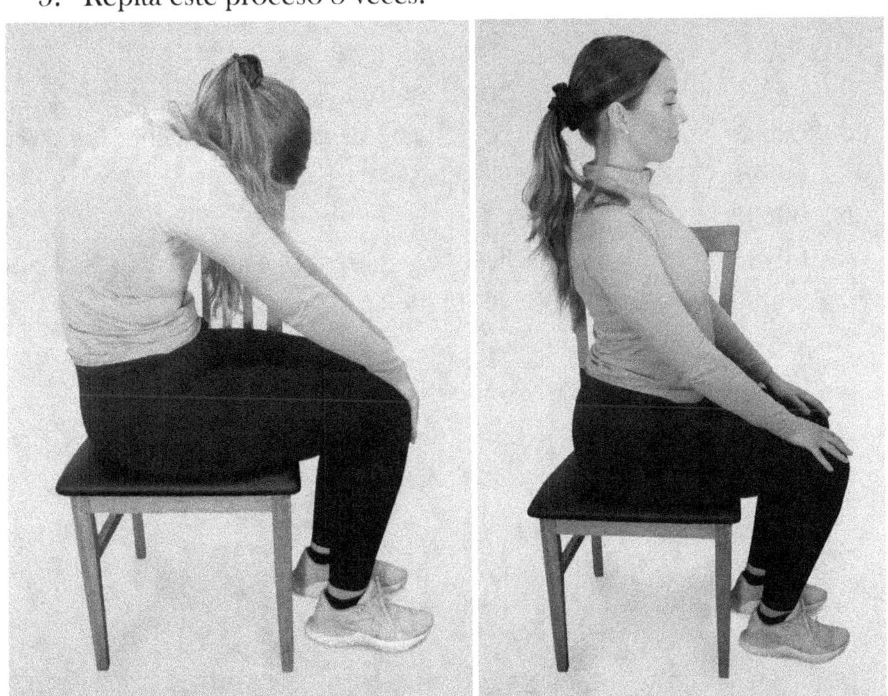

Una mujer demuestra la postura de gato-vaca sentado

Postura de la paloma sentada

Esta postura le ayudará a abrir las caderas, los glúteos y los flexores de la cadera (situados hacia el interior del muslo y la ingle). También es útil para relajar la zona lumbar. Esta postura es excelente para quienes pasan mucho tiempo sentados y puede ayudar a reducir la ciática (dolor en las caderas y los glúteos causado por un nervio comprimido)

1. Siéntese firmemente en el borde de su silla.

2. Coloque el tobillo izquierdo encima de la rodilla derecha. Si no puede doblar tanto la rodilla, puede utilizar una guía telefónica o un objeto resistente de tamaño similar en el suelo y colocar allí el tobillo izquierdo. Asegúrese de que se siente cómodo y firme antes de continuar.

3. Inhale y alárguese hacia arriba a través de la columna vertebral.

4. Exhale y muévase hacia delante, llevando el pecho hacia las piernas. Mantenga la espalda recta.

5. Inhale y exhale 5 veces.

6. Inhale y con cuidado lleve su cuerpo de nuevo a la posición neutral y devuelva el pie al suelo.

7. Repita en el lado opuesto.

8. Realice este proceso 3 veces en cada lado.

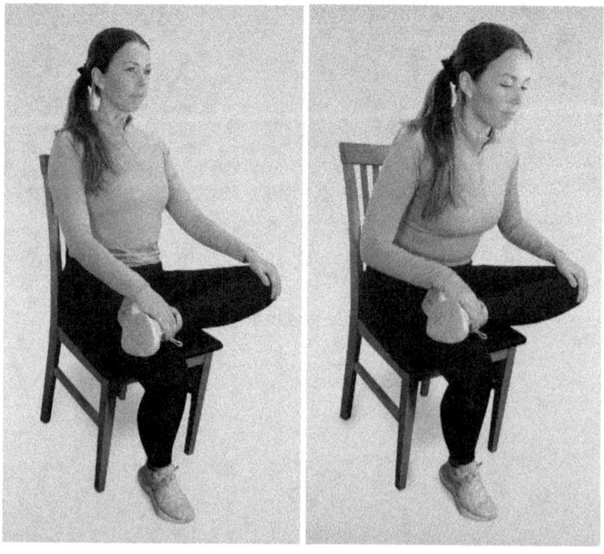

Una mujer demuestra el estiramiento de la paloma sentada

Capítulo 4: Estiramientos en silla

Aunque hay estiramientos en el yoga, el yoga es su propia experiencia. El yoga es un ejercicio y puede utilizarse como eje de uno de los días de su rutina semanal de ejercicios. También puede utilizarse como terapia para aliviar su cuerpo y su mente. El estiramiento se produce en el yoga, pero debe utilizarse con mayor frecuencia.

El estiramiento es la práctica de tensar el músculo y esencialmente permitir que libere su tensión por sí mismo. Esto ocurre maniobrando el músculo en una posición extendida y manteniéndolo allí brevemente. El cerebro y el cuerpo se comunican al mantenerse en esta posición extendida, y el músculo debería finalmente relajarse y "estirarse".

El estiramiento no es un entrenamiento y no debe utilizarse como ejercicio. No requiere un esfuerzo intenso y probablemente no quemará muchas calorías. El estiramiento es esencial para quienes realizan ejercicios, así como para las personas mayores. El estiramiento es vital para cualquier persona que someta constantemente su cuerpo a una actividad extenuante o a un esfuerzo físico. Los estiramientos permiten que los músculos del cuerpo vuelvan a la normalidad después de haberlos sometido a una acción agotadora.

Los estiramientos pueden ayudar a prevenir molestias o desequilibrios, como los que se producen al correr. Un corredor se estira después de su entrenamiento porque el cuerpo acaba de realizar movimientos que probablemente no utilizará el resto del día. Mientras tanto, después, el corredor debe realizar sus demás actividades diarias sin que los problemas de su cuerpo al salir a correr le ralenticen. Los corredores también suelen estirar antes de correr, para que el cuerpo no se encuentre en un estado de acortamiento o desequilibrio muscular cuando vayan a moverse. Esta misma teoría se aplica a las personas mayores que hacen ejercicio en una silla. Los estiramientos deben utilizarse para ayudar a mantener la funcionalidad y favorecer la recuperación después de un ejercicio esencial. Estirarse después de un ejercicio puede ayudar a que éste sea más beneficioso y puede ayudar a que las personas mayores vuelvan para otro día de ejercicio sin lesiones.

Los estiramientos son aún más cruciales para las personas mayores. Las personas mayores no participan en ejercicios o deportes que requieran o los animen a estirarse. Esto significa que probablemente tengan músculos tensos en todo el cuerpo por falta de uso. Al cuerpo no le gusta la inactividad y se lo hará saber a través del dolor o la falta de movilidad con el paso del tiempo. Las personas mayores se ven confinadas a una silla o pasan gran parte del día inmóviles debido a una lesión o a la falta de energía. Una forma pequeña pero impactante de combatir esto es trabajando en algunos estiramientos regulares. Los estiramientos pueden preparar el cuerpo antes o aliviarlo después de cualquier actividad física. Los estiramientos pueden utilizarse incluso a primera hora de la mañana para ayudarle a pasar el resto del día lo más libre de dolor y con la mayor movilidad posible.

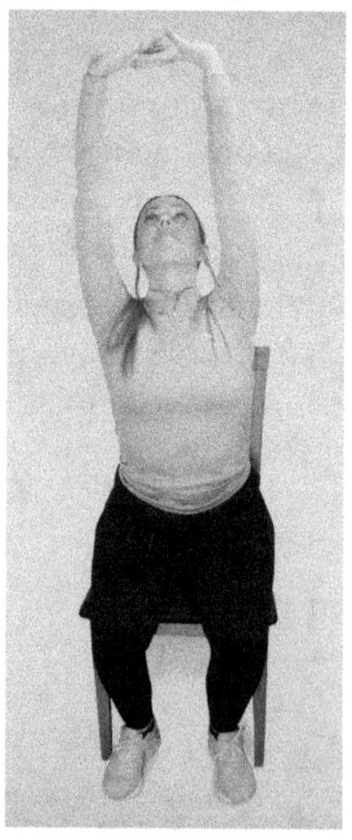

Una mujer practicando estiramientos

Beneficios de los estiramientos

Mejora la postura - Los estiramientos pueden ayudar a liberar la tensión muscular que tira del cuerpo de forma inadecuada. Esta tensión puede causar desequilibrios como inclinarse constantemente hacia un lado. Este desequilibrio provocará problemas peores y dolor por problemas de postura, ya que sentarse en una posición equilibrada normal puede resultar incómodo. Estirarse puede devolver a los músculos su longitud adecuada y mejorar la postura.

Previene lesiones - Todos los días hay que realizar algunas tareas físicas y, cuando se es una persona mayor, incluso estas tareas mundanas pueden resultar peligrosas. Cuando el cuerpo no está preparado para un movimiento, puede provocar una lesión. Imagínese intentar levantarse y alcanzar algo en un armario de la cocina cuando apenas se ha movido de la silla en ocho horas. Estirarse antes de la actividad o por las mañanas es una forma fácil y segura de reducir las posibilidades de sufrir lesiones musculares.

Mejora la circulación - Estirarse no es hacer ejercicio, pero mejorará el flujo sanguíneo. A medida que mueve el cuerpo en posiciones y mantiene los estiramientos, está ayudando a mover la sangre. Al cuerpo le gusta la actividad y hará circular los nutrientes en respuesta al movimiento. Una rutina de estiramientos moverá las partes del cuerpo y ayudará a aumentar el flujo sanguíneo, mejorando la energía, la concentración y la recuperación del ejercicio.

Mejora el rendimiento atlético - Las personas que hacen ejercicio en silla o las personas mayores hacen ejercicio por igual, ya que realizan una actividad física utilizando sus músculos. Independientemente del peso o la intensidad del ejercicio, un entrenamiento sigue siendo un entrenamiento. El cuerpo puede no estar preparado para un movimiento concreto si ese grupo muscular está tenso. Estirar los músculos tensos o inutilizados puede ayudarle a conseguir una mejor amplitud de movimiento al realizar los ejercicios. El estiramiento también puede ayudar a los músculos a recuperarse después de haber sido utilizados para realizar repeticiones de ejercicios.

Disminuye el dolor - Los músculos tensos pueden causar dolor con el tiempo. Puede que tenga un dolor en la espalda que no desaparece y que se deba a unos músculos tensos. La falta de actividad permite que los músculos se acorten y, en teoría, causen dolor o tirantez que puede percibirse como dolor. Estirar estas zonas críticas puede aliviar la tirantez y disminuir el dolor. Utilice los estiramientos como una solución cómoda y barata para los grupos musculares doloridos.

Mejora la amplitud de movimiento - Los estiramientos le ayudarán a mejorar la longitud de un músculo. Los músculos pueden acortarse después de ser utilizados repetidamente para movimientos específicos o de permanecer sentados en una posición durante periodos prolongados. Los estiramientos deben utilizarse para asegurarse de que estas zonas no están tensas, permitiéndole moverlas a través de su rango de movimiento adecuado. Quienes se estiran pueden mover su cuerpo a través de un rango de movimiento más completo.

Los estiramientos pueden utilizarse en cualquier momento y lugar, incluso en una silla. Esta posibilidad es cómoda y ofrece a las personas mayores una forma de ayudarse a sí mismas sin tener que desviarse de su camino, depender de otra persona o gastar dinero. Estos estiramientos pueden mantener sueltos los músculos de las personas mayores y ayudar a prevenir lesiones, tanto si se encuentran habitualmente en una silla como si no. Estas rutinas de estiramiento son seguras y fáciles de realizar. Pueden empezar como difíciles, pero se sentirá bien después de completarlas y se harán más fáciles de realizar con la constancia.

Para estos estiramientos, solo necesitará una silla resistente. Elija una silla cómoda y adecuada a su nivel de forma física. Busque un lugar con espacio suficiente para extender los brazos y las piernas mientras está sentado en la silla. Utilice estos estiramientos después de los entrenamientos, la actividad física o para ayudar a controlar el dolor.

Estiramiento de una sola pierna

Este estiramiento se centrará en los isquiotibiales (músculos de la parte posterior del muslo). Estos pueden volverse tensos por estar sentado o por falta de uso e incluso causar dolor en las nalgas. Este estiramiento también relajará la zona lumbar y puede aliviar la tensión.

1. Siéntese erguido y mantenga el cuello neutro.

2. Desplácese hacia delante hasta el borde seguro de su asiento, ya que el movimiento implicará que sus piernas se extiendan delante de usted.

3. Estire la pierna izquierda hacia delante y apoye el talón en el suelo. Su pierna debe estar extendida y los dedos de los pies deben apuntar hacia el cielo.

4. Asegúrese de que está bien apoyado en la silla. Coloque las manos sobre la pierna extendida para apoyarse y llegar mejor.

5. Inhale y extienda hacia arriba la columna vertebral.

6. Exhale y dóblese sobre su pierna izquierda extendida. Deslice las manos por la pierna para guiarse.

7. Puede bajar la pantorrilla y estirarse hacia delante si le resulta cómodo, pero no fuerce.

8. Inhale y exhale 5 veces mientras realiza este estiramiento. Si la respiración le ayuda a llegar cómodamente más lejos, hágalo.

9. Inhale y con cuidado libérese de la postura de vuelta a la posición neutral.

10. Repita este proceso con la otra pierna.

11. Realice este estiramiento 2 veces a cada lado.

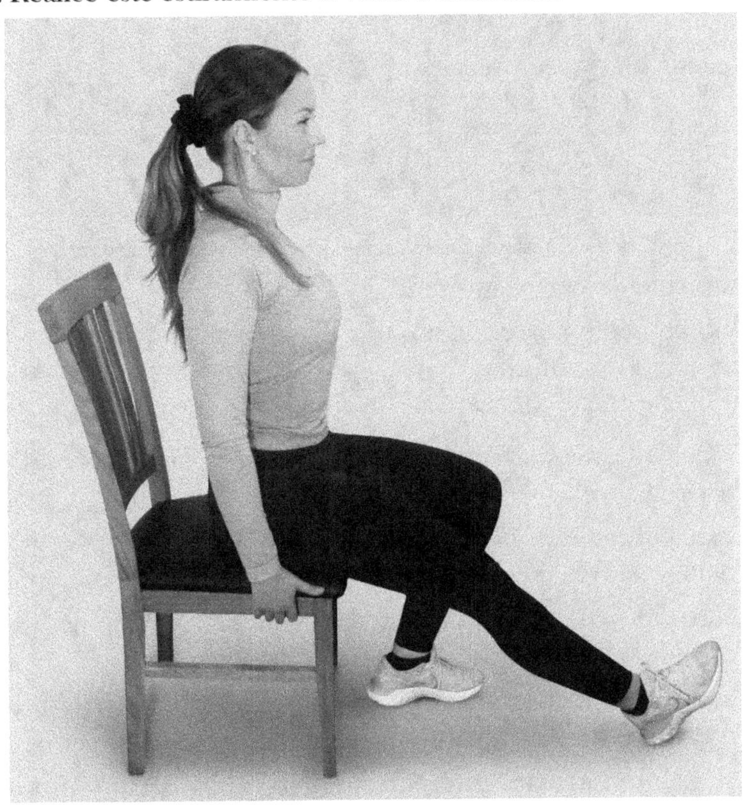

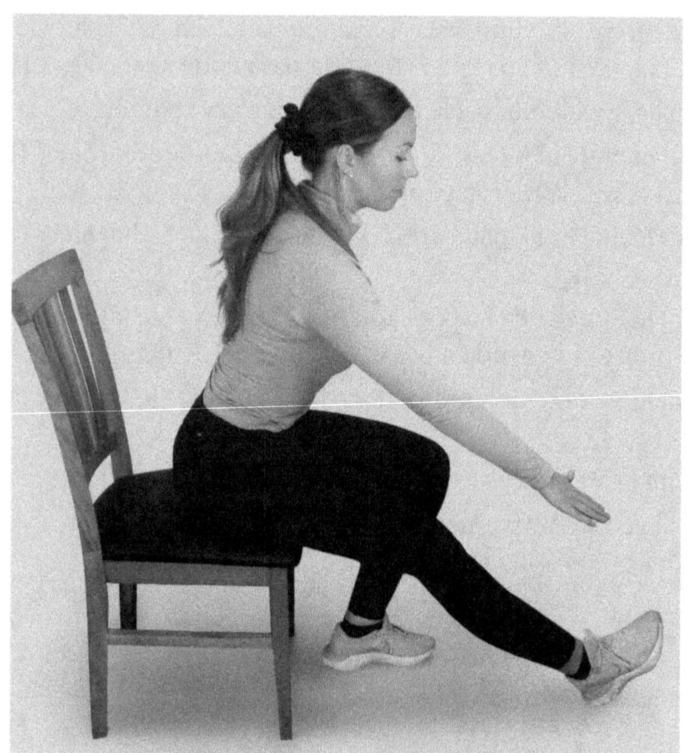

Una mujer realiza un estiramiento de una sola pierna sentada

Estiramiento de brazos invertidos

Esta pose puede mejorar la postura y la respiración y ayudar a abrir el pecho y estirar los hombros.

1. Comience sentado erguido en su silla.

2. Inhale y extienda ambos brazos hacia los lados con las palmas hacia abajo.

3. Exhale, gire los hombros ligeramente hacia delante y gire las manos de modo que las palmas miren hacia atrás.

4. Flexione los codos mientras mueve las manos detrás de la espalda.

5. Junte las manos detrás de la espalda. Intente separarlas ligeramente sin romper el agarre.

6. Haga 5 inspiraciones y espiraciones tranquilas pero completas.

7. Exhale y vuelva a llevar los brazos colgando libremente a los lados.

8. Repita este movimiento al menos 3 veces al día.

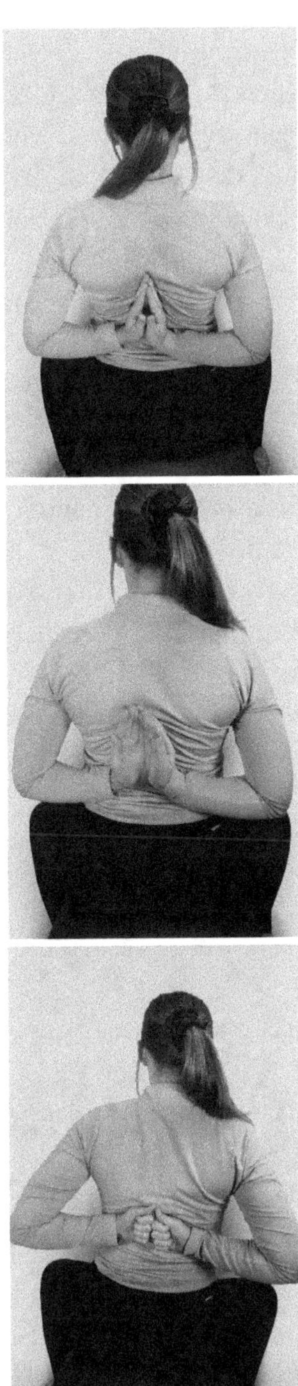

Una mujer realiza una sujeción inversa de brazos sentada

Estiramiento del cuello

Este ejercicio relajará el cuello y los músculos de soporte para mejorar la movilidad o aliviar la tirantez.

1. Comience en postura de montaña en su silla.
2. Inhale y alargue la columna desde el asiento hasta la cabeza.
3. Exhale y deje que la barbilla baje lentamente hacia delante y hacia el pecho. Haga una pausa de un segundo mientras se mira el vientre.
4. Inhale y levante la barbilla hacia el techo. Mire hacia arriba un momento.
5. Exhale y vuelva a colocar la cabeza en posición neutral. Inhale.
6. Exhale, gire la cabeza hacia la izquierda y mire en esa dirección. Inhale.
7. Exhale y vuelva a poner la cabeza en posición neutral. Inhale.
8. Exhale, gire la cabeza hacia la derecha y mire en esa dirección. Inhale.
9. Exhale y vuelva a colocar la cabeza en posición neutral.
10. Repita este proceso de 3 a 5 veces.

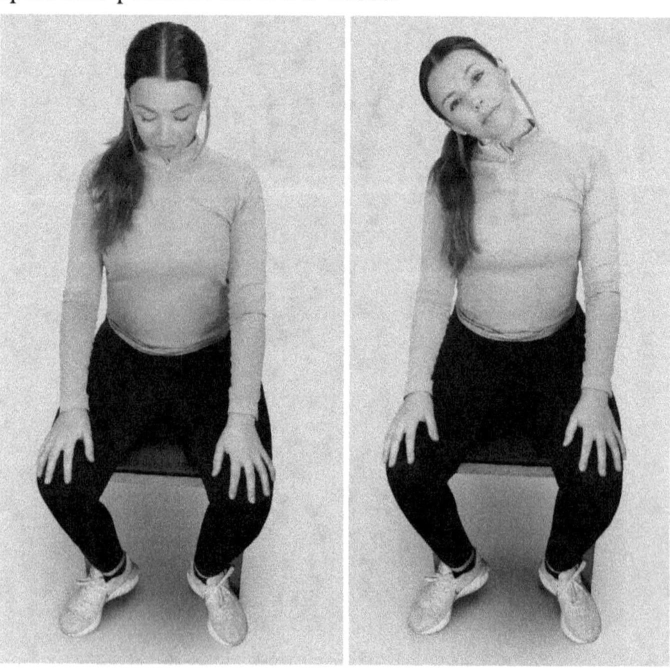

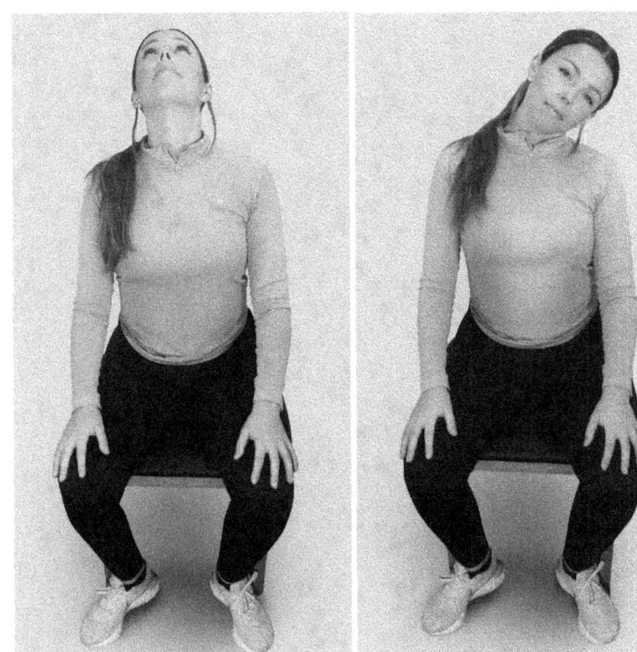

Una mujer haciendo una demostración de estiramientos de cuello

Estiramiento lateral sentado

Esta postura estira los músculos oblicuos (abdominales laterales), el cuello y el torso. Puede ayudar a mejorar la capacidad para alcanzar objetos y alivia el estrés.

1. Siéntese en postura de montaña sentado en su silla.
2. Inhale y estire los brazos hacia el techo. Puede juntar las manos o entrelazar los dedos.
3. Exhale y doble el torso hacia la izquierda. Sentirá un estiramiento en el lado opuesto.
4. Inhale y exhale 3 veces.
5. Inhale y vuelva a la posición neutral.
6. Exhale y doble el torso hacia la derecha. Sienta el ligero estiramiento en su lado izquierdo.
7. Inhale y exhale 3 veces.
8. Inhale y vuelva a la posición neutral.
9. Repita este movimiento 3 veces en cada lado.

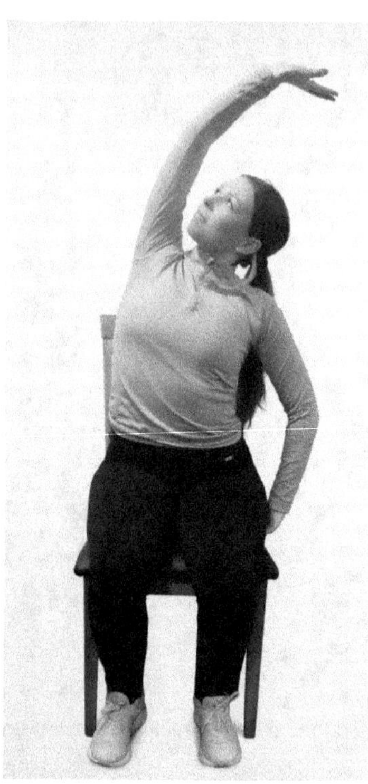

Una mujer realiza un estiramiento lateral en posición sentada

Círculos con brazos

Con ellos calentará los hombros, la parte superior de la espalda y los bíceps. Es un movimiento excelente para realizar antes de las actividades de la parte superior del cuerpo para hacer fluir la sangre.

1. Siéntese erguido en su silla; la cabeza debe estar en posición neutral y los pies apoyados en el suelo.

2. Extienda los brazos hacia los lados a la altura de los hombros. Sus palmas deben estar mirando al suelo. (Si no puede extender completamente los brazos, puede doblar los codos para este movimiento).

3. Mueva lentamente el hombro en un movimiento circular hacia delante. Creará pequeños círculos en el aire con las manos o los codos, dependiendo de si sus brazos están completamente extendidos.

4. Haga círculos hacia delante de 6 a 8 veces. Repita este movimiento hacia adelante.

5. Repita este movimiento haciendo círculos hacia atrás.

6. Realice este calentamiento durante dos series con 30 segundos de descanso entre series.

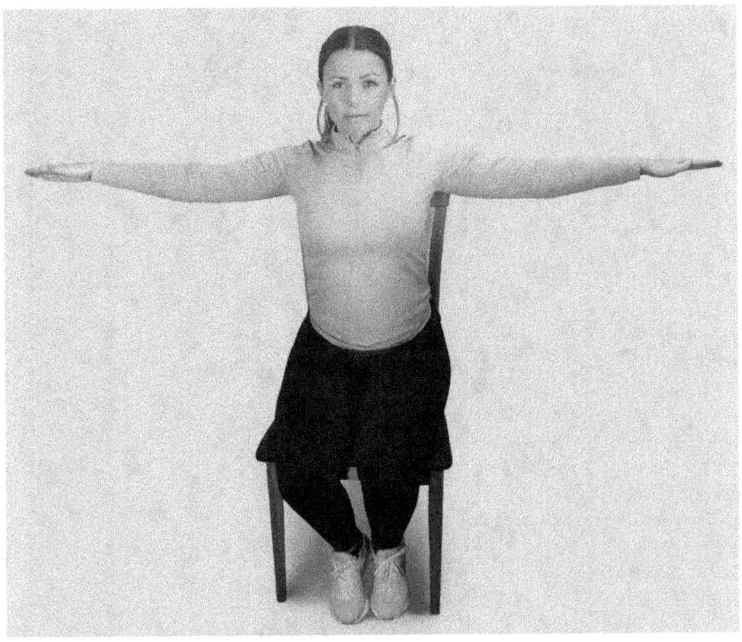

Una mujer hace una demostración de círculos con los brazos de pie

Rodilla al pecho sentado

Este estiramiento le ayudará a estirar la parte inferior de la espalda y a mejorar la movilidad de rodillas y caderas. Utilice este estiramiento para reducir la tensión o relajarse antes o después de las actividades de la parte inferior del cuerpo.

1. Siéntese lo más erguido posible en su silla. Asegúrese de que sus pies están apoyados en el suelo con un ángulo de 90 grados en la rodilla.

2. Levante la rodilla izquierda hacia el pecho mientras se estira hacia abajo y la agarra con los brazos. Tire de la rodilla hacia arriba hasta que sienta un estiramiento.

3. Mantenga la rodilla en esta posición estirada durante 30 segundos o aumente hasta 30 si es necesario.

4. Suelte la rodilla y deje que el pie vuelva al suelo.

5. Repita el estiramiento con la rodilla derecha.

6. Este ejercicio puede realizarse una vez en cada lado si se mantiene estirado durante 30 segundos.

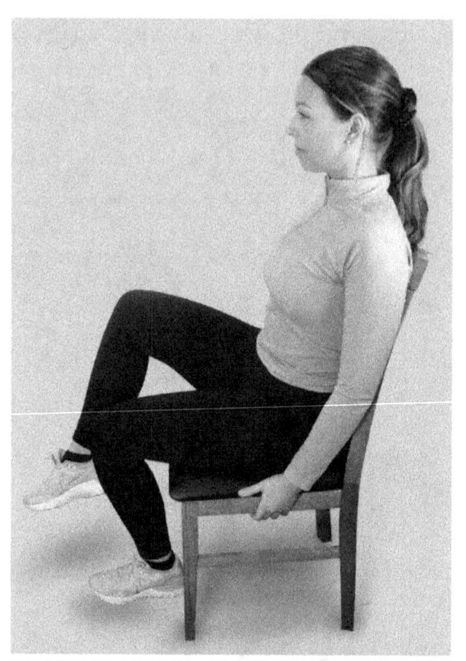

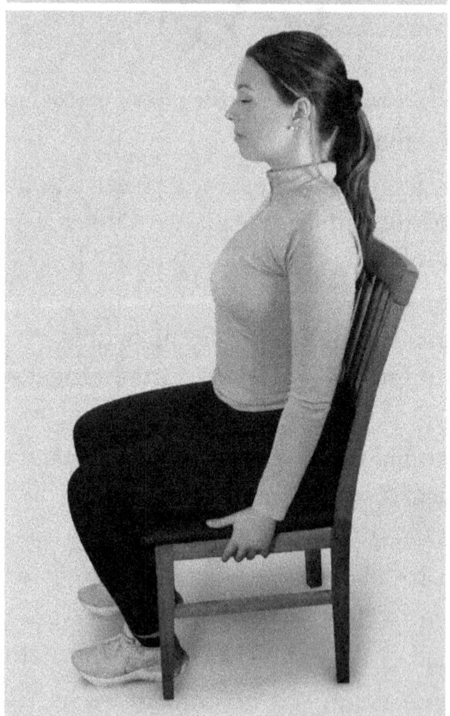

Una mujer realiza el estiramiento sentado de rodilla al pecho

Estiramiento del hombro

Este estiramiento le ayudará a relajar el hombro para realizar actividades o asegurarse de que está correctamente alineado tras la falta de uso.

1. Siéntese erguido con la cabeza levantada. Puede utilizar el respaldo de la silla para mantenerse erguido si es necesario.

2. Agárrese el brazo derecho con la mano izquierda.

3. Tire lentamente de su brazo derecho a lo largo de su cuerpo hasta que sienta un estiramiento en su hombro derecho.

4. Mantenga el brazo en esta posición durante 30 segundos si es posible.

5. Suelte y repita este estiramiento en el otro brazo.

6. Este estiramiento puede realizarse una vez en cada lado si se mantiene durante 30 segundos.

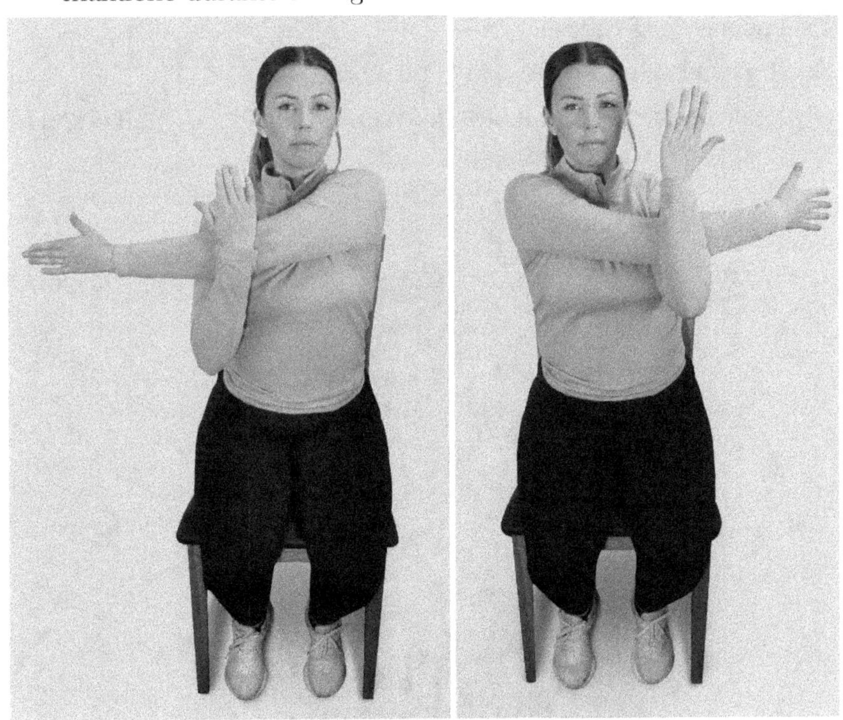

Una mujer demuestra el estiramiento de hombros

Estiramiento de tríceps

El estiramiento de tríceps le ayudará a relajar los brazos y los hombros. Debe utilizarse antes de los ejercicios de la parte superior del cuerpo y de los brazos o para aliviar el dolor en los tríceps (músculos situados en la parte posterior del brazo, entre el hombro y el codo).

1. Siéntese recto en su silla y utilice el respaldo si es necesario.
2. Levante ambos brazos por encima de la cabeza y doble los codos.
3. Coloque y doble el brazo izquierdo de modo que quede detrás de la cabeza.
4. Utilice el brazo derecho para agarrar el codo izquierdo.
5. Tire del codo izquierdo hacia la espalda hasta que sienta un estiramiento en el brazo.
6. Mantenga esta posición durante 30 segundos si es posible.
7. Suelte el brazo y vuelva a colocar ambos en la posición por encima de la cabeza.
8. Repita el estiramiento con el otro brazo.
9. Realice este estiramiento una vez a cada lado manteniendo la posición durante 30 segundos.

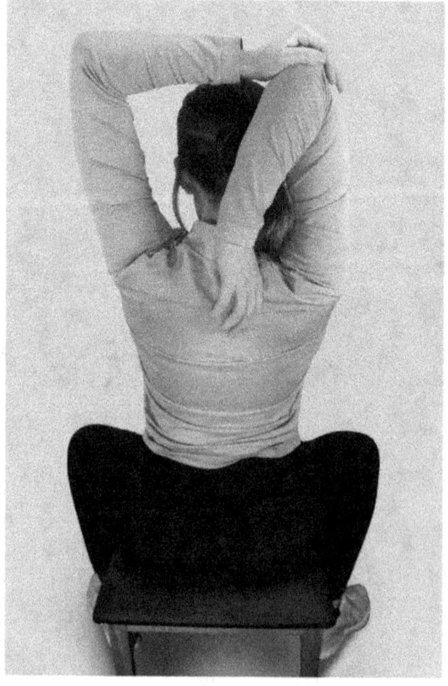

Una mujer realiza un estiramiento de tríceps

Estiramiento de la parte superior del cuerpo y los brazos

Este movimiento le ayudará a estirar la parte superior del cuerpo. Utilice este estiramiento para abrir la columna vertebral, la parte superior de la espalda, los hombros y los brazos.

1. Siéntese en una silla, manteniendo la columna recta y el cuello neutro. Mantenga los pies plantados para apoyarse.

2. Extienda los brazos completamente por encima de la cabeza y junte las manos de modo que las palmas queden mirando al techo.

3. Empuje hacia arriba a través de los brazos para llevar las palmas hacia el techo.

4. Sienta el estiramiento en los brazos y el alargamiento en la espalda. Mantenga esta posición durante 30 segundos.

5. Afloje las manos y vuélvalas lentamente a una posición neutral.

6. Realice este estiramiento una vez y manténgalo durante 30 segundos.

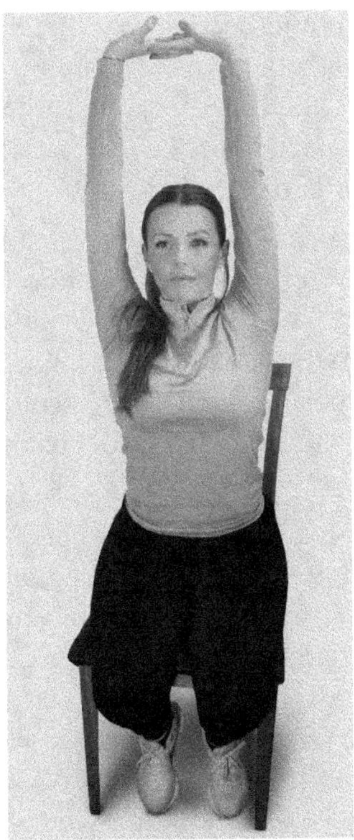

La mujer realiza el estiramiento de la parte superior del cuerpo y de los brazos

Capítulo 5: Movimientos de brazos

Los ejercicios de brazos realizados en una silla tienen sentido y son sencillos de hacer. No requieren que se ponga de pie ni que mueva la mitad inferior del cuerpo, por lo que son muy fáciles de hacer en casi cualquier silla. Ejercitar los brazos requiere peso o la resistencia de bandas elásticas, y usted utilizará los brazos para empujar o tirar del peso y, por lo tanto, aumentará la fuerza de los músculos utilizados.

El entrenamiento con pesas requiere repeticiones. Levantar el peso de la misma manera y utilizar el mismo músculo repetidamente obliga a los músculos a sobrecargarse. Los músculos se desgarran por el uso, y el cuerpo repara posteriormente los desgarros, aumentando el tamaño y la fuerza del músculo. Esencialmente, los músculos vuelven a fortalecerse con un poco de ayuda de una dieta adecuada y la recuperación del descanso.

El objetivo es realizar los ejercicios lo suficiente como para desafiar a los músculos sin esforzarse en exceso ni lesionarse. Después de realizar una serie de un ejercicio como los rizos de bíceps, descansará durante un tiempo, normalmente alrededor de un minuto. Durante este tiempo, el músculo estará relajado y podrá recuperar el aliento. El oxígeno y la sangre circularán por el cuerpo y se dirigirán al músculo. A continuación, puede realizar otra serie de ejercicios para sobrecargar de nuevo los músculos. De este modo, trabajará lo suficiente sin agotarse indebidamente.

Estos ejercicios le ayudarán a fortalecer los brazos, incluidos los hombros, los bíceps y los tríceps. Realizar estos movimientos también puede ayudar a mejorar la función articular en el codo y la muñeca y a mejorar la fuerza de agarre. Hacer ejercicio puede no parecer algo para usted, pero repercute directamente en todo lo que hace. Al reservar un día designado a la semana y trabajar los brazos, está contribuyendo a mejorar su calidad de vida.

Los ejercicios de brazos significan unos brazos más fuertes, más capaces de levantar, agarrar y alcanzar cosas por toda la casa. Unos brazos fuertes significan abrir más fácilmente las puertas de la cocina (o los tarros). El entrenamiento con pesas también mejora la densidad ósea. La salud ósea es fundamental para las personas mayores que pierden densidad ósea debido a la edad y a la inactividad. Ejercitar los brazos le preparará para otras actividades y le hará menos propenso a las lesiones, incluida la rotura de huesos.

Mantener unos brazos fuertes puede ayudarle a conservar su independencia. Necesita sus brazos para muchas actividades específicas y esenciales, pero si están débiles, esas actividades se vuelven más complejas. Las personas mayores necesitan actuar y mantener los brazos fuertes, ya que resulta más difícil mantener la musculatura cuando se es adulto mayor. Tener unos brazos sólidos y fiables puede ayudar a compensar la incapacidad para mantenerse en pie o tener problemas de equilibrio. Es esencial intentar mantener un nivel de forma física equilibrado en todo el cuerpo para que las distintas partes se complementen entre sí.

Ejercitar los brazos también puede ayudar a aumentar el ritmo cardíaco, hacer que la sangre bombee y quemar calorías. El hecho de que solo trabaje los brazos no significa que el resto del cuerpo no se beneficie del ejercicio. Asegúrese de trabajar los brazos al menos una vez a la semana. Estos ejercicios pueden mezclarse con otros, pero es vital utilizarlos con regularidad.

Press de hombros sentado

Este ejercicio desarrollará la fuerza y la movilidad de los hombros. Le ayudará con los movimientos por encima de la cabeza y aumentará la potencia de la parte superior del cuerpo.

1. Coja un juego de mancuernas o algo más ligero si es necesario. Empiece con poco peso, ya que los hombros son sensibles. También puede utilizar una banda de resistencia sentándose sobre ella o enrollándola debajo de la silla. Asegúrese de que los lados estén parejos a ambos lados de su cuerpo.

2. Siéntese en una silla robusta. Mantenga la espalda recta y apoyada contra el respaldo de la silla, y apoye los pies en el suelo. Mantenga un núcleo firme.

3. Flexione los codos y levante las mancuernas hasta la altura de los hombros con las palmas de las manos hacia delante. Sus manos deben estar justo fuera de la altura de los hombros, y las pesas deben estar justo delante de sus hombros.

4. Exhale y presione las pesas hacia arriba extendiendo los brazos. Mantenga los brazos rectos con las muñecas sobre los codos durante todo el movimiento. Haga una breve pausa en la parte superior del press.

5. Inhale y vuelva a bajar las pesas hasta justo por encima de la altura de los hombros.

6. Realice 3 series de 8 a 10 repeticiones, descansando de 30 a 60 segundos entre series.

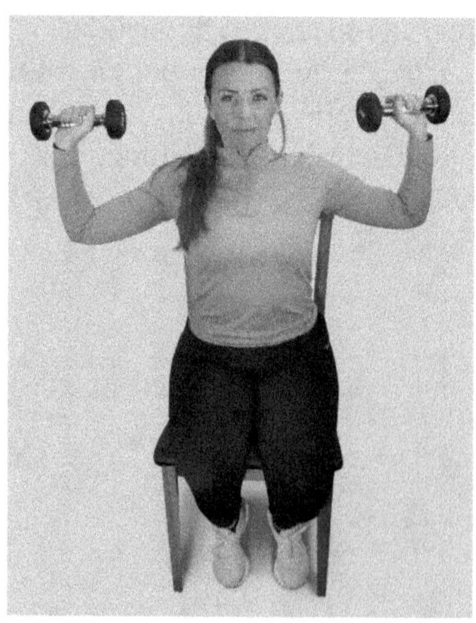

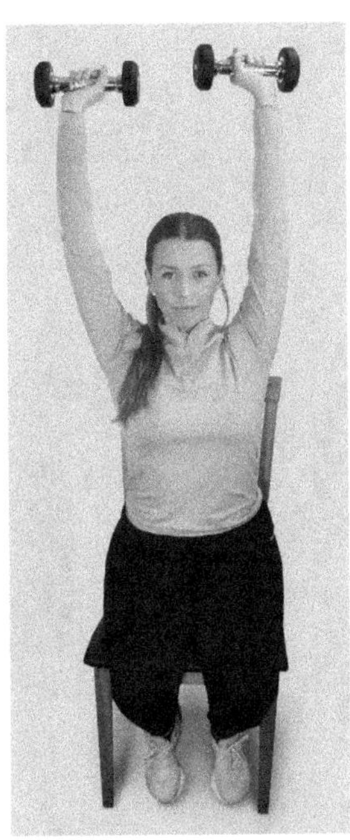

Una mujer realiza un press de hombros sentada

Elevaciones frontales sentadas

Este ejercicio es bueno para fortalecer los hombros. También le ayudará a mejorar el agarre y la estabilidad al agarrar y levantar cosas con el brazo extendido.

1. Coja un par de mancuernas y siéntese en una silla robusta. Este ejercicio también puede hacerse con una banda de resistencia bajo el asiento o sentado sobre ella. Puede utilizar algo más ligero, como calcetines enrollados, para desarrollar la fuerza en este movimiento. Utilice el respaldo de la silla para apoyar la espalda, manténgala recta y comprometa su núcleo para un mayor apoyo.

2. Mantenga el cuello neutro. Deje que las mancuernas descansen a sus lados, a ambos lados de la silla, con las palmas de las manos mirando hacia el cuerpo.

3. Exhale, y manteniendo los brazos rectos, levante lentamente la pesa hasta que esté completamente extendida frente a usted a la altura de los hombros. Haga una breve pausa en la parte superior.

4. Inhale y baje lentamente las pesas hacia sus costados.

5. Realice este ejercicio de 2 a 3 series de 8 a 10 repeticiones. Descanse de 30 a 60 segundos entre series.

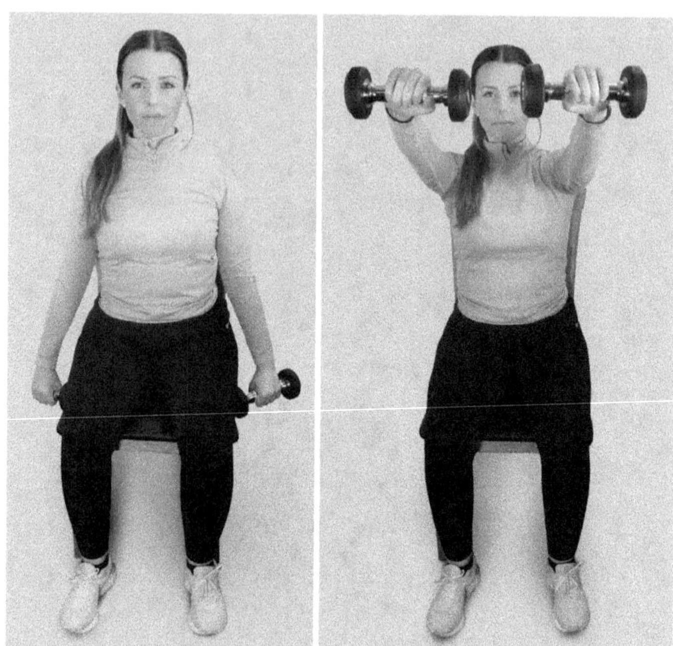

Una mujer realiza una elevación frontal sentada

Elevaciones laterales sentadas

Este ejercicio le ayudará a aumentar la amplitud de movimiento del hombro. Desarrollará fuerza para levantar y alejar cosas del cuerpo lateralmente.

1. Asegúrese de comenzar este movimiento con un peso ligero o intente utilizar algo más liviano como un par de calcetines enrollados. Coja un par de mancuernas y siéntese en una silla robusta. Este ejercicio también puede hacerse con una banda de resistencia bajo el asiento o sentado sobre ella. Utilice el respaldo de la silla para apoyar la espalda y mantenerla recta. Active su núcleo para obtener apoyo. Mantenga el cuello neutro y mire hacia delante durante el movimiento.

2. Deje que las pesas descansen a sus lados con las palmas de las manos mirando hacia su cuerpo. Mantenga una ligera flexión en el codo. Si no puede extender el codo o no puede realizar el movimiento desde esta posición, puede doblar más el codo y realizar el movimiento.

3. Exhale y levante lentamente las pesas hasta aproximadamente la altura del hombro. Debe sentir que la tapa del hombro trabaja durante esta elevación. Haga una breve pausa en la parte superior.

4. Inhale y baje lentamente las pesas hacia su costado.

5. Realice este ejercicio de 2 a 3 series de 8 a 10 repeticiones. Haga una pausa de 60 segundos entre series.

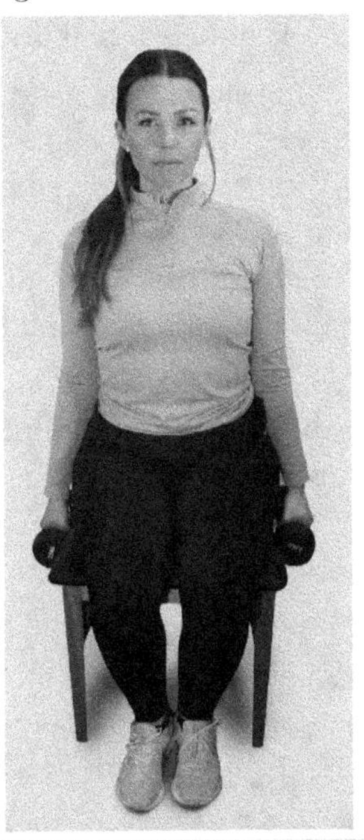

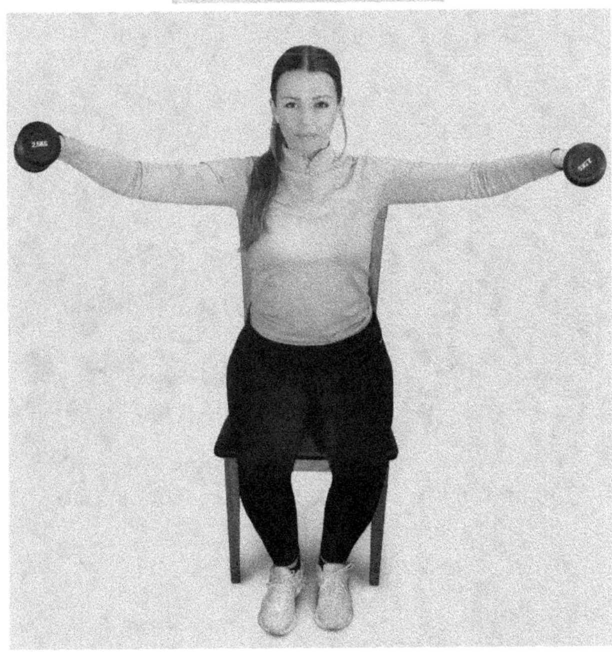

Una mujer realiza la elevación lateral sentada con mancuernas

Curls sentado

Este ejercicio le ayudará a mantener la movilidad del codo y a mejorar la fuerza de la muñeca y del agarre. Este ejercicio desarrollará la musculatura para facilitar el levantamiento al doblar el codo.

1. Coja un par de mancuernas o una banda de resistencia. También puede utilizar algo ligero como una manzana si las pesas le resultan demasiado difíciles. La banda de resistencia puede enrollarse detrás o debajo de la silla, o puede sentarse sobre ella. Siéntese en la silla y utilice el respaldo de esta como apoyo. Mantenga la espalda recta y el cuello neutro. Active su núcleo.

2. Deje que los brazos cuelguen a los lados con las palmas hacia dentro. Exhale y doble el codo. Levante la mancuerna hasta que el codo forme un ángulo de unos 45 grados. Apriete el bíceps y utilícelo para levantar y controlar la pesa. No balancee las pesas. Haga una breve pausa en la parte superior del levantamiento.

3. Inhale y baje lentamente las pesas hacia los costados.

4. Realice este ejercicio de 2 a 3 series de 10 repeticiones. Descanse 1 minuto entre series.

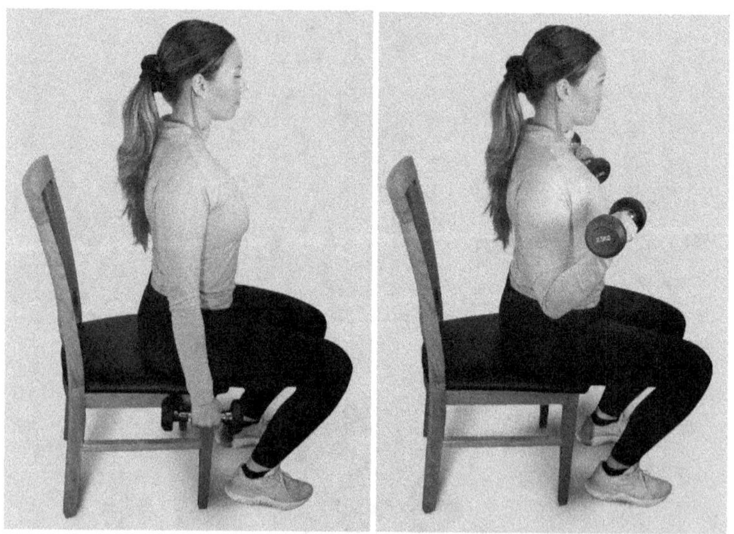

Una mujer realiza un curl de bíceps en posición sentada

Extensión de tríceps

Este ejercicio le ayudará a mejorar la fuerza de los martillos y la potencia de empuje. Le ayudará a cerrar puertas y a quitarse la camisa por encima de la cabeza.

1. Coja una mancuerna o una banda de resistencia. Asegúrese de comenzar con un peso ligero o una alternativa menos pesada si es necesario. Puede sentarse en el centro de la banda de resistencia con longitudes iguales a ambos lados de su cuerpo, o puede hacer un lazo con ella por debajo de la silla. Siéntese con la espalda apoyada en la silla. Mantenga el tronco apretado.

2. Doble los codos a 90 grados y levante las manos por encima de la cabeza. Continúe moviendo la mano de la mancuerna hacia atrás por detrás de la cabeza. Utilice la otra mano para apoyar el brazo con la pesa agarrando el tríceps justo por encima del codo.

3. Exhale y flexione solo el codo; empuje la pesa hacia arriba hasta que el brazo esté completamente extendido por encima de la cabeza.

4. Inhale y baje lentamente la pesa hasta detrás de la cabeza. Asegúrese de doblar solo el codo y de no ejercer demasiada presión sobre la articulación.

5. Realice este ejercicio de 2 a 3 series de 8 a 10 repeticiones. Descanse 1 minuto entre series.

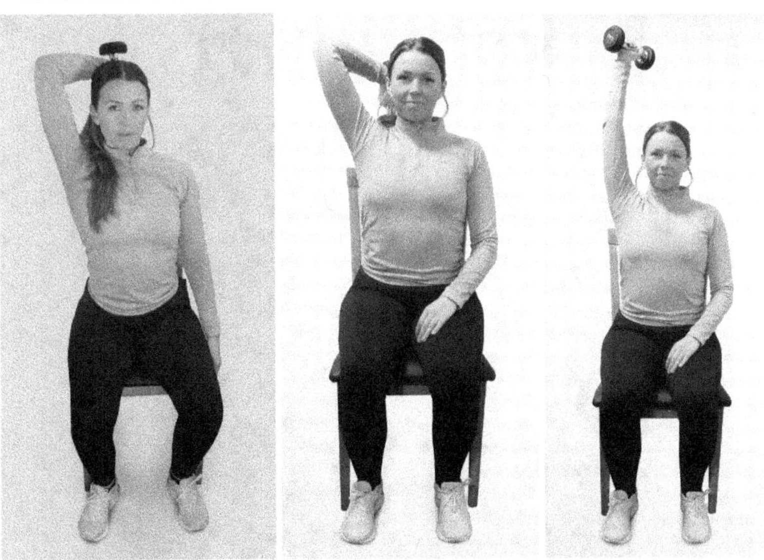

Una mujer realiza una extensión de tríceps con un solo brazo sentada

Curls de muñeca

Este ejercicio le ayudará a aumentar la fuerza de agarre y la potencia de elevación. Trabajará los antebrazos, que generalmente no reciben mucha atención, pero desempeñan un papel esencial en muchos movimientos funcionales.

1. Coja una mancuerna muy ligera (o algo similar, como una botella de agua estándar llena). Siéntese en su silla, pero desplácese hacia delante. Sus rodillas deben formar un ángulo de 90 grados. Mantenga el cuello neutro e intente mantener recta la parte inferior de la espalda.

2. Apoye el antebrazo en el muslo con la palma de la mano mirando al suelo. Coloque la mancuerna de modo que cuelgue de la parte delantera de la rodilla. Esta posición dejará el brazo apoyado y en contacto con el muslo, pero la mano y la pesa colgando libremente. Deje que la muñeca cuelgue hacia la parte delantera de la rodilla. Puede colocar la otra mano en la parte superior del antebrazo para apoyarse.

3. Exhale y mueva solo la muñeca; levante la pesa hasta que la muñeca esté recta.

4. Inhale y vuelva a bajar la pesa.

5. Realice este ejercicio durante 2 series de 8 a 10 repeticiones. Descanse 1 minuto entre series.

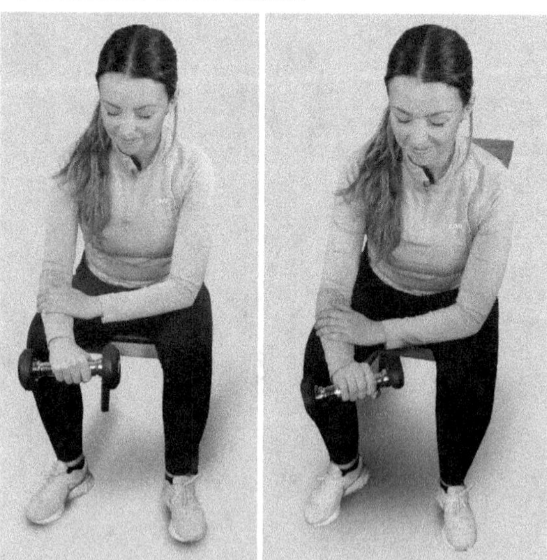

Una mujer demuestra el curl de muñeca en posición sentada utilizando una barra

Capítulo 6: Movimientos de las piernas

Las piernas tienen algunos de los músculos más grandes del cuerpo, y usted las utiliza para desplazarse y alcanzar cosas que están a gran altura. Si mantiene las piernas en forma, estará contribuyendo a garantizar su independencia. Aunque no pase mucho tiempo de pie, asegurarse de tener unas piernas fuertes es crucial, ya que le proporcionan una gran fuerza. No necesita ser un corredor o tener unas piernas superfuertes, pero mantenerlas capaces de funcionar correctamente en las actividades cotidianas es imprescindible.

Ejercitar las piernas sigue siendo importante tanto si pasa gran parte del día viendo la televisión como si utiliza una silla de ruedas. Las piernas son una gran parte de su cuerpo, y si están en mal estado, afectará al resto del cuerpo. Por ejemplo, si tiene problemas de equilibrio pero aun así necesita levantarse varias veces al día para entrar y salir de su silla, debe tener unas piernas fuertes. Un movimiento rutinario como entrar y salir de la cama o coger un vaso del armario de la cocina podría convertirse en un desastre si se cae debido a unas piernas débiles. Por eso, aunque no crea que necesita unas piernas fuertes o no se mueva lo suficiente como para preocuparse por ellas, debe dedicar tiempo a ejercitarlas todas las semanas.

Las piernas son complejas, ya que realizan una gran cantidad de valiosos movimientos diferentes. Le permiten ponerse en cuclillas, ponerse de puntillas para alcanzar zonas más altas, caminar distancias e incluso saltar en el aire. Las piernas también deben soportar su peso cada vez que se pone de pie. Por lo tanto, es esencial someter a sus piernas a movimientos que las empujen a ser capaces de soportar y mover el peso suficiente. Puede que no realice todos los movimientos anteriores, pero debe intentar estar preparado para lo que vaya a hacer a pesar de todo. Aunque sus piernas son capaces de una gran potencia, deben utilizarse de forma constante para mantener la forma física adecuada.

Las piernas también pueden ser una fuente de problemas si no se utilizan nunca. Pasar todo el día en la cama o en el sofá significa que sus piernas no reciben atención, y no obtendrán el flujo sanguíneo ni la actividad que tanto necesitan por permanecer en una misma posición. Puede no estar de pie durante el día, pero reserve un tiempo en el que se obligue a sí mismo y a sus piernas a hacer un poco de trabajo. La inactividad puede causar problemas como rigidez en las articulaciones y problemas nerviosos. Dar a sus piernas un poco de ejercicio puede ayudar a prevenir estos problemas. Incluso si no puede utilizar las piernas para realizar algunos de estos ejercicios, mover las piernas para simular la actividad es beneficioso.

Utilizar las piernas también es vital para su forma física cardiovascular y para ganar peso. Cuando utiliza las piernas, está siendo activo, por lo que ejercita su sistema cardiovascular hasta cierto punto necesario para la salud del corazón. Las personas mayores necesitan especialmente prestar atención a su forma física cardiovascular. Puede ayudarle a tener más energía, a que la sangre fluya correctamente y a proteger su corazón de problemas cardiacos.

Utilizar las piernas también significa que todo su cuerpo está haciendo algo de ejercicio, ya que está caminando o realizando un ejercicio que normalmente requiere que utilice la parte superior de su cuerpo como apoyo mientras somete a sus piernas a movimientos. Por lo tanto, utilizar las piernas suele requerir mucha actividad, lo que quema calorías.

Quemar calorías ejercitando las piernas puede ayudar a mantener los objetivos de peso, y esto solo puede conseguirse mediante la *actividad*, que es lo más importante para que las personas mayores mantengan la calidad de vida y prolonguen su independencia. La actividad ayuda al cuerpo a liberar las hormonas de la "felicidad" llamadas endorfinas. Estas hormonas le hacen sentirse bien, le ayudan a dormir y reducen el estrés. También es importante recordar que cuanta más actividad queme calorías realice durante el día, como ejercitar las piernas, más posibilidades tendrá de dormir bien por la noche.

Realizar ejercicios de piernas es una forma excelente de quemar calorías y, posiblemente, de mantener las piernas lo suficientemente fuertes como para moverle. Una vez que pierda la capacidad de ponerse de pie y caminar, mantenerse sano será más complejo. Asegúrese de incorporar las piernas a su rutina de ejercicios para mantenerse lo más móvil posible y mantener unos objetivos de peso saludables.

Como persona mayor, las articulaciones de sus piernas han sufrido mucho a lo largo del tiempo; ¡ha realizado muchos pasos y flexiones a lo largo de su vida! Por ello, sus articulaciones pueden estar débiles o doloridas. Ejercitar las piernas ayuda a mejorar la movilidad de las articulaciones, y aunque muchos creen que "salvar" esas articulaciones mediante la inactividad puede ayudar, a largo plazo le perjudica. Utilice estos ejercicios de piernas para fortalecer sus articulaciones y tener confianza en sus piernas la próxima vez que se ponga de pie, camine o se ponga en cuclillas.

Todos estos ejercicios pueden no ser aplicables en función de su historial médico y su nivel de forma física, por lo que es mejor consultar a un médico de antemano, como con cualquier rutina de ejercicios, pero especialmente para las piernas. Estos ejercicios utilizarán una silla para evitar los peligros y la tensión articular innecesaria de los ejercicios de piernas; esto proporciona una forma de mover y utilizar las piernas sin riesgo de sobrecargarlas o caerse. Sigue siendo importante que conozca sus límites y modifique los movimientos o interrumpa el ejercicio si es necesario.

Para todos estos ejercicios necesitará una silla robusta y calzado. La silla le servirá de apoyo para poder realizar estos movimientos con seguridad; asegúrese de que puede soportar su peso y de que no se deslizará con facilidad.

Los mejores zapatos para estos ejercicios son los planos. Querrá un par que le proteja los dedos de los pies y se agarre al suelo. Los zapatos planos garantizan que su peso se distribuya uniformemente, para que no se lesione el pie al ejercer demasiada presión sobre una zona. Además, le ayudará a proteger sus rodillas de lesiones por estar desalineadas durante los movimientos. Si no dispone de calzado principalmente plano, puede conformarse con una zapatilla de andar por casa estándar. Tome nota si siente presión en una zona, especialmente en una articulación, después de utilizar un par de zapatos específico.

Un par de ejercicios a continuación requieren un deslizador de fitness y una banda de ejercicios; puede arreglárselas sin ellos, pero considere tenerlos a mano.

Sentadilla de sentado a de pie

Este ejercicio es uno de los más valiosos de este libro. Utiliza los músculos de todo su cuerpo y es altamente funcional. Desarrollará fuerza en el tronco, los glúteos y las piernas y mejorará su capacidad para sentarse y levantarse.

1. Siéntese en una silla robusta y desplácese hacia el borde. Mantenga el pecho erguido y comprometa su núcleo.

2. Mantenga los pies plantados en el suelo con los dedos mirando hacia delante o ligeramente hacia fuera. Extienda los brazos hacia delante para mantener el equilibrio o - para un desafío - crúcelos sobre el pecho. (Si no puede levantarse de esta posición, puede colocar las manos en la silla para apoyarse hasta que coja fuerza).

3. Exhale y, utilizando las piernas, las caderas y los glúteos, levántese de la silla hasta que esté completamente de pie. Apriete los glúteos mientras se levanta. Las rodillas deben ir lentamente hacia fuera, no hacia dentro.

4. Inhale y vuelva a bajar lentamente hasta sentarse de nuevo en el borde del asiento.

5. Realice este movimiento durante 3 series de 10 repeticiones. Descanse 1 minuto entre series. Para un entrenamiento más desafiante, puede sostener una pesa o una botella de agua llena en las manos.

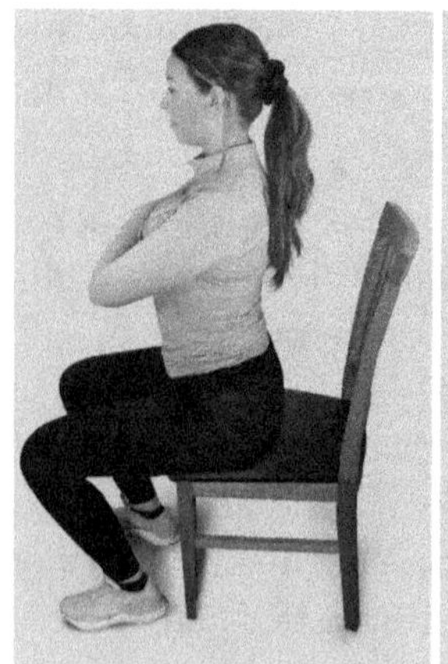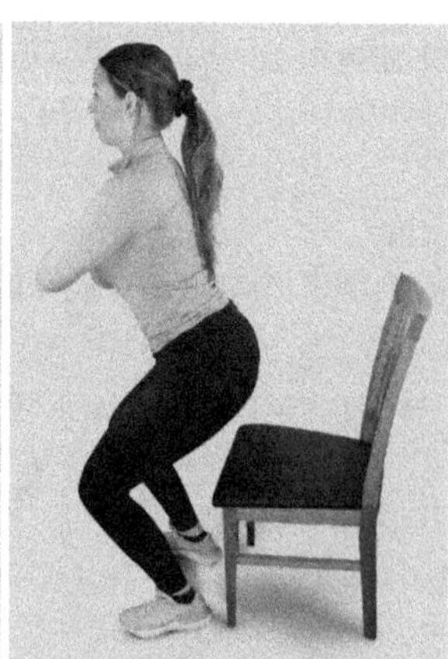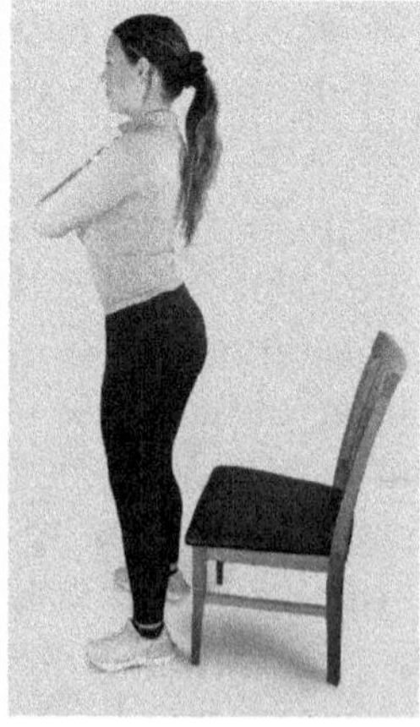

Una mujer mayor realiza una sentadilla de sentado a de pie

Extensión de rodilla

Este ejercicio le ayudará a aumentar la movilidad de la rodilla mejorando la fuerza de los músculos de la parte superior del muslo, ¡importantes para el movimiento!

1. Siéntese en una silla con la espalda apoyada en el respaldo. Mantenga el pecho y la cabeza erguidos y comprometa su núcleo. Apoye los pies en el suelo con las rodillas en un ángulo de 90 grados.

2. Agárrese a los lados de la silla con las manos para mayor apoyo.

3. Exhale y extienda la pierna izquierda hasta que esté recta y paralela al suelo.

4. Inhale y baje lentamente la pierna hasta los 90 grados.

5. Repita con la otra pierna.

6. Realice de 2 a 3 series de 8 a 10 repeticiones. Descanse de 30 segundos a 1 minuto entre series.

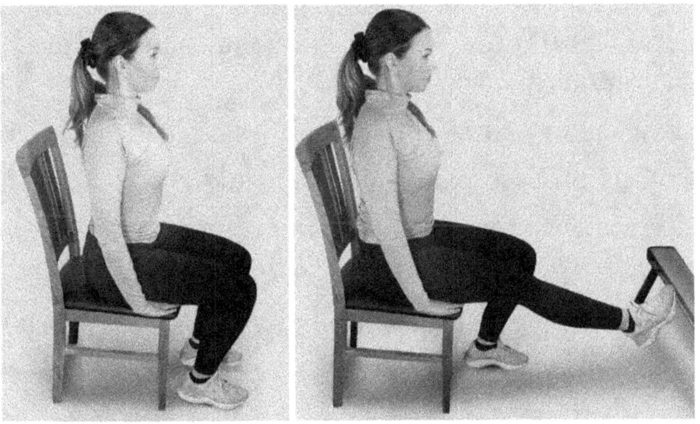

Una mujer demuestra una extensión de rodilla sentada

Deslizamientos de talón

Este ejercicio le ayudará a fortalecer la articulación de la rodilla y a desarrollar fuerza en los isquiotibiales (músculos de la parte posterior del muslo), que se utilizan para la fuerza y el levantamiento.

1. Este ejercicio puede realizarse solo con el talón o con un deslizador (también puede probar con un plato de papel). Siéntese en una silla robusta, pero desplácese hacia el borde, de modo que sus isquiotibiales queden libres del asiento. Mantenga las rodillas en un ángulo de 90 grados con los pies plantados. Agárrese a los lados de la silla para apoyarse.

2. Coloque el deslizador bajo su pie derecho. Presione hacia abajo con el pie derecho y mueva el deslizador por el suelo pasando por delante de su pie izquierdo plantado. Utilice simplemente el pie plano contra el suelo si no dispone de deslizador o plato de papel.

3. Exhale, presione el deslizador contra el suelo y, contrayendo los isquiotibiales, tire de él hacia el asiento hasta donde su pierna se sienta cómoda.

4. Inhale y vuelva a sacar el deslizador más allá de su pie plantado.

5. Repita este proceso para la pierna izquierda.

6. Realice este ejercicio de 2 a 3 series de 8 a 10 repeticiones.

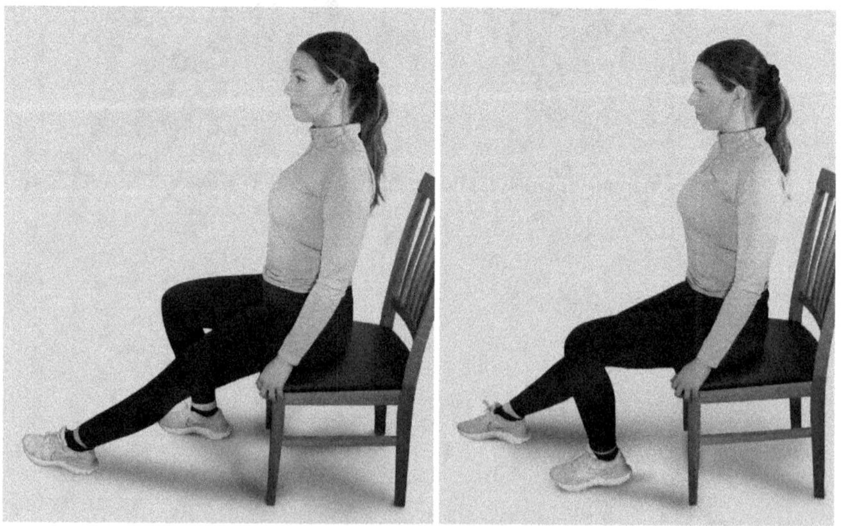

Una mujer realiza deslizamientos de talón sentada con cada pierna

Abducción con banda sentado

Este ejercicio le ayudará con la rotación y movilidad de la cadera. Desarrolla la fuerza en los abductores de la cara interna del muslo y utiliza los músculos de los glúteos (nalgas).

1. Coja una banda de resistencia en bucle. Si no tiene una banda, puede utilizar la fuerza de sus brazos para proporcionar resistencia (o un artículo doméstico como un par de medias viejas), pero se recomienda una banda. Siéntese erguido en el borde de la silla y apoye los pies en el suelo con las piernas separadas a una distancia ligeramente inferior a la anchura de los hombros. Las rodillas deben estar a 90 grados.

2. Envuelva la banda alrededor de sus muslos justo por encima de la rodilla. La banda debe quedar relativamente tensa alrededor de las rodillas; vuelva a enrollarla si queda demasiado floja. Agárrese a los lados de la silla o a los muslos para apoyarse. Si no tiene una banda, puede colocar las palmas de las manos firmemente contra la parte exterior de los muslos y presionar hacia dentro los muslos para proporcionar algo de resistencia.

3. Exhale y abra lentamente las piernas hasta que la banda esté tensa; haga una breve pausa.

4. Inhale y vuelva a juntar lentamente las piernas.

5. Realice este ejercicio de 2 a 3 series de 8 repeticiones. Descanse 1 minuto entre series.

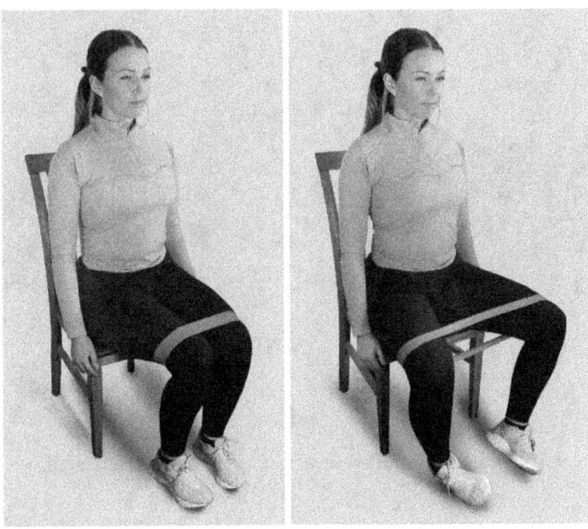

Una mujer realiza abducciones con banda sentada

Elevaciones de pantorrilla

Este ejercicio fortalecerá la parte inferior de las piernas para poder ponerse de puntillas. Este ejercicio también ayudará a mejorar la movilidad del tobillo y del tendón de Aquiles para mejorar el equilibrio y la comodidad.

1. Siéntese en su silla y utilice el respaldo de esta para apoyarse. Mantenga el pecho y la cabeza erguidos. Apoye los pies en el suelo con las rodillas a 90 grados. Agárrese a los lados de la silla para apoyarse.

2. Exhale; empuje a través de los dedos de los pies y el antepié para levantar los talones. Sentirá una contracción en la pantorrilla (en la parte posterior de la parte inferior de la pierna).

3. Inhale y vuelva a bajar los talones hasta el suelo. Para un mayor estiramiento, después de volver a apoyarse en el suelo, intente levantar los dedos de los pies y despegarlos del suelo mientras mantiene los talones plantados.

4. Repita este movimiento durante 3 series de 10 a 12 repeticiones. Descanse de 30 segundos a 1 minuto entre series.

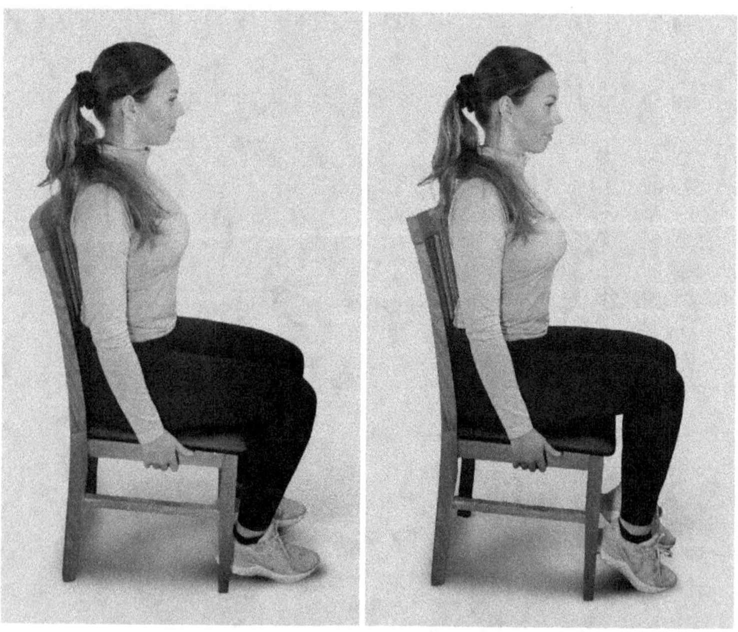

Una mujer realizando elevaciones de pantorrilla sentada

Sentadilla de silla de pie

Este ejercicio es más avanzado, ya que requerirá que se ponga de pie durante el movimiento y utilice el respaldo de la silla como apoyo. Este ejercicio fortalecerá las piernas, el tronco y los glúteos. La sentadilla es un gran movimiento funcional para recoger algo del suelo, levantarse de una silla o agacharse debajo de algo. Asegúrese de sujetar bien la silla para que no se deslice ni vuelque. Para mayor seguridad, coloque la silla contra una pared.

1. Sitúese detrás de la silla y agárrese al respaldo con ambas manos. 2. Retroceda de modo que haya al menos 30 cm entre sus pies y la silla. Mantenga la espalda recta y el cuello neutro.

2. Coloque los pies separados a la anchura de las caderas como preparación para apoyar el cuerpo. Los dedos de los pies deben apuntar ligeramente hacia fuera, no hacia dentro.

3. Inhale, doble las rodillas y empuje las caderas hacia atrás mientras baja. Sus nalgas deben ir hacia el suelo detrás de usted, pero sus rodillas no deben moverse hacia fuera delante de los dedos de los pies. Intente llegar a un ángulo de 90 grados en las rodillas si es posible. Si no puede, baje lo máximo posible hasta que adquiera más flexibilidad.

4. Exhale y presione hacia arriba a través de los pies y las piernas para levantar el cuerpo recto.

5. Repita este movimiento durante 3 series de 6 a 8 repeticiones. Descanse 60 segundos entre series.

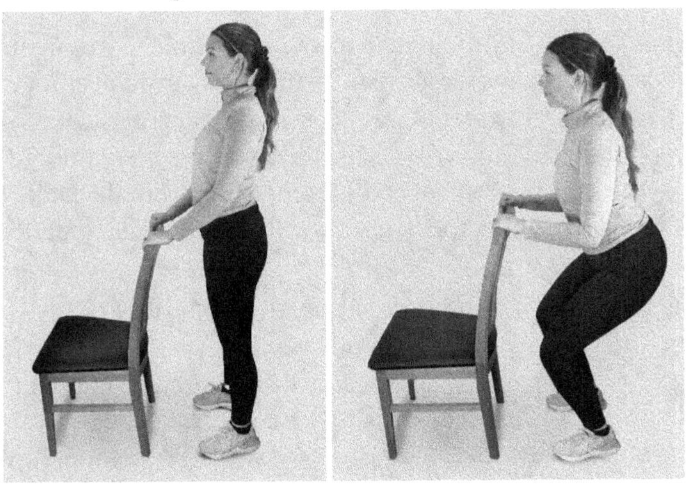

Una mujer en cuclillas mientras se ayuda de una silla

Capítulo 7: Mejorar la movilidad de la muñeca y la mano

El ejercicio no consiste solo en quemar calorías o mover pesos; es simplemente una actividad beneficiosa, y la actividad es *imprescindible* para las personas mayores. Ayuda a combatir los efectos del envejecimiento que, si no se controlan, pueden reducir la calidad de vida.

Hasta ahora, hemos cubierto algunos ejercicios que implican peso y resistencia para desarrollar fuerza y mantener la densidad ósea. También hemos repasado los estiramientos y el yoga que pueden ayudar a que el ejercicio sea más fácil y beneficioso a la vez que mejoran las capacidades funcionales, incluida la movilidad.

Estos ejercicios son muy beneficiosos, pero muchos requieren el uso de las manos. Sus manos desempeñan un papel muy importante en sus actividades diarias, ya que no puede servirse fácilmente una bebida o cambiar de canal en la televisión sin utilizarlas adecuadamente. Al igual que el resto del cuerpo, sus manos y muñecas se ven afectadas a medida que envejece. Incluso funciones tan sencillas como éstas pueden resultar más difíciles.

Las manos son la zona de la parte superior del cuerpo que experimenta una reducción más significativa de sus funciones debido a la edad. Esto es preocupante, ya que es probable que pierda independencia sin el uso adecuado de sus manos. Además, si ha llegado hasta aquí en este libro y quiere mejorar su salud y forma física en general, necesitará sus manos. Sólo porque la edad diga que verá una reducción de la función no significa que tenga que dejar que ocurra. Puede hacer ejercicios para prolongar el uso adecuado de sus manos y ayudar a combatir los efectos del envejecimiento.

Las manos contienen músculos, tendones y huesos como el resto del cuerpo. A medida que el cuerpo envejece, las fibras musculares disminuyen de tamaño y los músculos reducen su longitud. Estos efectos hacen que sea más difícil mover un músculo, ya que tienen una menor amplitud de movimiento.

Los tendones son el tejido conjuntivo que conecta los músculos a los huesos, y se utilizan para ejercer fuerza y tirar de los músculos hacia donde tienen que ir cuando usted lo desea. Los tendones que envejecen no se adaptan ni funcionan tan bien como antes, lo que provoca una reducción de la amplitud de movimiento al moverse e intentar utilizar los músculos.

Hay bastantes huesos en las manos que deben trabajar todos juntos para que funcionen como usted quiere. A medida que envejece, la densidad o el grosor de los huesos se deteriora con el tiempo. Si tiene mala suerte, esto puede provocar debilidad o fracturas en los huesos incluso al intentar las actividades más mundanas.

Usted también utiliza una conexión entre su mente y su mano sin ni siquiera darse cuenta. Se ha entrenado a lo largo del tiempo y funciona sin ningún esfuerzo. Por desgracia, esta conexión empieza a debilitarse a partir de cierta edad. Esto se debe a una reducción de los nervios y las neuronas. Por lo tanto, es posible que sus dedos no se muevan tan suavemente como antes, o que tenga problemas para realizar tareas que requieran una mano detallada.

También se produce una reducción del proceso sensorial debido a esta reducción y a los cambios en el cerebro. Por lo tanto, cuando su mano percibe algo, el mensaje no llega al cerebro tan rápidamente como antes. Las personas mayores suelen encontrar una nueva falta de coordinación que no habían experimentado antes; la ralentización de la conexión y la reducción de la coordinación pueden provocar lesiones y frustración.

Afortunadamente, si actúa, podrá abordar estos cambios antes de que se vuelvan abrumadores. Al igual que otras partes del cuerpo, las manos pueden y deben ejercitarse como adulto mayor. Es necesario estirar las manos y utilizarlas para realizar movimientos estándar con regularidad. Esta práctica ayudará a mantener los músculos, huesos y tendones durante más tiempo y a mantener fresca la conexión mente-mano. El objetivo no es tener unas manos superfuertes, sino mantenerlas funcionando como hasta ahora durante el mayor tiempo posible. El ejercicio regular garantiza que, cuando abra ese recipiente, éste no se le caiga junto con su contenido por todo el suelo.

Estos ejercicios también pueden ayudar a reducir el dolor de manos, dedos y muñecas. Las personas mayores probablemente experimentarán dolor en las articulaciones de las manos. Esto se debe a los cambios naturales que se producen a medida que envejece, incluida la presencia cada vez mayor de artritis.

La artritis (dolor en las articulaciones) es muy común en las manos y los dedos. Los síntomas incluyen hinchazón, dolor, limitación de la amplitud de movimiento e incluso deformidades. La artritis se produce de forma natural con el paso del tiempo debido a la genética, el uso frecuente y los movimientos repetitivos, pero también empeora con la inactividad.

Sí, al igual que el resto del cuerpo, las personas mayores necesitan estimular y estirar las manos para mantenerlas en funcionamiento. Esto es fácil, ya que las manos son relativamente pequeñas, no requieren movimientos de todo el cuerpo como estar de pie, y no le costará mucho esfuerzo ejercitarlas. Un pequeño esfuerzo utilizando estos ejercicios de forma constante puede ayudar a reducir el dolor de manos y mejorar su calidad de vida.

Los siguientes ejercicios le ayudarán a mejorar la fuerza de agarre, la movilidad de los dedos y la muñeca, y la densidad ósea de las manos. Combinarán movimientos y estiramientos que son funcionales a la vez que terapéuticos. Realice estos ejercicios 1 o 2 veces por semana, pero tenga cuidado si le provocan algún dolor adicional. Aunque estos ejercicios requerirán cierto tiempo y esfuerzo para realizarlos, no deberían ser dolorosos ni requerir mucho tiempo de recuperación.

Para realizar estos ejercicios, no necesitará ningún equipo real aparte de su silla. Dado que la mano es una parte pequeña y más delicada del cuerpo, los ejercicios deben ser más específicos del movimiento que movimientos más significativos y potentes. Mientras utiliza el bíceps para curvar el peso de abajo a arriba, los dedos requieren destreza y flexibilidad.

Ejercicios para las manos

Cerrar el puño suavemente

Este ejercicio le ayudará con la fuerza de apriete de la mano y aumentará la amplitud de movimiento de los nudillos.

1. Siéntese en su silla con la cabeza erguida y mantenga la columna recta.

2. Mantenga la mano derecha frente a usted como si fuera a estrechar la mano de alguien. Mantenga la muñeca recta y los dedos estirados.

3. Cierre la mano en un puño sin presionar los dedos contra las palmas. Haga una breve pausa una vez cerrada.

4. Vuelva a abrir lentamente las manos hasta la posición inicial.

5. Repita con la otra mano.

6. Realice este movimiento de 6 a 8 veces con cada mano.

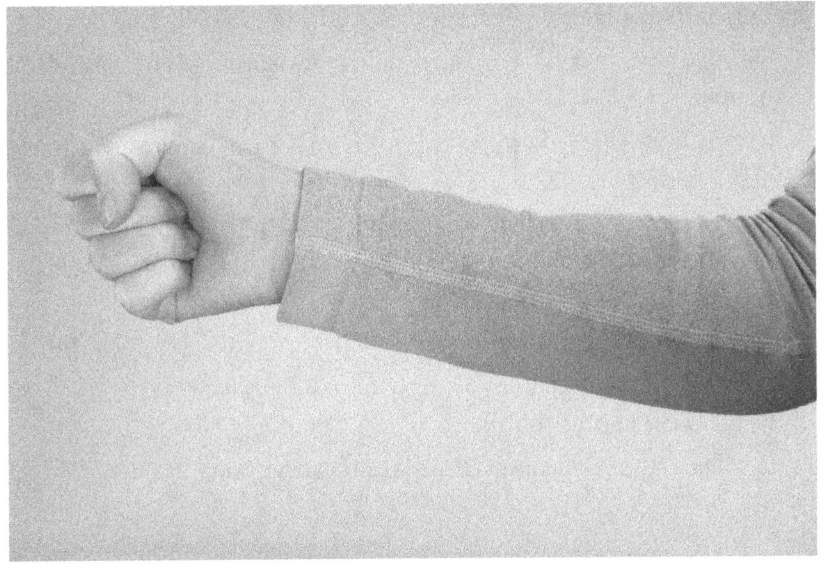

Una mano cerrando suavemente el puño

Apretar

Este ejercicio le ayudará a reducir el dolor en las articulaciones y a mejorar la fuerza de agarre.

1. Siéntese en su silla con la espalda apoyada en el respaldo. Mantenga la cabeza erguida.

2. Levante las manos y extiéndalas hacia los lados aproximadamente a la altura de los hombros doblando el codo. Las palmas miran hacia delante. Separe bien los dedos.

3. Exhale y apriete la mano en un puño. No apriete las palmas, sino apriete todo el espacio abierto del puño.

4. Inhale y vuelva a abrir las manos al máximo.

5. Repita este movimiento durante dos series de 6 a 8 repeticiones. Descanse 30 segundos entre series.

Flexión del pulgar

Este ejercicio le ayudará a mantener el pulgar flexible y a fomentar un mejor control del pulgar.

1. Siéntese en su silla con la espalda apoyada. Mantenga el cuello neutro.

2. Extienda la mano izquierda como si fuera a estrechar la mano de alguien.

3. Estire el pulgar hacia abajo, hacia la parte inferior del dedo meñique, donde conecta con la palma de la mano. Intente no mover el resto de los dedos.

4. Mantenga el estiramiento tanto como le resulte cómodo durante 5 segundos.

5. Repita con la otra mano.

6. Realice este movimiento 8 veces en cada mano.

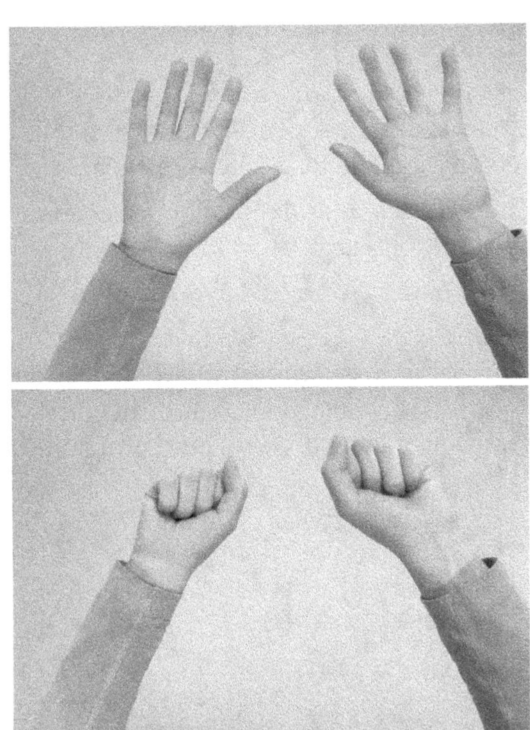

Manos realizando apretones

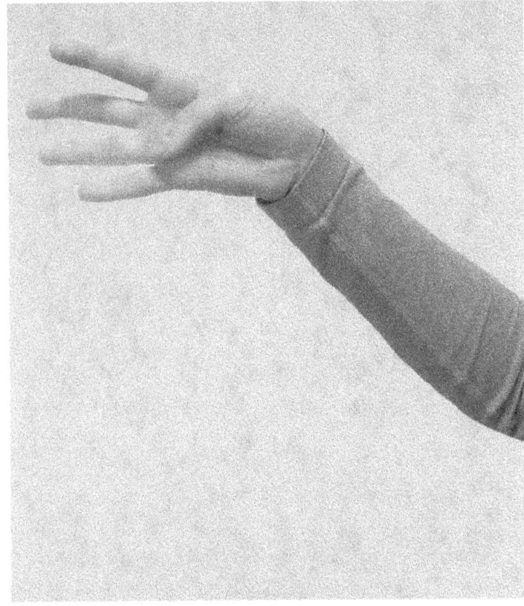

Una mano realizando la flexión del pulgar

Oposición de dedos

Este ejercicio está diseñado para mantener los dedos fuertes. Mejorará la movilidad y la precisión de los dedos a medida que practique el toque y el movimiento controlados de los dedos individuales.

1. Siéntese en su silla con la espalda apoyada en el respaldo. Mantenga el cuello neutro.

2. Extienda las manos hacia delante o hacia arriba junto a los hombros.

3. Toque con el pulgar cada uno de los dedos, desde el meñique hasta el índice. Haga una breve pausa mientras se toca antes de volver a abrir lentamente la mano por completo.

4. Realice esta secuencia de 3 a 5 veces.

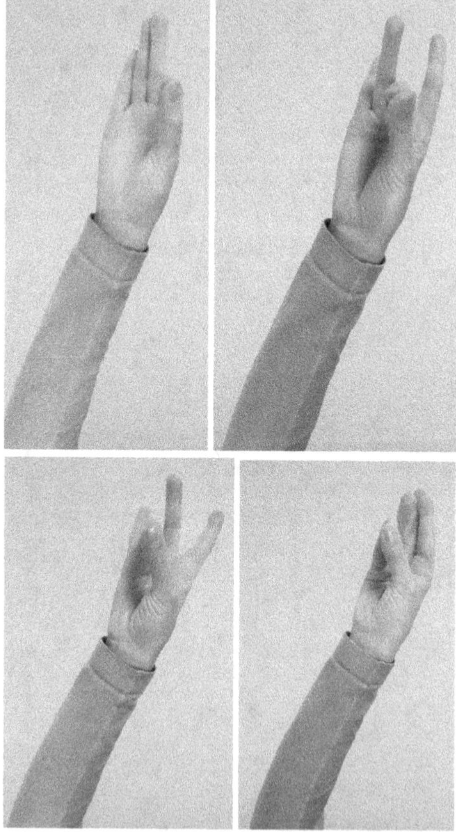

Diagrama de oposición de los dedos

Hacer una "C"

Este movimiento utilizará los dedos para hacer una forma. Practicar este movimiento puede ayudar a mejorar la movilidad de los dedos y puede relajar las articulaciones rígidas de la mano.

1. Siéntese en su silla con la espalda apoyada en ella. Mantenga la cabeza erguida.
2. Mantenga la mano derecha con la palma hacia delante y los dedos apuntando hacia el cielo.
3. Tire de los dedos hacia abajo y del pulgar hacia arriba y alrededor para crear una "C" con la mano. Debería ver la "C" desde el lado de su mano.
4. Vuelva lentamente el dedo a la posición inicial abierta.
5. Repita con la mano izquierda.
6. Realice este movimiento de 6 a 8 veces.

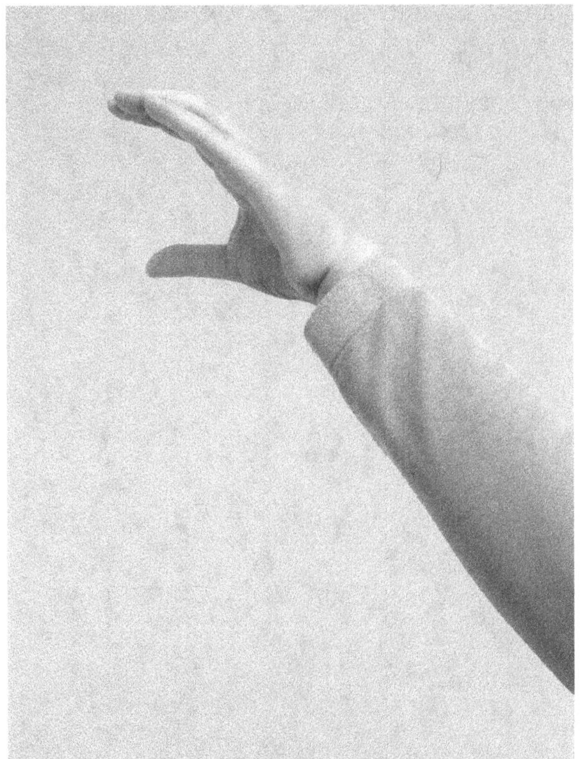

Haciendo una "C" para la movilidad de la mano

Apretar la mano

Este ejercicio ayudará a mejorar la fuerza de los dedos y a relajar los nudillos, y podría ayudar a reducir el dolor articular en los dedos.

1. Siéntese en una silla con la espalda apoyada en ella. Mantenga la cabeza erguida.

2. Haga marionetas o "patitos" con las manos. Mantenga las manos frente a usted a la altura del pecho aproximadamente.

3. Coloque la marioneta izquierda sobre la derecha como si la estuviera consumiendo. La mano izquierda estará cubriendo la derecha.

4. Utilice la mano izquierda para mantener cerrada la derecha. Exhale e intente abrir la mano derecha mientras la mantiene cerrada con la izquierda. Haga esto durante unos segundos.

5. Suelte lentamente la tensión de la mano izquierda y deje que se abra la derecha. Vuelva a colocar las manos en la posición inicial.

6. Cambie de mano.

7. Repita 3 veces para cada mano.

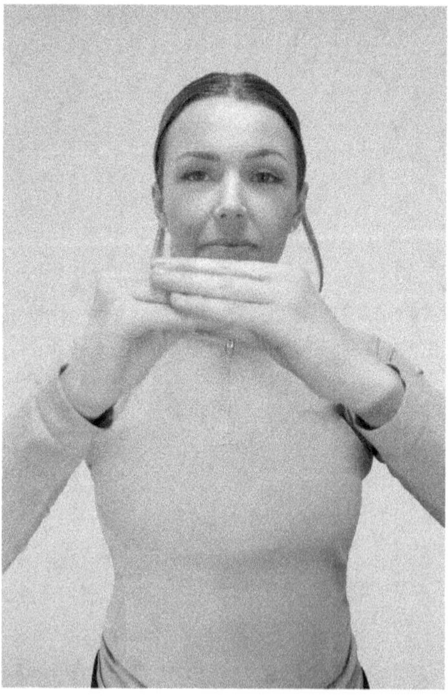

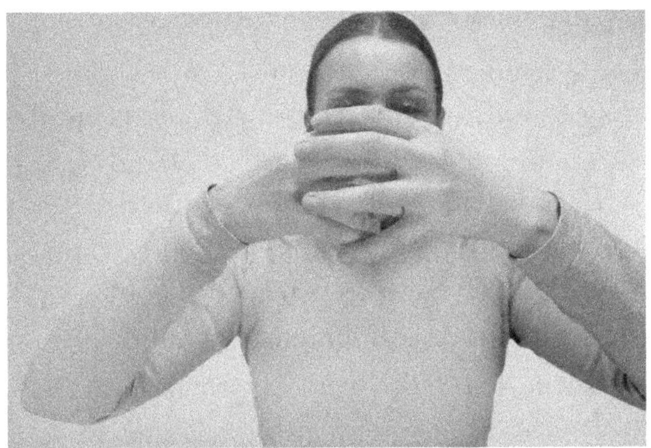

Una mujer realiza apretones de manos

Elevación de dedos

Este ejercicio aumentará la flexibilidad de sus dedos y mejorará la conexión mente-músculo.

1. Siéntese en su silla con la espalda recta. Siéntese con una mesa delante o utilice la parte superior del muslo y coloque las manos con las palmas hacia abajo sobre la mesa.

2. Levante solo el dedo meñique de la mesa y manténgalo así durante 3 segundos.

3. Vuelva a colocar el dedo en la mesa.

4. Repita con cada uno de sus otros dedos.

5. Cambie de mano y repita el proceso.

6. Realice este ejercicio 3 veces para cada mano.

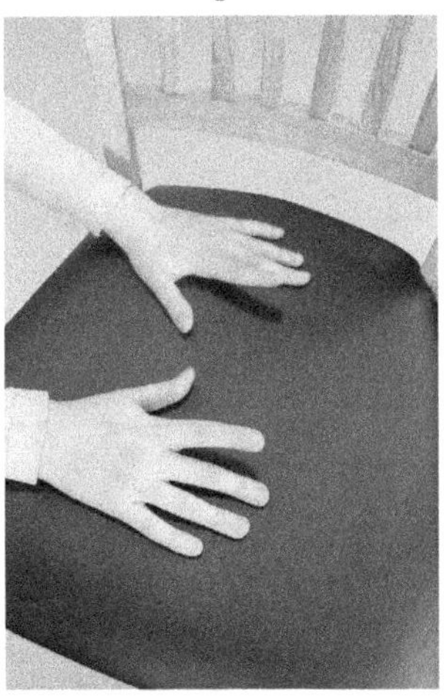

Demostración del levantamiento de dedos con los dedos índices

Apretar los dedos

Este ejercicio le ayudará con la destreza de los dedos y la conexión entre su cerebro y sus dedos al utilizarlos para aplicar presión.

1. Siéntese en una silla. Mantenga la columna recta y la cabeza erguida. Extienda las manos delante de usted.

2. Entrelace los dedos de forma que los dedos de una mano queden completamente entrelazados con los de la otra.

3. Exhale. Apriete los dedos durante 10 segundos.

4. Inhale y suelte los dedos para que vuelvan a estar entrelazados pero relajados.

5. Realice 5 series de este ejercicio. Descanse 30 segundos entre cada serie.

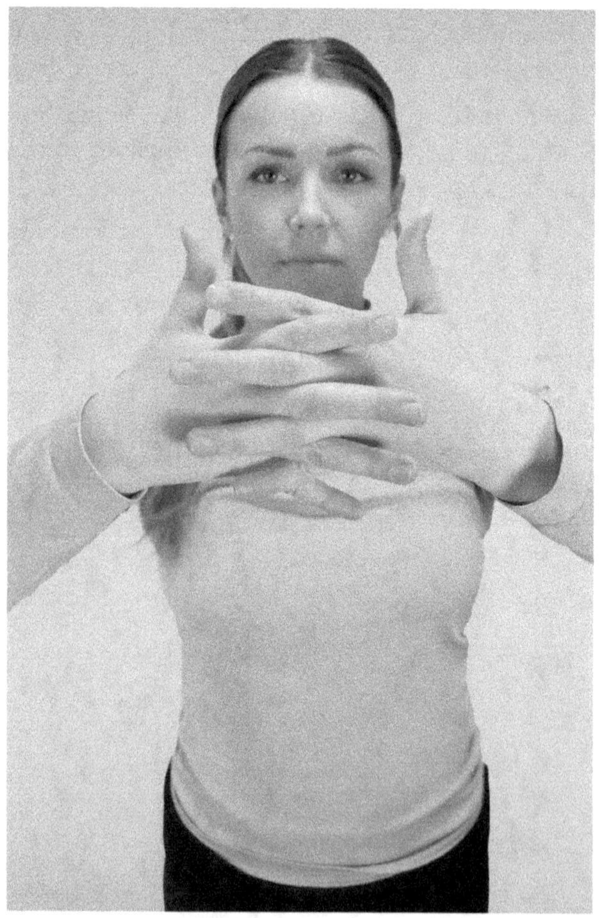

Una mujer haciendo una demostración de apretar con los dedos

Tirón de resistencia con los dedos

Este ejercicio le ayudará a desarrollar fuerza de tracción y agarre en las manos y los dedos.

1. Siéntese en su silla y mantenga la espalda recta contra el respaldo. Mantenga el cuello neutro y el pecho erguido.

2. Mantenga los brazos extendidos delante de usted a la altura del pecho aproximadamente. Gire la mano derecha de forma que el pulgar apunte al suelo y la palma quede hacia delante. Mantenga la mano izquierda de modo que el pulgar apunte al techo y la palma esté mirando hacia usted.

3. Entrelace los dedos, de forma que sus manos queden enganchadas la una en la otra. Sus codos deben apuntar hacia los lados y sus antebrazos formarán una línea recta delante de su cuerpo.

4. Intente separar las manos, pero utilice la otra para mantenerlas en su sitio. Mantenga esta posición durante 15 segundos.

5. Cambie de posición con las manos y repita.

6. Realice este movimiento durante dos series aguantando 15 segundos cada vez.

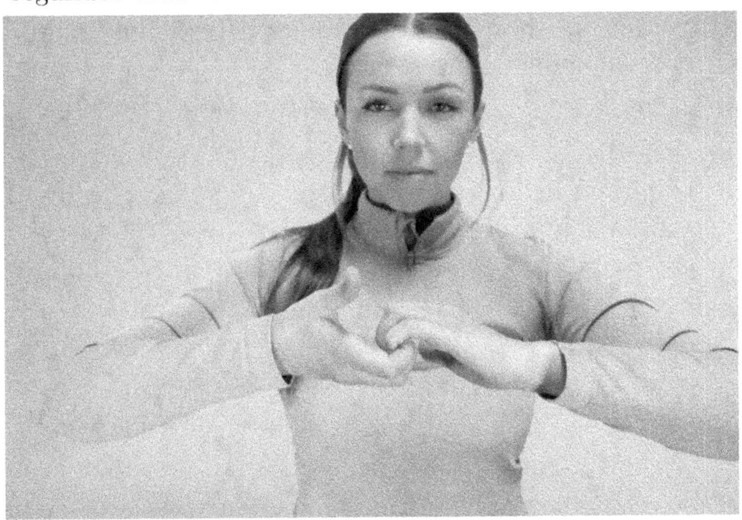

Una mujer realiza tirones de resistencia con los dedos

Ejercicios de muñeca

Estos ejercicios se centrarán más en mejorar la fuerza y la flexibilidad de la muñeca. Pueden realizarse con ejercicios de dedos y manos para aliviar la tirantez o para calentar antes de otros ejercicios. Ayudarán a relajar la muñeca para evitar una debilidad repentina en otras actividades posteriores.

Estiramiento de la plegaria

Este ejercicio le ayudará a mejorar la movilidad de los dedos y la muñeca, ya que estira ambos.

1. Siéntese en su silla con la espalda apoyada en el respaldo. Mantenga el cuello neutro y el pecho erguido. Mantenga las manos frente a usted a la altura del pecho aproximadamente.

2. Doble los codos y junte las manos en posición de oración. Sus palmas deben estar planas una contra otra y sus dedos apuntando hacia el techo.

3. Presione hacia la izquierda con los dedos de la mano derecha. Sólo debe mover los dedos. Utilice los dedos de la otra mano para oponer cierta resistencia a su presión, pero mantenga los dedos juntos. Ahora todos sus dedos deben apuntar ligeramente hacia la izquierda y hacia el techo.

4. Relaje los dedos y vuelva a la posición neutral.

5. Presione hacia la derecha con los dedos de la mano izquierda hasta que sus dedos estén todos apuntando hacia arriba y hacia la derecha. Vuelva a la posición neutral.

6. Realice este ejercicio durante 2 series de 10 presiones en cada dirección. Descanse 30 segundos entre series.

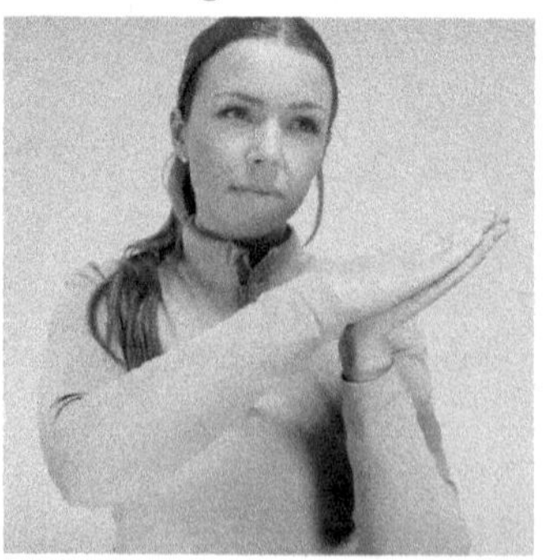

Estiramiento de la plegaria

Círculos con la muñeca

Este movimiento le ayudará a relajar las articulaciones tensas de la muñeca y a mejorar su flexibilidad.

1. Siéntese en una silla utilizando el respaldo para mantener la espalda recta. Mantenga el cuello neutro.

2. Mantenga las manos a la altura del pecho frente a usted. Las palmas deben estar hacia abajo.

3. Moviendo solo las muñecas, gírelas lentamente en círculo hacia el exterior. Continúe así durante 12 segundos.

4. Cambie de dirección y gire las muñecas durante 12 segundos.

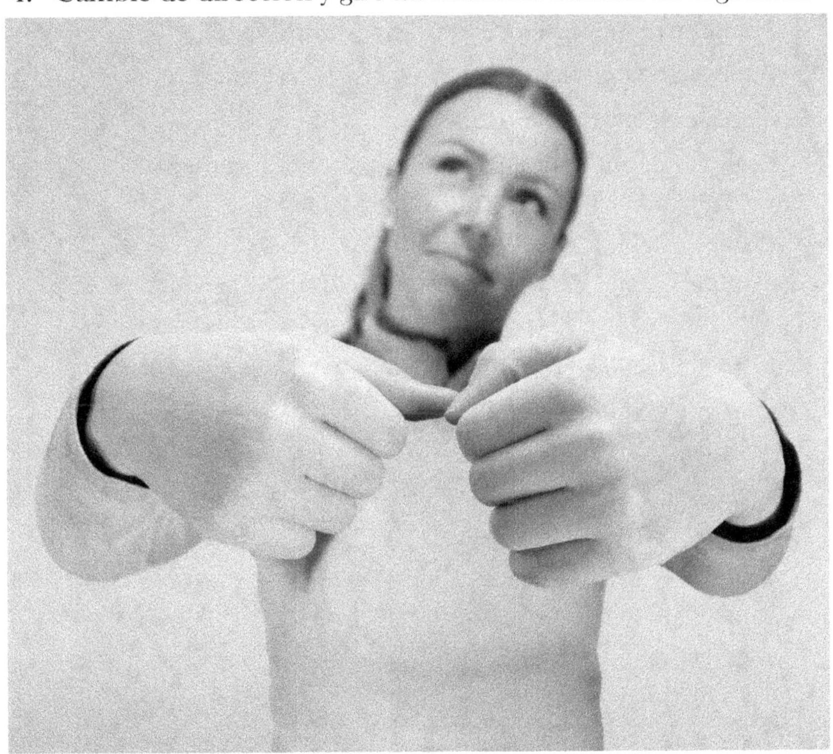

Una mujer realiza círculos con las muñecas

Flexión de muñeca

Este ejercicio le ayudará a estirar la articulación de la muñeca y fomentará movimientos suaves de la muñeca hacia abajo.

1. Siéntese en su silla utilizando el respaldo para mantener la columna recta. Mantenga la cabeza alta y el pecho erguido.

2. Extienda el brazo izquierdo recto hacia delante con la palma de la mano mirando al suelo.

3. Doblando solo la muñeca, mueva la mano hacia abajo de modo que las puntas de los dedos apunten hacia el suelo. Debería sentir un ligero estiramiento en la parte superior de la muñeca. Mantenga esta posición durante 5 segundos.

4. Vuelva a colocar la muñeca en posición recta.

5. Cambie de brazo y repita.

6. Realice este movimiento 3 veces para cada muñeca.

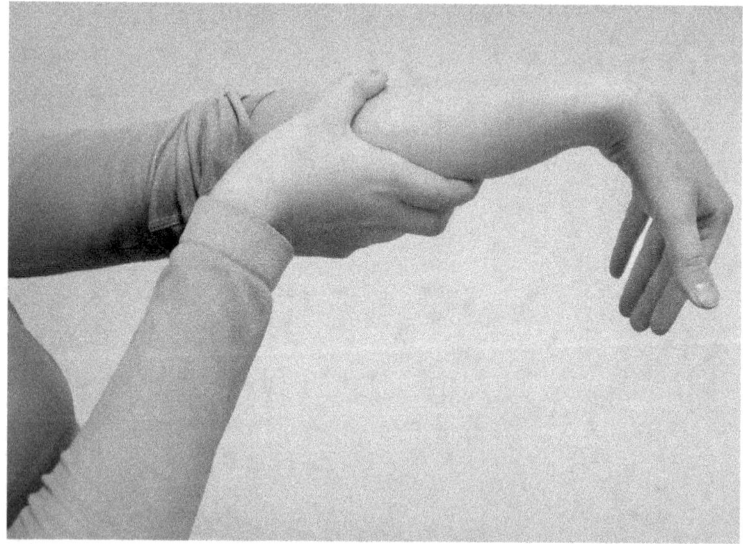

Ejercicio de flexión de muñeca

Extensión de muñeca

Este estiramiento continuará relajando la articulación de la muñeca y mejorando la movilidad para el movimiento ascendente de la muñeca.

1. Siéntese en su silla utilizando el respaldo para mantener la columna recta. Mantenga la cabeza erguida y el pecho levantado.

2. Extienda el brazo derecho hacia delante con la palma de la mano mirando al suelo.

3. Tire de la mano hacia arriba utilizando solo la muñeca de forma que las puntas de los dedos miren hacia el techo. Mantenga esta posición durante 5 segundos.

4. Vuelva la muñeca a la posición neutral.

5. Repita la operación con el brazo izquierdo.

6. Realice este estiramiento 3 veces para cada muñeca.

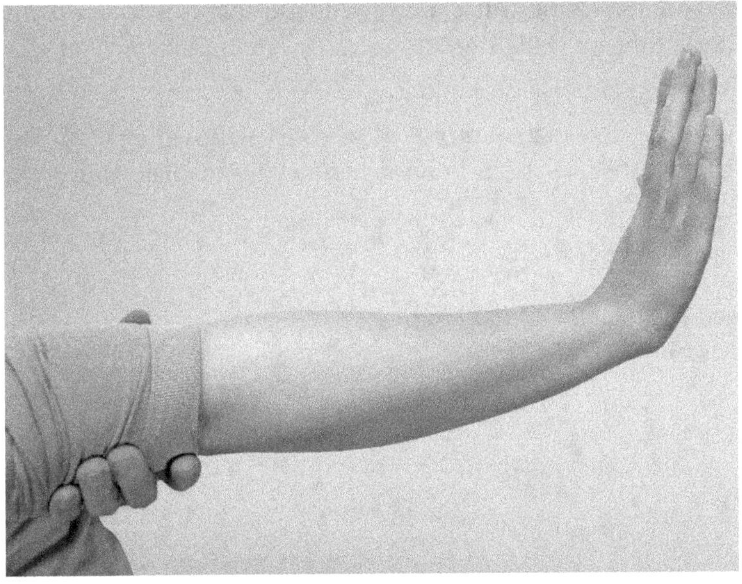

Una muñeca en extensión completa

Estiramientos radial y cubital de la muñeca

Este movimiento le ayudará a mejorar la movilidad de la muñeca al relajar la articulación de la muñeca.

1. Siéntese en su silla con la espalda recta. Mantenga el cuello neutro y el pecho erguido.

2. Mantenga el brazo izquierdo estirado delante de usted como si estuviera estrechando la mano de alguien.

3. Cierre el puño. Utilice el otro brazo para apoyar el brazo izquierdo sujetándolo por debajo del codo.

4. Mueva el puño hacia abajo, moviendo solo la muñeca. Debería sentir un estiramiento en la parte superior de la muñeca, que está orientada hacia el techo.

5. Vuelva a la posición neutral.

6. Levante la muñeca hacia arriba. Debe sentir un estiramiento en la parte inferior de la muñeca, que está orientada hacia el suelo.

7. Vuelva a la posición neutral.

8. Cambie de brazo y repita. Realice este movimiento 5 veces para cada muñeca, estirando hacia arriba y hacia abajo cada vez.

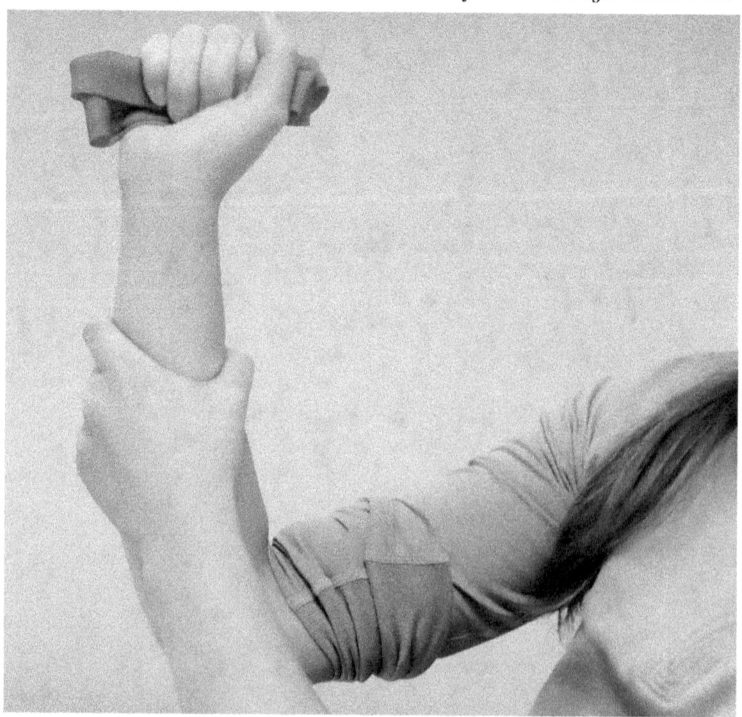

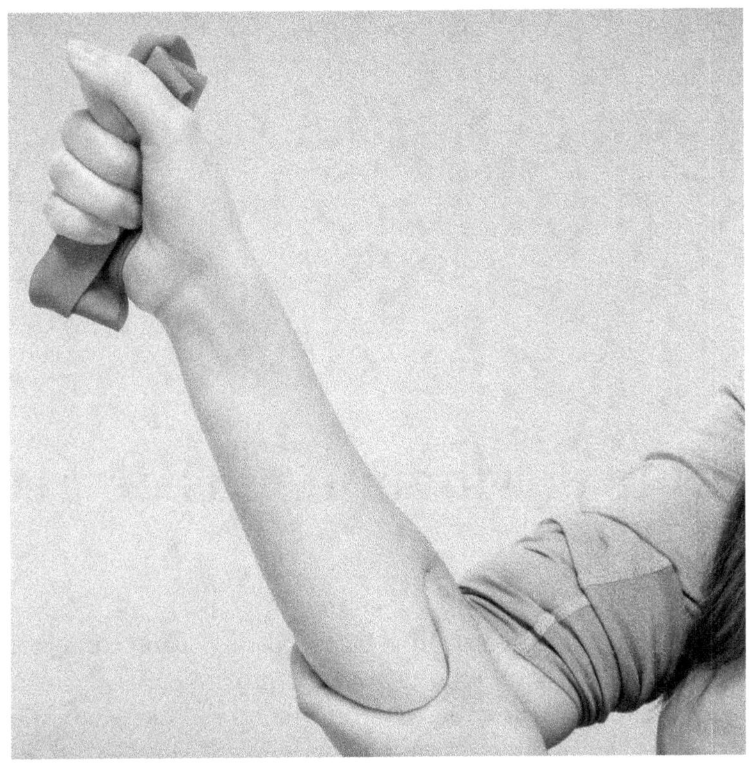

Una mujer demuestra los estiramientos radial y cubital mientras sostiene un rotulador

Capítulo 8: Movimientos de pecho y espalda

El pecho y la espalda trabajan uno frente al otro para empujar y tirar. Ambos son necesarios para realizar muchos movimientos cotidianos que usted ejecuta sin pensar. Son fuentes importantes de potencia y suelen ser la fuerza motriz de muchos movimientos de los brazos. Dado que estos músculos son mucho más grandes que los de los brazos, requieren más trabajo y podrían considerarse aún más críticos.

La espalda especialmente es un área de preocupación para muchas personas mayores. La espalda sufre mucha tensión al levantar peso, agacharse y adoptar malas posturas, y este desgaste se acumula con el tiempo hasta crear desequilibrios, debilidad y dolor. Usted utiliza la espalda para mantenerse erguido y para realizar los principales movimientos de tracción y elevación. Los problemas de espalda pueden conducir a la inmovilidad, ya que el dolor puede llegar a ser demasiado intenso o filtrarse causando restricciones en la cadera y al caminar. Las personas mayores necesitan abordar estos problemas de espalda cada vez mayores y reducir el dolor que puede afectar a su calidad de vida.

La inactividad también puede causar problemas de espalda. Los músculos de la espalda son importantes y necesitan mantenerse flexibles y fuertes. Si pasa la mayor parte del tiempo acostado o sentado, su espalda no está recibiendo la actividad que necesita. Se agarrotará y las vértebras de la columna se comprimirán con el tiempo. Esta compresión puede provocar intensos dolores nerviosos y reducir la capacidad de movimiento.

Estar sentado todo el día también puede provocar una mala postura de la espalda y el cuello, lo que puede causar tensión en los músculos de la espalda y debilidades que pueden dificultar una postura correcta. Es crucial mantener la espalda recta y no redondeada al sentarse. También es necesario estirar de vez en cuando la espalda mediante el yoga, estiramientos dirigidos o incluso simplemente dando un paseo si es posible. Mantener la espalda fuerte es crucial para que las personas mayores conserven su independencia.

Los que utilizan silla de ruedas o pasan mucho tiempo sentados quieren mantener la espalda fuerte. Una espalda fuerte puede ayudar a compensar la incapacidad de estar de pie o de utilizar las piernas para moverse y levantar peso. Los ejercicios de este capítulo pueden ayudar a mantener la espalda sana y funcionando correctamente. La espalda es extremadamente poderosa. Por ejemplo, los músculos de la espalda levantan a un deportista hacia arriba y hacia abajo cuando realiza dominadas. Los que tienen una espalda fuerte, de hecho, podrían incluso realizar dominadas o trepar por una cuerda sin utilizar la mitad inferior de su cuerpo.

El pecho está en el lado opuesto de la espalda y es igualmente esencial. Se utiliza para empujar, cerrar y apretar, y usted lo utiliza regularmente más de lo que cree. Para ayudar a equilibrar el cuerpo, es esencial mantener el pecho fuerte, y aunque puede que no sienta la necesidad de un pecho musculoso, le ayuda con otros movimientos. No querrá tener problemas para cerrar una puerta o ser incapaz de levantarse del suelo. El pecho también proporciona una fuente de energía accesoria para muchos levantamientos, como coger una caja.

La postura y la movilidad también son importantes cuando se trata del pecho. Mantener la cabeza erguida, los hombros hacia atrás y el pecho levantado puede ayudar a conservar una postura adecuada. Esta posición requerirá cierta fuerza y control muscular, que probablemente habrá que recuperar para las personas mayores. El pecho puede parecer una parte de la parte frontal del cuerpo que no se utiliza, pero conecta con la parte superior del cuerpo y las costillas, lo que influye en el movimiento.

El pecho conecta con los brazos, por lo que los movimientos de la parte superior del cuerpo se verán afectados por la fuerza y la flexibilidad del pecho. Esta conexión también puede resultar en un pecho débil, causando problemas de postura que incluso podrían resultar en dolor.

Un pecho sano ayuda a asegurar el hombro, lo que es vital para prevenir lesiones de hombro. La salud del hombro debería ser una preocupación importante para las personas mayores, ya que el hombro se utiliza con frecuencia y es muy sensible. Cuando quiera acercar algo a su cuerpo, comprobará que los músculos del pecho se estiran e incluso se comprometen al alcanzarlo.

Los siguientes ejercicios para el pecho le ayudarán a mantener los músculos pectorales fuertes y flexibles. Serán muy valiosos para la movilidad de la parte superior del cuerpo y las tareas diarias. Estos ejercicios pueden hacerse solos para un día centrado en el pecho o en combinación con los ejercicios de espalda, ya que se equilibran mutuamente. Los ejercicios de pecho y espalda utilizan músculos opuestos, por lo que ambos estarán frescos para sus movimientos específicos el mismo día.

Para estos ejercicios, necesitará algunas piezas de equipamiento. El pecho y la espalda requieren ángulos más complejos y una resistencia más pesada que otras partes del cuerpo. Dependiendo de su nivel de forma física, necesitará una banda de resistencia con o sin asas y posiblemente un par de mancuernas. A continuación se describirán los ejercicios básicos en silla sentada. Algunos ejercicios más avanzados pero muy beneficiosos pueden requerir el uso de una silla como apoyo o tumbarse en el suelo.

Ejercicios de espalda

Remo con banda

Este ejercicio le ayudará a desarrollar los músculos de la espalda; la realización de este movimiento aumentará la fuerza de tracción.

1. Coja una banda de resistencia y siéntese en una silla resistente. Desplácese con seguridad hasta el borde delantero de la silla. Mantenga la espalda recta y el pecho erguido.

2. Extienda las piernas hacia delante con los talones clavados en el suelo. Los dedos de los pies deben apuntar hacia el techo.

3. Enrolle la banda de resistencia alrededor del centro de los pies y sujete los extremos con las manos.

4. Extienda los brazos hacia delante, a ambos lados de los muslos, y los brazos deben quedar paralelos a las piernas.

5. Exhale y tire de la banda de resistencia hacia su cuerpo doblando los codos. Diríjase con los codos y tire de ellos ligeramente por detrás de la espalda. Mantenga la espalda recta. Haga una breve pausa.

6. Inhale y libere lentamente la tensión de las bandas hasta que sus brazos vuelvan a estar completamente extendidos.

7. Repita este ejercicio durante 3 series de 10 repeticiones. Descanse 60 segundos entre series.

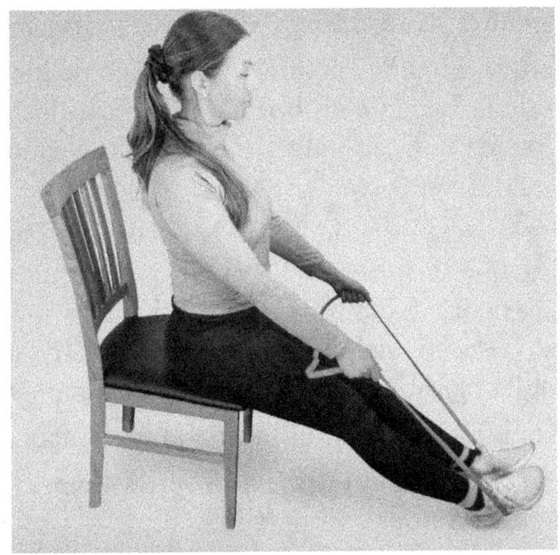

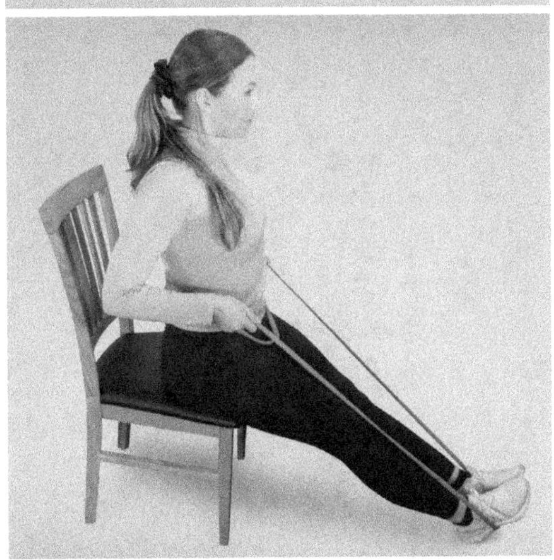

Una mujer realiza un remo sentado con banda de resistencia

Encogimientos de hombros con banda

Este ejercicio le ayudará a desarrollar la musculatura de la parte superior de la espalda y a mejorar la fuerza en otros movimientos que impliquen la parte superior del cuerpo.

1. Coja una banda de resistencia. Este ejercicio puede realizarse alternativamente sujetando mancuernas a ambos lados de los muslos. Siéntese en una silla robusta y desplácese hacia el borde delantero. Apoye los pies en el suelo. Mantenga la espalda recta y el cuello neutro. Mire al frente durante este movimiento.

2. Pase la parte central de la banda por debajo de los pies. Agarre los extremos de la banda a ambos lados de los muslos. Envuelva de nuevo la banda con la mano para crear la tensión adecuada si es necesario.

3. Exhale y tire más fuerte de la banda encogiendo los hombros. Sus hombros deben desplazarse hacia arriba y ligeramente hacia atrás cuando se encoja. La tensión se sentirá en los músculos trapecios en la base posterior del cuello y se extiende hasta la parte media de la espalda. Haga una breve pausa en la parte superior.

4. Inhale y vuelva a bajar el hombro hasta la posición inicial.

5. Realice este movimiento durante 3 series de 8 a 10 repeticiones. Descanse 60 segundos entre series.

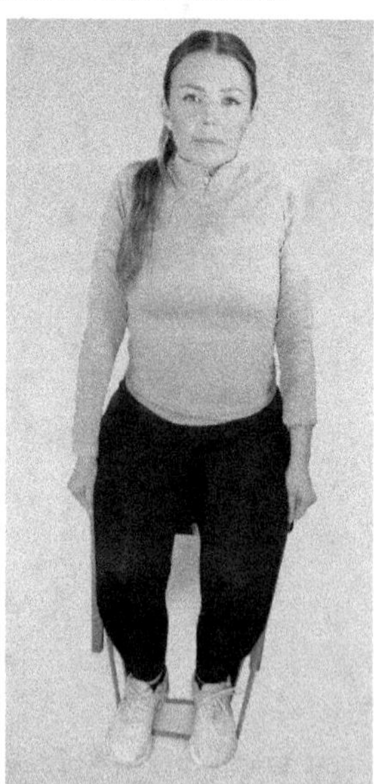

Una mujer que realiza una banda sentada se encoge de hombros

Aperturas posteriores de hombros (Band-pull-apart)

Este ejercicio le ayudará a aumentar la movilidad del hombro y la parte superior de la espalda. Realizar este movimiento también ayudará a aumentar la fuerza funcional para separar cosas.

1. Coja una banda de resistencia. Siéntese en una silla, manteniendo la espalda y el cuello rectos. Mantenga el pecho erguido. Apoye los pies firmemente en el suelo como soporte.

2. Sujete la banda de resistencia uniformemente con las manos por delante de usted. Extienda los brazos rectos a la altura de los hombros.

3. Exhale y tire de los brazos hasta que estén casi extendidos hacia los lados. Asegúrese de no lesionarse el codo tirando demasiado rápido o utilizando una banda demasiado pesada. Mantenga esta posición brevemente.

4. Inhale y vuelva a colocar los brazos en la posición inicial extendidos hacia delante.

5. Realice este movimiento de 2 a 3 series de 8 repeticiones. Descanse de 30 a 60 segundos entre series.

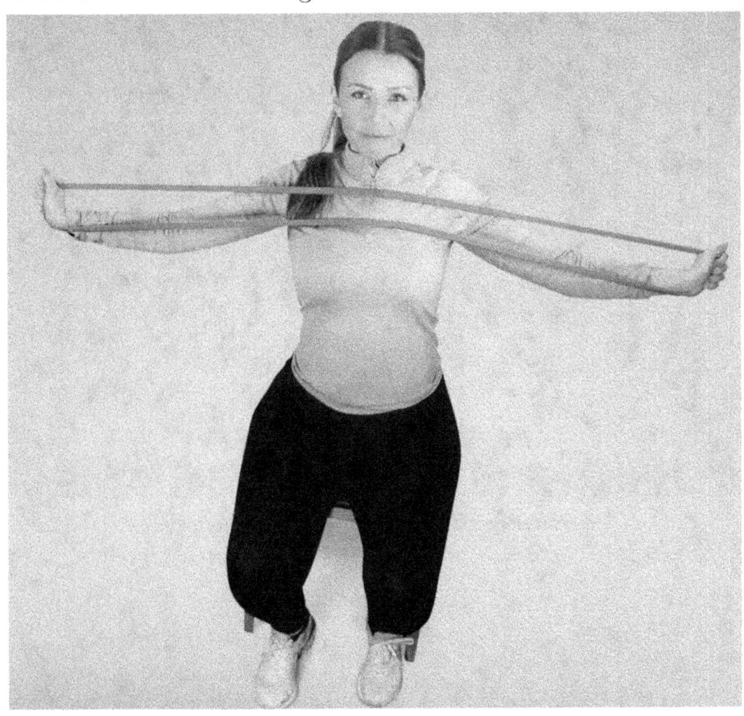

Un hombre realiza un estiramiento de banda sentado

Contracción de omoplatos

Este ejercicio le ayudará a activar los músculos de la espalda y los hombros a la vez que estira el pecho.

1. Coja una banda de resistencia. Siéntese en una silla y desplácese hacia delante hasta el borde del asiento, de modo que quede espacio detrás de la espalda. Mantenga la espalda recta y el cuello neutro. Apoye los pies en el suelo como soporte.

2. Sujete la banda de resistencia uniformemente con las manos por encima del regazo con las palmas mirando al techo. Su codo debe estar doblado a 90 grados.

3. Exhale, separe las manos y apriete los omóplatos. Mantenga los codos metidos cerca de los costados. Sienta una contracción en la parte media de la espalda mientras tira.

4. Inhale y libere la tensión de la banda. Vuelva a colocar los brazos en la posición inicial.

5. Repita este movimiento durante 3 series de 6 repeticiones. Descanse 60 segundos entre series.

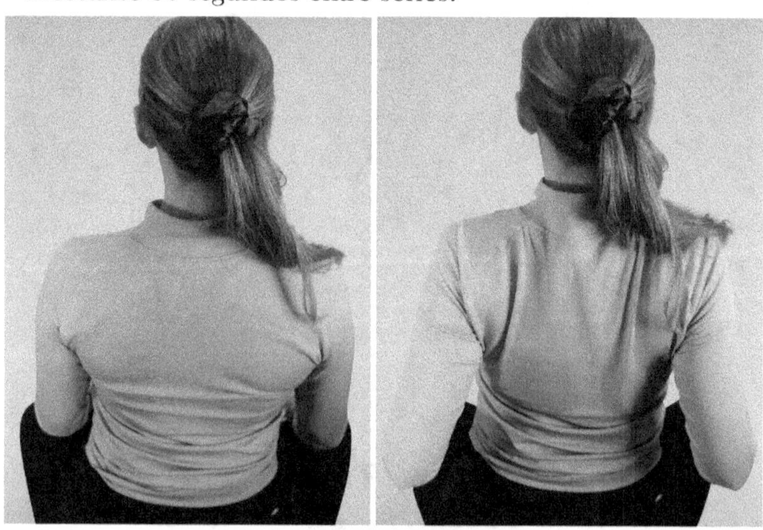

Una mujer demuestra la contracción de omoplatos

Elevación lateral inclinada sentada

Este ejercicio fortalecerá los músculos de la parte posterior de la tapa del hombro, así como los músculos de la parte superior de la espalda.

1. Este ejercicio puede realizarse sin peso, con mancuernas ligeras, botellas de agua llenas o bandas de resistencia. Siéntese en una silla robusta. Desplácese hacia el borde delantero de la silla, pero asegúrese de permanecer bien sentado. Apoye los pies en el suelo con un ángulo de 90 grados en las rodillas.

2. Inclínese hacia delante por la cintura, de modo que la parte superior de su cuerpo quede por encima de los muslos. Mantenga la espalda recta y el cuello neutro.

3. Coloque el centro de la resistencia bajo los pies o sujete las pesas con los brazos extendidos en la parte exterior de las pantorrillas.

4. Exhale y mantenga los brazos rectos; levante los brazos hacia arriba y hacia los lados. No los levante más arriba de los hombros.

5. Inhale y baje lentamente los brazos hasta la posición inicial.

6. Repita este movimiento de 2 a 3 series de 8 a 10 repeticiones. Descanse 60 segundos entre series.

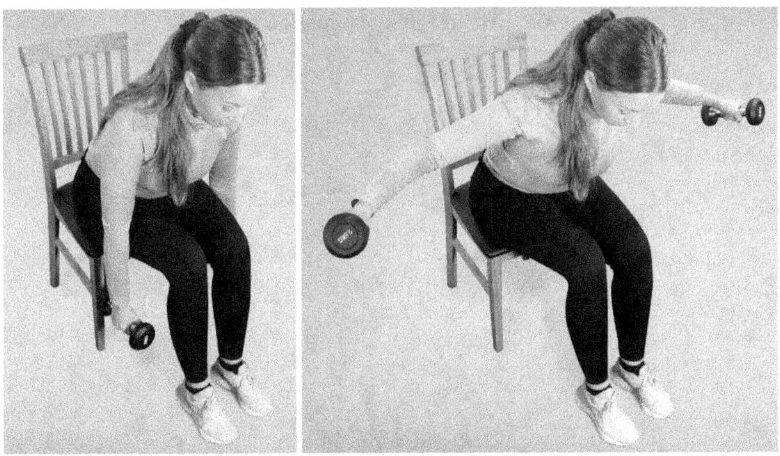

Una mujer realiza elevaciones laterales flexionadas sentada

Ejercicios de pecho

Expansiones de pecho

Este ejercicio le ayudará a estirar el pecho y los hombros. Se trata de un buen movimiento de calentamiento o enfriamiento del pecho que también le ayudará a desarrollar fuerza para sostener los brazos extendidos.

1. Siéntese en una silla. Muévase hacia delante, de modo que haya espacio entre su espalda y el respaldo de la silla. Mantenga la espalda recta y el cuello neutro. Asegúrese de mantener el pecho erguido y plantar los pies.

2. Mantenga los brazos extendidos frente a usted a la altura de los hombros con las palmas tocándose. Sus dedos deben apuntar hacia delante.

3. Exhale y extienda los brazos hacia los lados. Sus palmas deben mirar hacia delante. Sienta el estiramiento a lo largo de su pecho. Haga una pausa de 2 a 3 segundos.

4. Inhale y lleve lentamente los brazos a la posición inicial.

5. Repita este movimiento de estiramiento 5 veces.

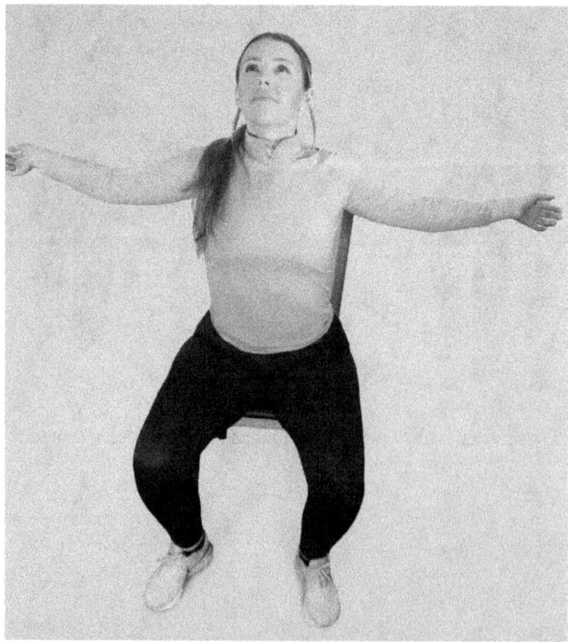

Una mujer realiza expansiones de pecho en una silla

Elevaciones frontales flexionadas sentado

Este ejercicio fortalecerá los músculos de los hombros y la parte superior del pecho, y también ayudará a activar los músculos de la espalda.

1. Este ejercicio puede realizarse sin peso o con pesos ligeros, como botellas de agua llenas como mucho. Siéntese en una silla robusta. Desplácese hacia el borde delantero de la silla, pero asegúrese de permanecer bien sentado. Apoye los pies en el suelo con un ángulo de 90 grados en las rodillas.

2. Inclínese hacia delante por la cintura, de modo que la parte superior de su cuerpo quede por encima de los muslos. Mantenga la espalda recta y el cuello neutro. Mantenga los brazos extendidos hacia abajo con los puños mirando al suelo. Sus brazos estarán paralelos a la parte inferior de sus piernas.

3. Exhale y levante los brazos hasta que queden paralelos al suelo. Haga una breve pausa.

4. Inhale y baje los brazos hasta la posición inicial.

5. Repita este ejercicio de 2 a 3 series de 6 repeticiones. Descanse 60 segundos entre series.

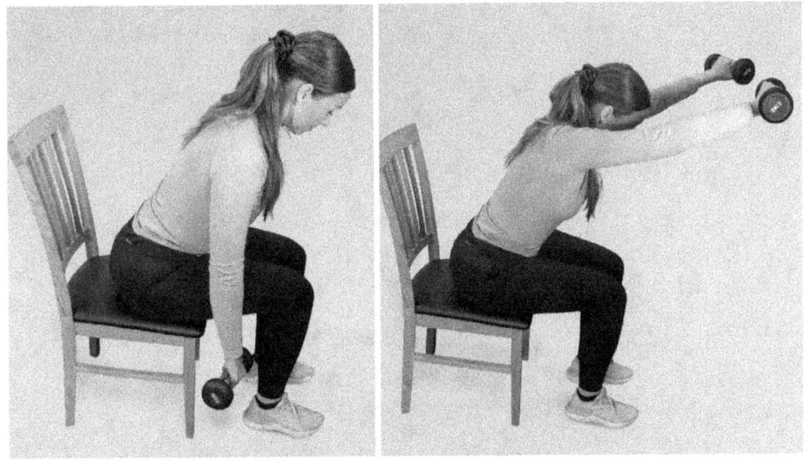

Una mujer realiza elevaciones frontales flexionadas de pie

Apretamientos de pecho sentado

Este ejercicio le ayudará a desarrollar fuerza y resistencia en el pecho y los brazos. Este movimiento puede mejorar la potencia de press en la parte superior del cuerpo.

1. Siéntese en una silla robusta y apoye la espalda contra el respaldo de la silla para mantenerla recta. Mantenga el cuello neutro y apoye los pies firmemente en el suelo. También puede sujetar algo como una toalla enrollada o una pelota mientras presiona.

2. Mantenga los brazos a la altura del pecho frente a usted con las palmas juntas. Los dedos de los hombros deben apuntar hacia delante. Doble los codos hasta formar un ángulo de unos 45 grados.

3. Exhale y presione firmemente las palmas de las manos entre sí utilizando los brazos y apretando el pecho. Mantenga esta presión durante 15 segundos mientras respira profundamente.

4. Inhale y libere la tensión.

5. Realice este ejercicio 3 veces con 30 segundos de descanso entre presiones.

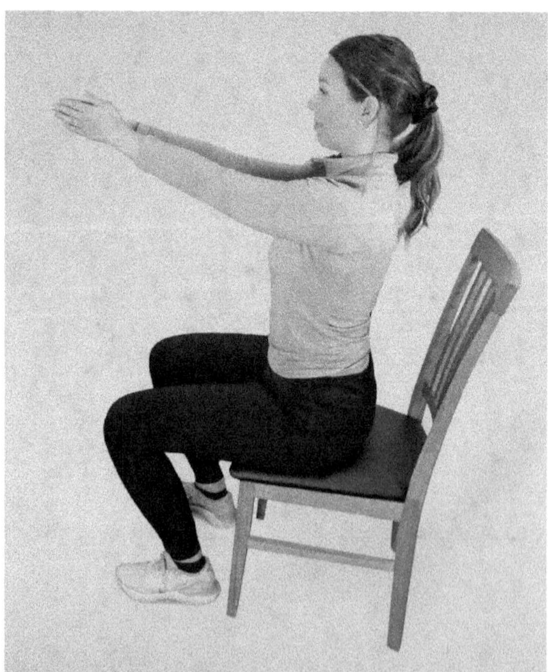

Una mujer realiza un press de pecho

Press de pecho sentado

Este ejercicio mejorará la potencia del press y desarrollará la fuerza del pecho y los tríceps. El press de pecho es un ejercicio eficaz para el desarrollo y la potencia de la parte superior del cuerpo.

1. Coja una banda de resistencia. Siéntese en una silla robusta con respaldo. Mantenga la espalda presionada contra el respaldo de la silla para apoyarse. Mantenga el cuello neutro y apoye los pies firmemente en el suelo para mayor apoyo.

2. Enrolle la parte central de la banda alrededor del respaldo de la silla o entre su espalda y la silla. Sujete los otros extremos uniformemente en sus manos con las palmas mirando al suelo a ambos lados de su cuerpo.

3. Doble los codos a 90 grados y mantenga las manos justo por debajo de la altura de los hombros.

4. Exhale y presione las manos hacia delante hasta que los brazos estén casi completamente extendidos hacia delante. Sentirá la tensión en el pecho y los tríceps.

5. Inhale y vuelva a la posición inicial.

6. Repita este ejercicio durante 3 series de 10 repeticiones. Descanse 60 segundos entre series.

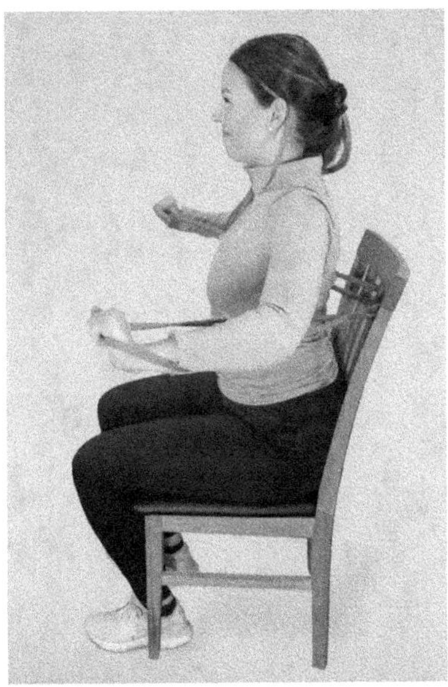

Una mujer realiza el press de pecho con banda sentada

Fondos en silla

Los fondos son un ejercicio más avanzado, que requiere que utilice los brazos para levantarse de la silla. Asegúrese de elegir una silla con brazos resistentes y seguros para levantarse. Este ejercicio no es recomendable si tiene problemas en los hombros o siente dolor al doblar el codo. Este movimiento le ayudará a desarrollar fuerza en los brazos para empujarse y levantarse a la vez que relaja las articulaciones del codo mediante la actividad.

1. Siéntese en una silla, pero muévase hacia delante de modo que no toque el respaldo de la silla. Apoye los pies en el suelo separados a la anchura de los hombros.

2. Mantenga la espalda recta, el cuello neutro y los hombros hacia abajo. Inclínese ligeramente hacia delante para conseguir un mejor ángulo que le permita trabajar los tríceps. Agárrese a los brazos de las sillas a ambos lados de usted doblando los codos.

3. Exhale y enderece los codos mientras se empuja hacia arriba y se levanta de la silla.

4. Inhale y vuelva a bajar lentamente hacia la silla.

5. Repita este movimiento de 2 a 3 series de 10 repeticiones. Descanse 60 segundos entre series.

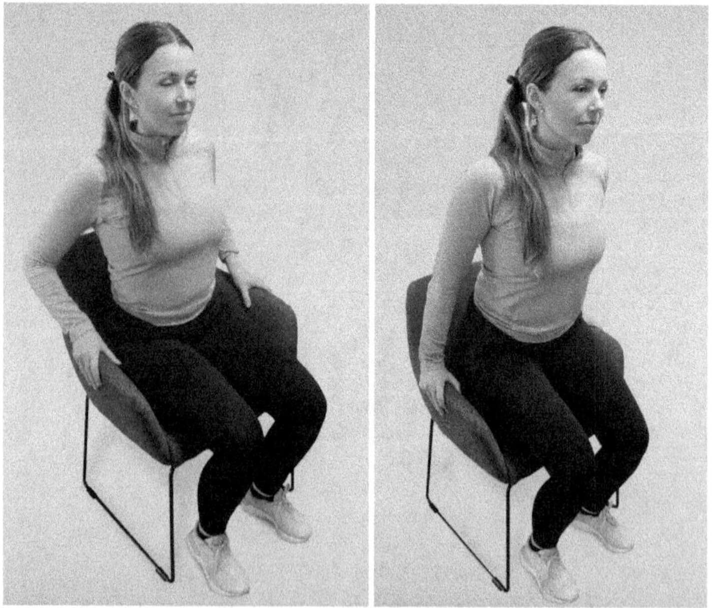

Una mujer realiza un fondo en silla sentada

Flexiones en silla

Este ejercicio es más avanzado y requerirá que se ponga de pie detrás de la silla y utilice el respaldo como apoyo. No se recomienda este ejercicio si no puede mantenerse de pie con seguridad mientras sostiene una silla como apoyo. La flexión en silla es excelente para desarrollar fuerza y activar el pecho, los hombros, los brazos y los músculos del núcleo.

1. Asegúrese de que su silla es segura y no se deslizará ni se inclinará mientras la utiliza para sostener el peso de su cuerpo. Puede colocar la silla contra una pared para evitar que se mueva. Colóquese detrás de su silla, mirando hacia el respaldo. Agárrese a la silla con ambas manos y mantenga la espalda recta durante todo el movimiento.

2. Retroceda de modo que haya al menos un palmo entre sus pies y la silla.

3. Inclínese hacia delante por la cadera y doble ligeramente las rodillas. Active su núcleo para ayudar a sostener su cuerpo.

4. Exhale y doble los codos para bajar el pecho y la parte superior del cuerpo hacia la silla. Intente que los codos no se abran demasiado hacia los lados. La presión debe sentirse en el pecho y los tríceps, no en el codo.

5. Inhale y estire los brazos para impulsarse hacia arriba y alejarse de la silla.

6. Realice de 2 a 3 series de 10 repeticiones. Descanse 60 segundos entre series. Para que este ejercicio sea más desafiante, aléjese más de la silla antes de realizar el movimiento.

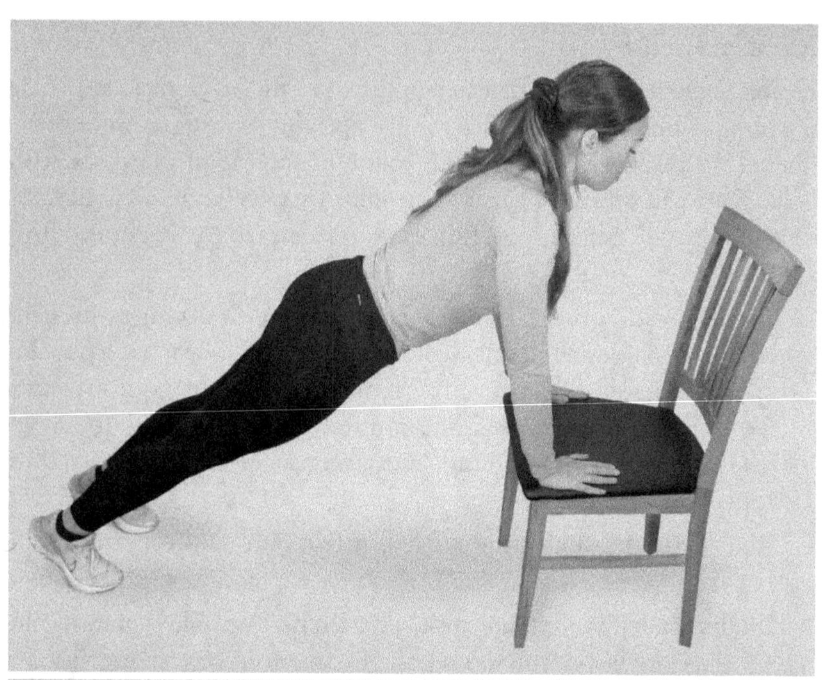

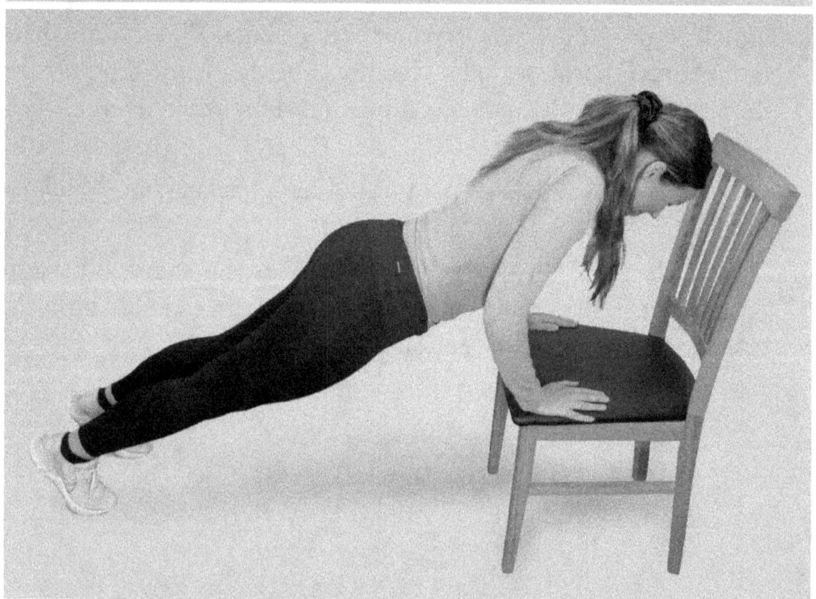

Una mujer realiza una flexión de brazos avanzada en silla

Capítulo 9: Articulaciones y áreas problemáticas

Las articulaciones son esencialmente el pegamento que mantiene unido el cuerpo y, al mismo tiempo, proporcionan los medios para que las partes del cuerpo se muevan juntas. Las articulaciones están formadas por conexiones, fluidos y almohadillas que sostienen la zona donde se unen los huesos y permiten que el cuerpo se mueva sin problemas. Los problemas articulares son comunes por muchas razones y afectan a todo el mundo en algún momento. Lo esencial es que las articulaciones son vitales para su felicidad, movilidad y para mantener su independencia.

Los huesos del cuerpo, como el de la parte superior de la pierna y el de la inferior, no se tocan directamente. Hay líquido lubricante, amortiguación y tejido conectivo entre ellos que los mantiene unidos y hace que cooperen. Una articulación es el lugar donde se conectan los huesos y el vínculo entre todas las zonas del cuerpo esquelético. Al utilizar las articulaciones, el cuerpo puede moverse de muchas maneras diferentes, pero esto requiere muchas acciones en la propia articulación.

Los tres tipos de articulaciones son:

Cartilaginosas

Las articulaciones cartilaginosas tienen cartílago esencial, el tejido conjuntivo de apoyo entre dos huesos que los une.

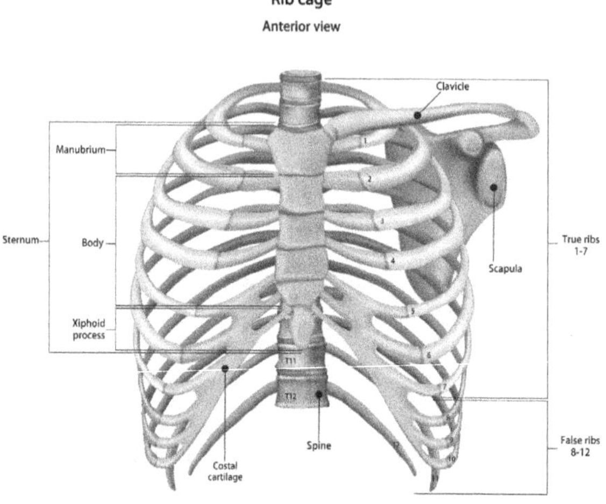

Huesos de la caja torácica con articulaciones cartilaginosas

Fibrosas

Las articulaciones fibrosas están fijadas y, aunque conectan los huesos, no permiten el movimiento, como en los huesos del cráneo.

CRANIAL BONES

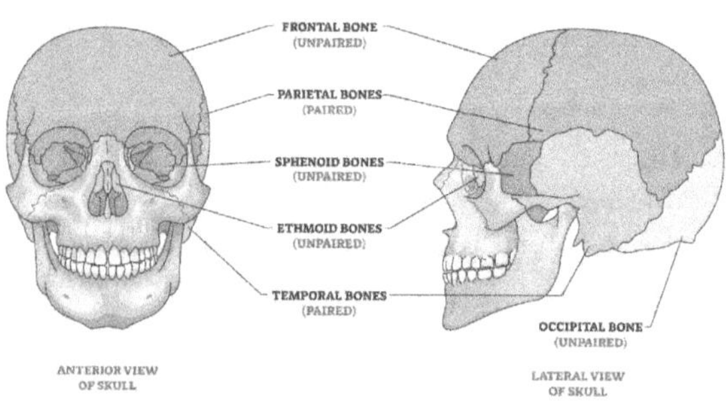

Huesos craneales

Sinovial

Las articulaciones sinoviales contienen una cavidad con líquido lubricante que permite que las articulaciones y las extremidades se muevan sin problemas, como ocurre con el codo o la rodilla.

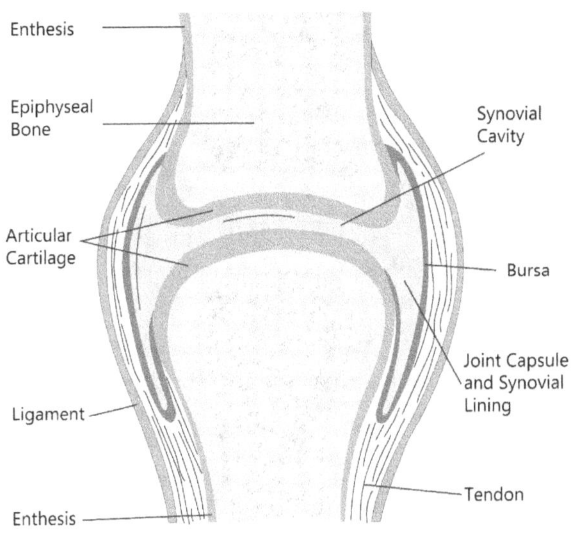

Articulación de la rodilla

Por desgracia para las personas mayores, las articulaciones se desgastan con la edad, y estas zonas de conexión cruciales también pueden ser una fuente habitual de dolor. La artritis es la inflamación e hinchazón de las articulaciones responsable de gran parte del dolor que provocan. Existen dos tipos de artritis: la artrosis y la artritis reumatoide, ambas causantes de esta inflamación. Mientras que la osteoartritis puede tener su origen en múltiples causas, la artritis reumatoide es una afección autoinmune que puede desarrollarse y cuyo origen no está claro.

Existen varias razones para que la artrosis primaria se desarrolle en las articulaciones de las personas mayores. La artrosis primaria está causada por la degeneración del cartílago entre los huesos. El cartílago se vuelve más frágil a medida que el cuerpo envejece, y el endurecimiento del cartílago por calcificación o pérdida de cartílago puede producirse con el tiempo, razón por la que muchos adultos mayores padecen artritis. Los años de desgaste se suman al proceso natural de envejecimiento y pueden causar casos aún más graves de artritis en las articulaciones. La artrosis secundaria está causada por la genética, una lesión u otra enfermedad, pero sus efectos pueden controlarse de forma similar.

La razón principal del dolor articular suele ser la degradación de las articulaciones por la edad, la inflamación debida a la artritis, el uso excesivo por movimientos repetitivos o la inactividad. Aunque no todas las causas de dolor articular son evitables, muchas de ellas sí lo son. Ciertos factores controlables pueden provocar dolor articular o empeorarlo.

Deshidratación - No beber suficiente agua y la falta de líquido en las articulaciones puede aumentar el dolor articular. Las articulaciones necesitan líquido para funcionar, y la hidratación del agua ayuda a suministrar ese líquido. Las articulaciones no funcionarán tan bien sin una ingesta adecuada de agua.

Peso - Las articulaciones están hechas para conectar el cuerpo y ayudar a mover sus partes. Si su peso corporal es demasiado elevado, someterá a las articulaciones a una tensión indebida, lo que provocará un dolor peor, una degradación más rápida y una disminución de la función de las articulaciones.

Músculos - Los músculos son los que mueven y empujan las articulaciones. Necesitan ser lo suficientemente fuertes para mover adecuadamente la parte del cuerpo mediante la acción de las articulaciones. Unos músculos débiles pueden hacer que las articulaciones se lleven la peor parte de la fuerza y el peso del cuerpo, provocando lesiones o fallos articulares al intentar funcionar.

Tome medidas - Las articulaciones envejecen a diario junto con el resto del cuerpo. Un día pueden empezar a causarle dolor o a darle problemas al intentar moverse. Debe tomar medidas cuanto antes cuando las articulaciones empiecen a actuar mal. Permitir que una articulación debilitada o dañada persista sin tomar ninguna medida hará que la artritis empeore. Intentar funcionar con articulaciones con problemas hace que las demás articulaciones trabajen más para compensar y se desgasten antes y con más torpeza.

El cambio en las articulaciones es inevitable al llegar a cierta edad, pero eso no significa que no se pueda hacer nada. Para las personas mayores es vital, ante todo, tomar medidas para mantenerse activos. Casi la mitad de los adultos mayores de 65 años han sido diagnosticados de artritis. Controlar la artritis no es imposible, y proteger la salud de las articulaciones es una forma sencilla de reducir el dolor, mantener la movilidad y la calidad de vida, y prolongar su independencia. Por suerte, los ejercicios alrededor de las articulaciones pueden ayudar a reducir ese dolor articular e incluso revertir algunos de los daños y causas del dolor.

Ciertas articulaciones se ven comúnmente afectadas por la artritis y los problemas articulares. Las principales zonas problemáticas para muchos de los que experimentan problemas articulares son las rodillas, las caderas, los codos y el cuello. Hay algunas razones por las que estas zonas desarrollan problemas para los adultos mayores. Examinar las razones que subyacen a estos problemas puede ayudar a evitar que empeoren.

Rodillas - Las articulaciones de las rodillas suelen sufrir dolores causados por el desgaste o la artritis. Las rodillas se utilizan cada vez que usted pisa, se agacha o salta. Tras años de uso, las articulaciones de las rodillas de movimiento libre se desgastan y la articulación deja de funcionar con suavidad a pesar de que el cuerpo sigue exigiendo su uso diario.

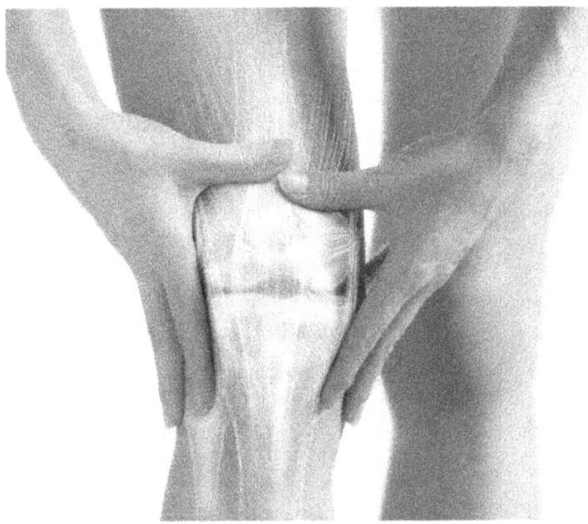

Dolor en la rodilla

Cadera - La articulación de la cadera es otra zona problemática para muchos adultos mayores. Aunque usted ejerce presión sobre esta articulación al estar de pie, saltar y caminar, también se enfrenta a la degradación por la inactividad. Las personas mayores no suelen realizar suficiente actividad diaria y pasan gran parte del día sentadas o tumbadas en un mismo sitio. Esta falta de actividad agrava los efectos del envejecimiento sobre la articulación que conducen a la inflamación por artritis.

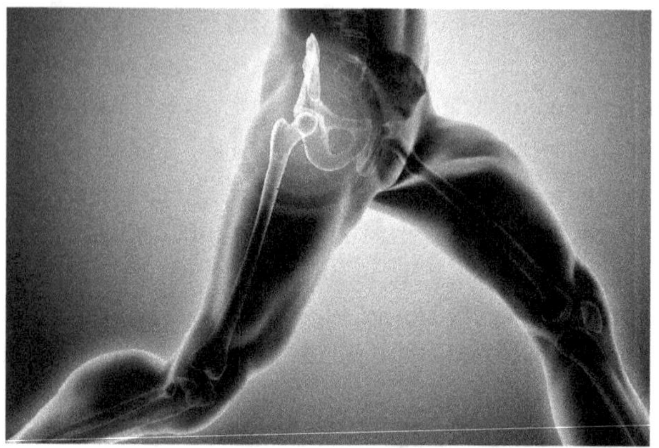

Dolor en la cadera

Codo - El dolor articular en el codo suele exacerbarse o tener su origen en el uso excesivo. Los brazos realizan con frecuencia movimientos repetitivos que desgastan la articulación en las aficiones o el trabajo. Ese desgaste, combinado con el envejecimiento natural y la artritis, suele provocar inflamación y dolor en el codo.

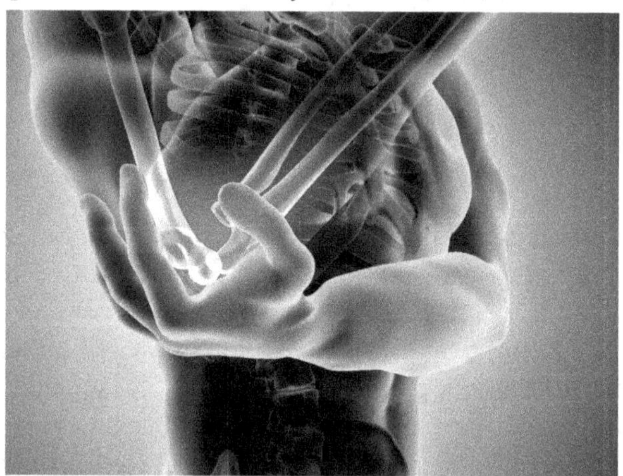

Dolor en el codo

Cuello - El dolor en el cuello suele deberse a una mala postura. La inactividad combinada con un desequilibrio que lleve a posturas incómodas al sentarse provocará rigidez y dolor en el cuello. La artritis que se desarrolla en el cuello debido a la edad puede causar rigidez e inflamación.

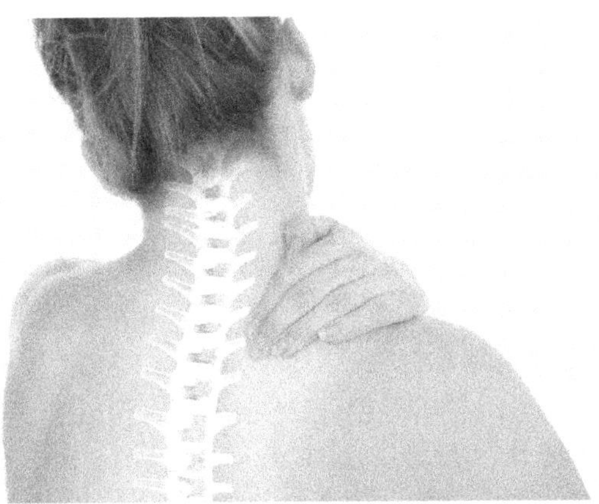

Una mujer con dolor de cuello

Vivir con dolor articular es incómodo, innecesario y puede degradar gravemente la calidad de vida. Por eso, las personas mayores deben hacer lo que esté en su mano para intentar reducir de forma natural la hinchazón, el desgaste y el dolor de las articulaciones. Las personas mayores pueden abordar estos problemas a través de la dieta, los suplementos, los estiramientos y los ejercicios.

El objetivo en la salud de las articulaciones es bajar la inflamación, ya que suele ser la causa principal del dolor. Los alimentos que ingiere afectan directamente a la inflamación del organismo. Por lo tanto, aunque no tenga tiempo, dinero o energía para otros tratamientos, puede recurrir a su dieta en busca de ayuda. Al igual que los músculos del cuerpo son piezas de trabajo complejas, también lo son las articulaciones, que necesitan los nutrientes adecuados para funcionar.

Añadir nutrientes beneficiosos y alimentos cuidadosamente seleccionados puede reducir la inflamación general y relajar esas articulaciones. Una dieta sana puede aparentemente engañar al cuerpo para que se sienta más joven simplemente inyectando más de lo que el organismo necesita. No será fácil porque habrá que elegir bien en lugar de otros alimentos favoritos que pueden causar inflamación.

Entre los alimentos que causan inflamación se encuentran los fritos, los procesados y los ricos en azúcar. Las bebidas azucaradas como los refrescos, la cerveza e incluso los zumos de frutas tienen suficiente azúcar y otros ingredientes que favorecen la inflamación del organismo. Una articulación lesionada probablemente se sentirá peor después de tomar una de estas bebidas que antes. Las bebidas azucaradas también añaden calorías vacías a la dieta, lo que provoca un aumento de peso no deseado que puede agravar los problemas articulares.

Por el contrario, beber agua puede ayudar a reducir la inflamación articular. El agua no solo es una alternativa sana y sin calorías a las bebidas que causan inflamación, sino que también mantiene lubricadas las articulaciones. Gran parte de las articulaciones son agua (alrededor del 70 %), por lo que mantenerse hidratado ayudará a mantenerlas lubricadas y a que funcionen con mayor fluidez.

Alimentos antiinflamatorios

Muchos alimentos son antiinflamatorios naturales. Estos alimentos deberían formar parte de la dieta de los adultos mayores, ya que aportan numerosos beneficios además de ayudar con el dolor articular. Estos alimentos contienen fibra, grasas saludables y potentes vitaminas relacionadas con el bienestar físico y mental.

Salud cardiaca - Al igual que su descripción, los alimentos antiinflamatorios ayudan a combatir la inflamación, asociada a muchas enfermedades crónicas. Reducir la inflamación a través de la dieta puede ayudar a reducir el riesgo de enfermedades cardiacas. La dieta antiinflamatoria elimina muchos alimentos que favorecen afecciones problemáticas como la hipertensión y los derrames cerebrales, al tiempo que favorece la salud de las paredes de los vasos sanguíneos.

Peso - Una dieta antiinflamatoria puede ayudarle a alcanzar sus objetivos de peso. Sustituir los alimentos perjudiciales por alimentos saciantes que le hagan sentirse mejor al reducir la inflamación puede promover una dieta más sana y el bienestar general. La reducción de la inflamación y el control del peso también favorecen el estilo de vida activo que necesitan más personas mayores.

Salud inmunológica - Los alimentos antiinflamatorios pueden ayudar a promover la salud intestinal. Cuidar el intestino protege una fuente de muchas de las células inmunitarias responsables de mantener el cuerpo sano.

Estado de ánimo - Las dietas antiinflamatorias pueden ayudar a reducir los síntomas de la depresión. Muchas afecciones crónicas causan fatiga y problemas de gestión del estado de ánimo que pueden aliviarse reduciendo la inflamación.

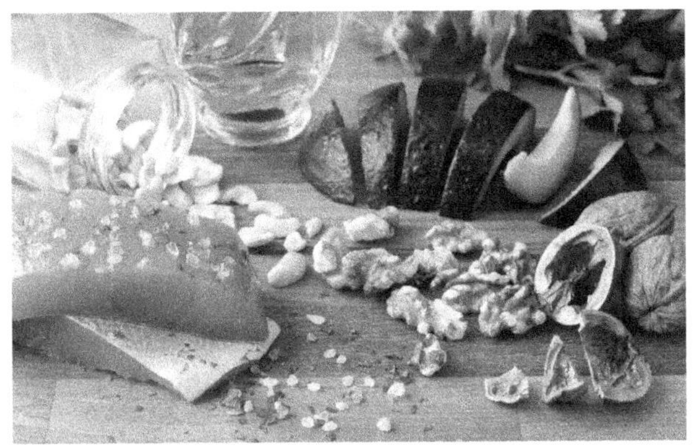

Una colección de alimentos antiinflamatorios

Entre los alimentos antiinflamatorios que puede añadir a su dieta se encuentran:

- Chocolate negro
- Frutos secos
- Pescado
- Frijoles
- Ajo
- Aceite de oliva
- Brócoli
- Coliflor
- Leche
- Aguacate

Suplementos

Puede añadir algunos suplementos que favorezcan la salud de las articulaciones junto con cambios saludables en la dieta. Estos suplementos reducen la inflamación y proporcionan a las articulaciones los nutrientes necesarios para seguir funcionando correctamente contra los efectos del envejecimiento. Los ingredientes de algunos de estos suplementos podrían estar ya en su dieta, pero necesitar un refuerzo adicional. Asegurarse de que los toma combinados con sus alimentos antiinflamatorios puede proporcionarle un plan dietético completo para la salud articular.

Los suplementos suelen ser formas concentradas de vitaminas o nutrientes que el organismo necesita en alguna medida. Suelen presentarse en forma de píldora y se toman junto con las comidas para aumentar el consumo de nutrientes beneficiosos. Estos suplementos se encuentran ahora en muchas grandes superficies, en su tienda local de vitaminas o en Internet.

Es posible que su médico le recete medicamentos antiinflamatorios como el ibuprofeno para ayudar a reducir el dolor de la inflamación, pero hable con él sobre suplementos adicionales. Estos suplementos específicos para potenciar las articulaciones y reducir la inflamación pueden obtener resultados similares. A menudo también pueden apilarse sobre la medicación prescrita para obtener un alivio completo.

Suplementos para las articulaciones

- Glucosamina
- Condroitina
- MSM
- Omega-3
- Vitamina D
- Cúrcuma

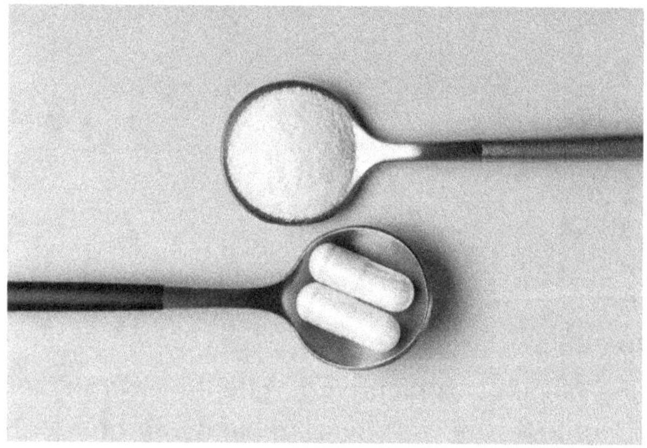

Suplemento en polvo y cápsulas en cucharas

Glucosamina y condroitina - La condroitina y la glucosamina son sustancias que se encuentran en el cartílago. El cartílago es la amortiguación dentro de las articulaciones que mantiene unidos los huesos sin que ejerzan fuerza directa unos sobre otros. Estas sustancias se fabrican en laboratorio o se obtienen del cartílago de otros animales. El resultado de tomarlas es un aumento de la salud del cartílago y una reducción de la inflamación de las articulaciones.

Omega-3 - El omega-3 es un ácido graso también conocido como grasa saludable. Ayuda a aliviar la inflamación estimulando al organismo a proporcionar sustancias químicas para gestionarla adecuadamente. Los omega-3 se encuentran en muchos alimentos, pero los suplementos suelen elaborarse a partir de aceite de pescado.

MSM - El MSM o metilsulfonilmetano también se toma explícitamente para favorecer la salud de las articulaciones. Reduce la inflamación en el organismo al prevenir una proteína que ayuda a fomentar una respuesta inflamatoria. El MSM protege el cartílago para que no se rompa, lo que provoca una falta de amortiguación en las articulaciones. También puede ayudar a aumentar los antioxidantes como el glutatión que ayudan a proteger el organismo y a reparar los tejidos.

Vitamina D - La vitamina D ayuda al organismo a absorber el fósforo y el calcio. Las personas con dolor articular suelen tener niveles bajos de vitamina D. El organismo puede producir esta vitamina esencial de forma natural cuando se expone a la luz solar, pero aumentar los niveles mediante suplementos puede ayudar a prevenir los problemas articulares.

Cúrcuma - La cúrcuma es una especia amarilla que contiene curcumina. La curcumina es un potente antiinflamatorio y antioxidante. Puede ayudar a reducir la inflamación en todo el cuerpo y reforzar el sistema inmunológico. La cúrcuma puede afectar positivamente a la salud en general, ya que también es un suplemento anticancerígeno y ayuda a proteger la salud cognitiva.

Además de poner buenos ingredientes y combustible en el cuerpo, también hay que someter a las articulaciones a los movimientos adecuados. Independientemente de la causa del dolor articular, el ejercicio y los estiramientos pueden ayudar a aliviarlo en cierta medida. Mantenerse activo es una parte importante del mantenimiento de la flexibilidad de las articulaciones. También se pueden utilizar ejercicios terapéuticos para favorecer su correcto funcionamiento. Combinar el levantamiento de pesas y los ejercicios de resistencia para mantener el movimiento y la fuerza correctos de las articulaciones es fundamental para su bienestar físico.

Estos ejercicios pueden formar parte de otros programas de entrenamiento o dirigirse a zonas problemáticas de las articulaciones. Le ayudarán a poner la articulación en acción y a asegurarse de que mantiene su integridad el mayor tiempo posible. Utilícelos con cuidado para aliviar con el tiempo la debilidad o el dolor de las articulaciones. Si un ejercicio parece someter a la articulación a demasiada tensión, no se arriesgue. Estos ejercicios están pensados para mejorar su movilidad y sus niveles de actividad. Si se queda al margen por una lesión, solo empeorará los problemas articulares y la inactividad.

Caderas

Estiramiento con una sola pierna

Este estiramiento se centrará en los isquiotibiales (músculos de la parte posterior del muslo). Estos pueden volverse tensos por estar sentado o por falta de uso e incluso causar dolor en los glúteos. Una tensión innecesaria en los músculos puede tensar las caderas o causar un desequilibrio que provoque problemas de cadera. Este estiramiento también relajará la tirantez en la parte inferior del cuerpo debida a la inactividad.

1. Siéntese erguido y mantenga el cuello neutro.

2. Desplácese hacia delante hasta el borde seguro de su asiento, ya que el movimiento implicará que sus piernas se extiendan delante de usted.

3. Estire la pierna izquierda hacia delante y apoye el talón en el suelo. Su pierna debe estar extendida y los dedos de los pies deben apuntar hacia el cielo.

4. Asegúrese de que está bien apoyado en la silla. Coloque las manos sobre la pierna extendida para apoyarse y llegar mejor.

5. Inhale y extienda hacia arriba la columna vertebral.

6. Exhale y dóblese sobre su pierna izquierda extendida. Deslice las manos por la pierna para guiarse.

7. Puede llegar más abajo sobre la pantorrilla y estirarse hacia delante si le resulta cómodo, pero no lo fuerce.

8. Inhale y exhale 5 veces mientras realiza este estiramiento. Si la respiración le ayuda a llegar cómodamente más lejos, hágalo.

9. Inhale y con cuidado libérese de la postura de vuelta a la posición neutral.

10. Repita este proceso con la otra pierna.

11. Realice este estiramiento 2 veces a cada lado.

Marchas de cadera

Este ejercicio le ayudará a simular hasta cierto punto la marcha. Pondrá las piernas en movimiento y someterá a las articulaciones a movimientos funcionales desde la seguridad de la silla. Le ayudará con el dolor de caderas y rodillas al aliviar la tensión muscular y aumentar la movilidad de las articulaciones.

1. Siéntese en una silla con la espalda apoyada en el respaldo para apoyarse. Mantenga la cabeza alta y el pecho erguido. Apoye los pies en el suelo con las rodillas en un ángulo de unos 90 grados.

2. Sus manos pueden apoyarse en los muslos sujetándose a los lados de la silla.

3. Exhale y levante la rodilla izquierda lo más alto posible.

4. Inhale y bájela.

5. Alterne las piernas y levante cada una 10 veces.

6. Realice 3 series de este ejercicio, descansando 30 segundos entre series.

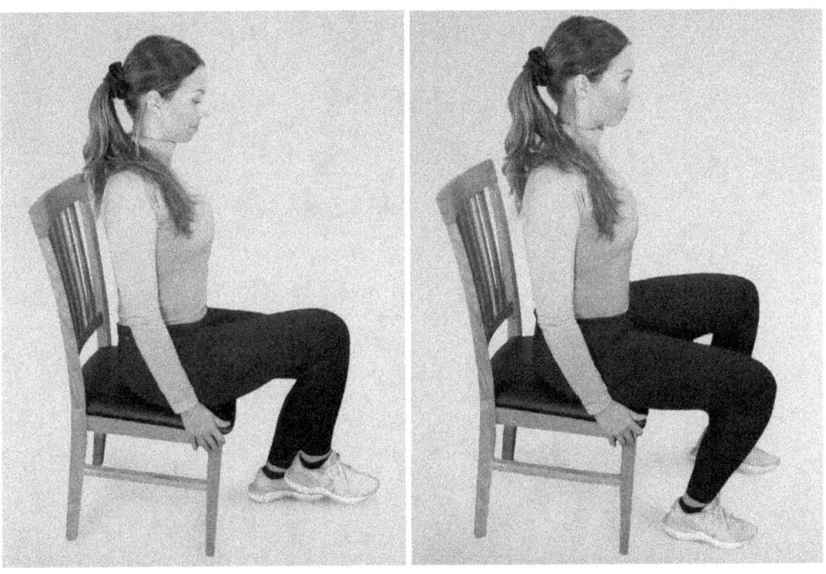

Una mujer realiza la marcha en silla

Extensiones de cadera

Este ejercicio es ligeramente más avanzado y requerirá colocarse detrás de la silla y utilizarla para mantener el equilibrio. Si no puede mantenerse de pie con seguridad, no se recomienda este ejercicio. Si se realiza correctamente, ayudará a mejorar el equilibrio y la flexibilidad de la cadera.

1. Póngase de pie detrás de la silla, apoyándose en el respaldo. Sus pies deben estar cómodamente separados a la anchura de la cadera.

2. Mantenga las rodillas rectas. Exhale y levante la pierna izquierda hacia atrás todo lo que pueda manteniendo ambas piernas rectas. Mantenga la pierna levantada durante 5 segundos.

3. Inhale antes de bajar la pierna levantada de nuevo a la posición inicial.

4. Realice este ejercicio 10 veces por cada pierna si es posible.

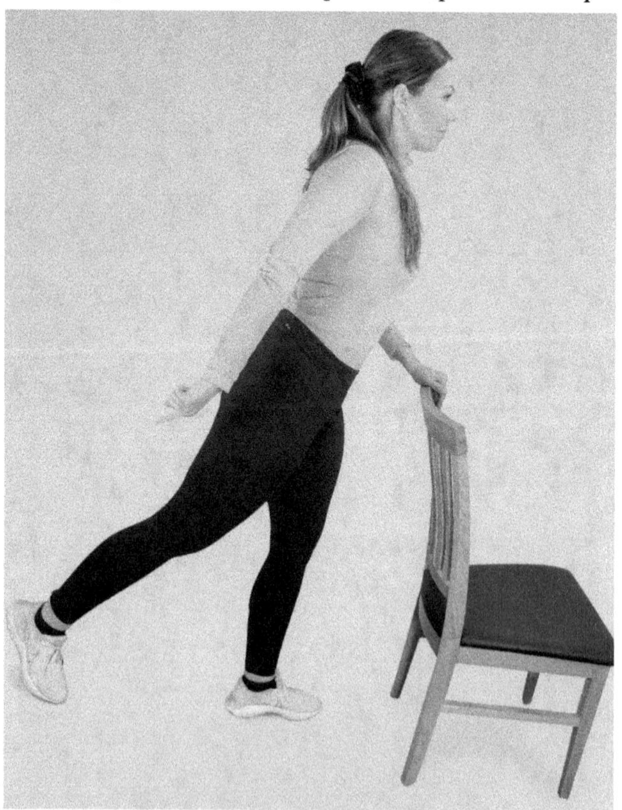

Una mujer realiza extensiones de cadera

Elevación de piernas rectas

Este ejercicio requiere que se tumbe. Este movimiento puede realizarse en el suelo, en un sofá o en la cama. También necesitará un cojín para la cabeza. Le ayudará a mejorar la movilidad de la cadera aumentando la fuerza muscular a su alrededor y poniendo la cadera en movimiento.

1. Comience tumbándose boca arriba con un ligero cojín bajo la cabeza. Flexione la pierna derecha, pero mantenga la rodilla a más de 90 grados. Mantenga la pierna izquierda estirada.

2. Exhale y levante la pierna izquierda, de modo que su rodilla llegue a la misma altura que la otra rodilla doblada.

3. Inhale y vuelva a bajar la pierna.

4. Realice este ejercicio 10 veces con cada pierna.

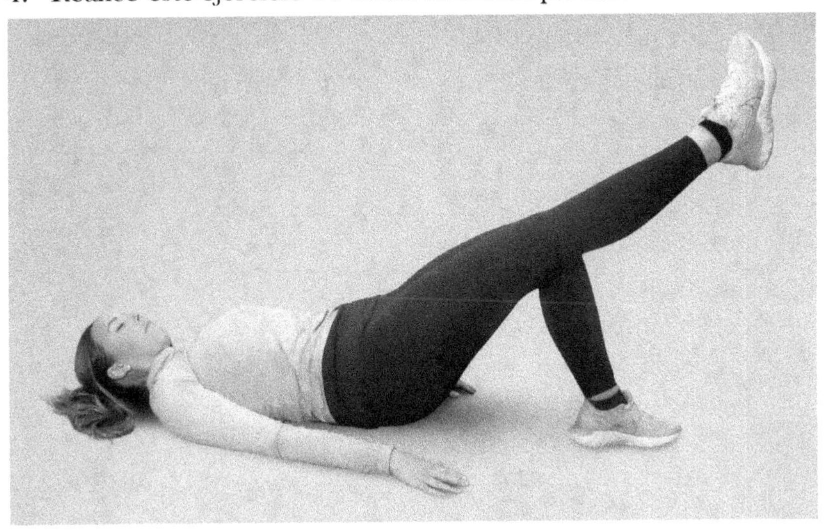

Una mujer realiza una elevación de pierna recta acostada

Flexión de cadera de pie

Este movimiento es un excelente estiramiento de pie para las personas mayores. Requiere que se ponga de pie y utilice el respaldo de la silla como apoyo. Si no puede mantenerse de pie con seguridad, no intente este ejercicio. Este ejercicio ayuda a fortalecer los músculos flexores de la cadera.

1. Póngase de pie detrás de la silla, sujetándose al respaldo para apoyarse. Mantenga los pies juntos. Mantenga la espalda recta y el cuello neutro.

2. Exhale y levante la pierna derecha lo más alto posible y hacia el pecho.

3. Intente mantener la pierna levantada de 3 a 5 segundos.

4. Inhale y vuelva a bajar la pierna.

5. Repita con la otra pierna.

6. Realice este ejercicio 10 veces para cada pierna.

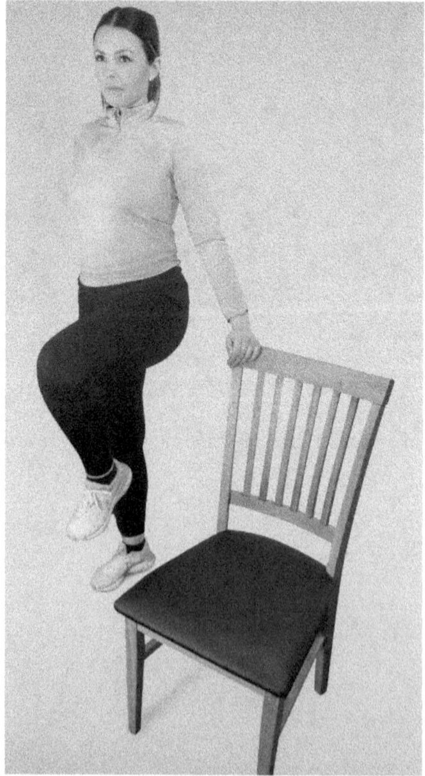

Una mujer realiza una flexión de cadera de pie utilizando una silla como apoyo

Codos

Golpes

Este ejercicio le ayudará a relajar los codos sometiéndolos a un movimiento funcional. Este ejercicio también ayudará a desarrollar potencia en los brazos y puede realizarse sin peso o con pesos muy ligeros como botellas de agua.

1. Siéntese en una silla. Desplácese hacia el borde delantero de la silla. Mantenga la espalda recta y el pecho erguido. Plante los pies para apoyarse.

2. Si utiliza botellas de agua, sujete una en cada mano. Mantenga las manos frente a usted ligeramente por encima de la altura de los hombros.

3. Exhale mientras extiende el brazo derecho por el codo, dando un puñetazo delante de usted. Rápidamente devuelva el brazo a la posición inicial. Tómese su tiempo para no agitar los brazos, sino más bien utilice un movimiento controlado.

4. Repita con el otro brazo.

5. Realice este ejercicio durante 3 series de 10 repeticiones con descanso de 30 a 60 segundos entre series.

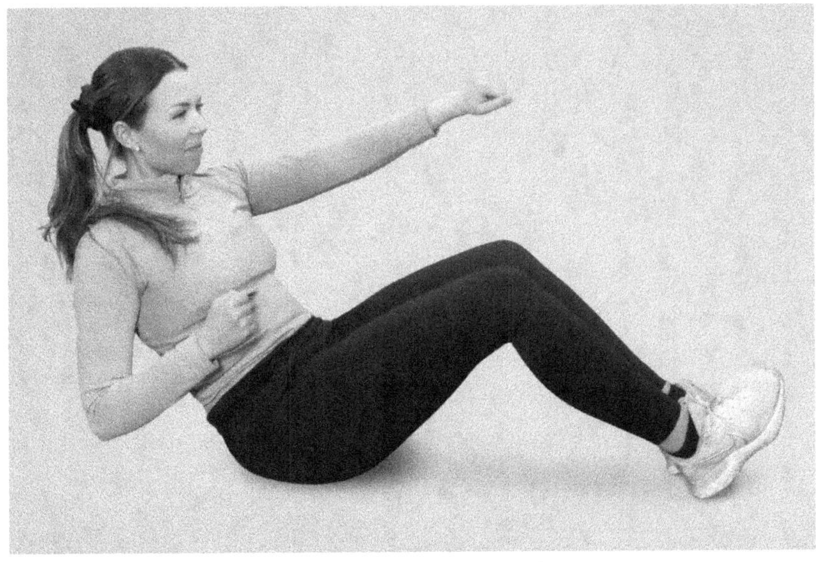

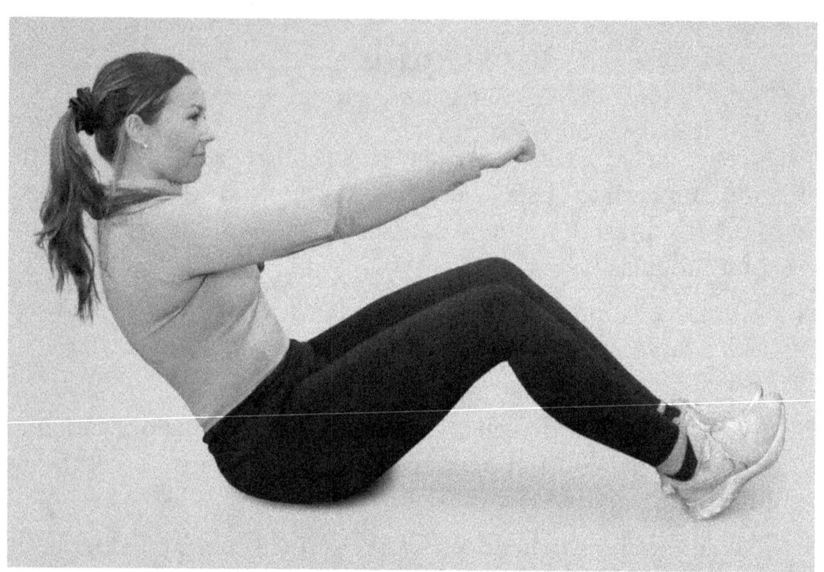

Una mujer hace una demostración de puñetazos alternados sentada

Curl Zottman

Este ejercicio es una variación del curl de bíceps tradicional. Le ayudará a fortalecer los bíceps a la vez que relaja el codo mediante un movimiento de rotación. Utilice pesos muy ligeros, como botellas de agua, para este ejercicio.

1. Siéntese en una silla y desplácese hacia delante. Mantenga la espalda recta y el pecho erguido. Plante los pies en el suelo para apoyarse. Deje que los brazos cuelguen a los lados con las palmas hacia delante.

2. Exhale y flexione solo el codo para levantar la pesa. Levante la pesa hasta la altura de los hombros.

3. En la parte superior de la elevación, gire las palmas de modo que los pulgares queden uno frente al otro y las palmas hacia el suelo.

4. Inhale y baje lentamente las botellas de agua hasta el inicio.

5. Vuelva a poner las palmas hacia delante.

6. Realice 2 series de 10 repeticiones descansando de 30 a 60 segundos entre series.

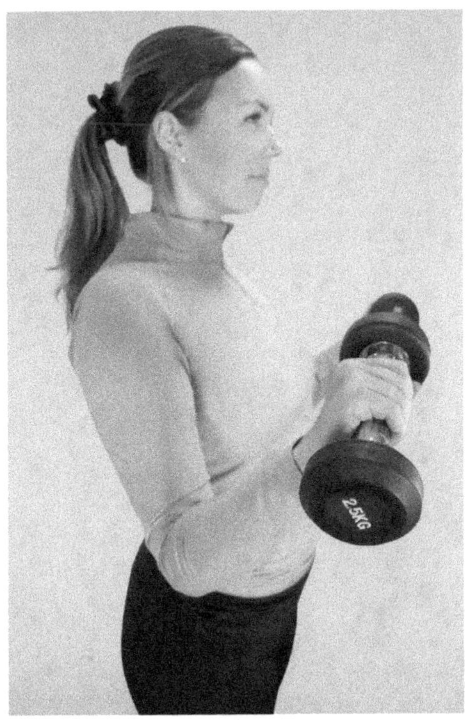

Una mujer realiza curls Zottman

Toques de manos y hombros

Este ejercicio ayuda a mejorar la movilidad de los codos y los hombros. Utilice este ejercicio para mantener las articulaciones sueltas.

1. Siéntese en una silla. Mantenga la espalda recta y la cabeza erguida. Apoye los pies en el suelo como soporte.

2. Levante los brazos estirados frente a usted a la altura de los hombros con las palmas hacia abajo.

3. Manteniendo el codo recto, gire los brazos y júntelos de modo que los nudillos se toquen. Vuelva al inicio.

4. Manteniendo el codo recto, gire los brazos y junte las palmas. Vuelva a la posición inicial.

5. Flexione el codo y lleve las palmas hacia atrás para tocarse los hombros. Vuelva a la posición inicial.

6. Repita este proceso 10 veces.

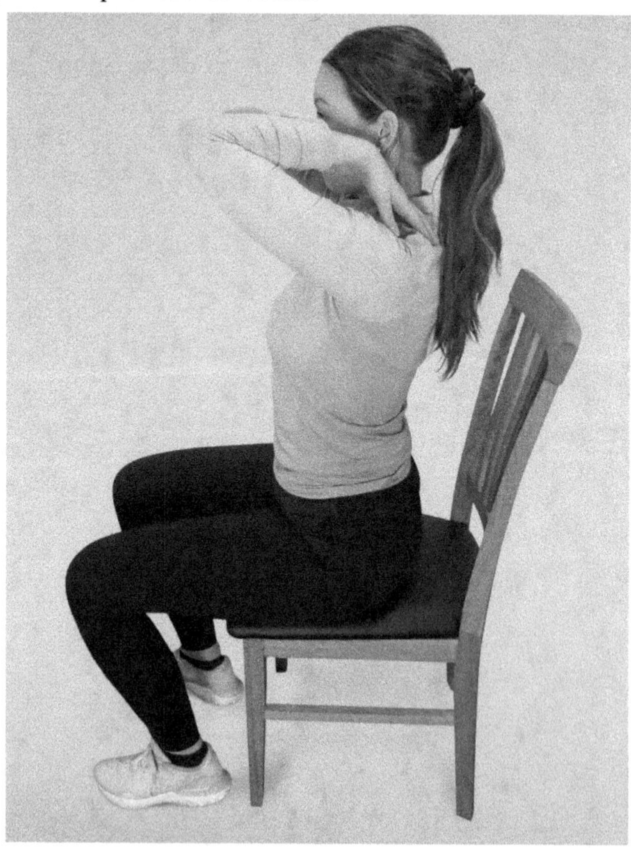

Una mujer realizando el estiramiento de manos y hombros

Rodillas

Compresiones con almohada

1. Para este ejercicio necesitará una almohada o cojín junto a su silla. Utilice este ejercicio para fortalecer los músculos de los muslos y ayudar a relajar la tensión en las articulaciones de las rodillas.

2. Siéntese en su silla y desplácese hacia el borde delantero. Mantenga las piernas juntas con las rodillas a 90 grados y los pies en el suelo. Mantenga la espalda recta.

3. Coloque la almohada entre las rodillas. Agárrese a la silla para apoyarse.

4. Exhale y apriete la almohada al máximo con las rodillas. Mantenga esta postura durante 10 segundos.

5. Inhale mientras suelta el apretón.

6. Realice este ejercicio 3 o 5 veces.

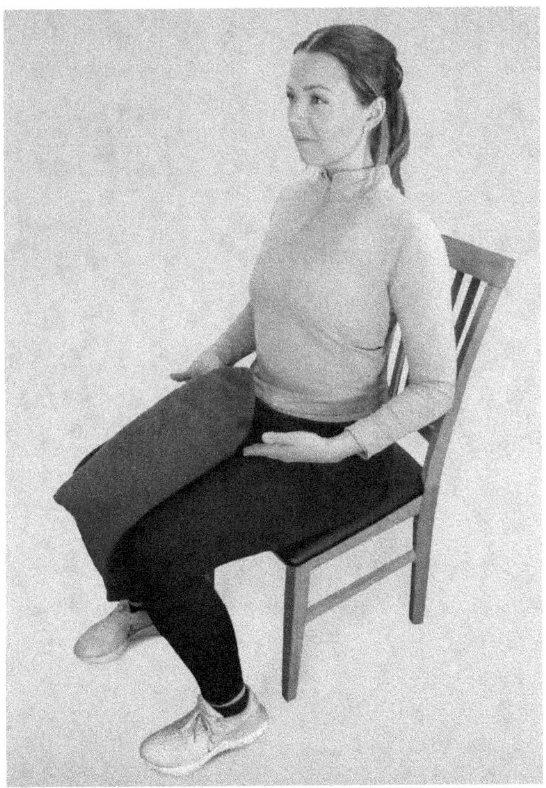

Una mujer realiza compresiones de rodillas con almohada

Elevación de pantorrillas

Este ejercicio aumentará la fuerza en la parte inferior de las piernas y ayudará a mejorar la movilidad fortaleciendo y activando los músculos de la pantorrilla. Utilice este ejercicio para ayudar a soportar el dolor articular de rodilla o tobillo.

1. Siéntese en su silla y utilice el respaldo de la silla como apoyo. Mantenga el pecho y la cabeza erguidos. Apoye los pies en el suelo con las rodillas a 90 grados. Agárrese a los lados de la silla para apoyarse.

2. Exhale; empuje a través de los dedos de los pies y el antepié para levantar los talones. Sentirá una contracción en la pantorrilla (en la parte posterior de la parte inferior de la pierna).

3. Inhale y vuelva a bajar los talones hasta el suelo. Para un mayor estiramiento, después de volver a apoyarse en el suelo, intente levantar los dedos de los pies y despegarlos del suelo mientras mantiene los talones plantados.

4. Repita este movimiento durante 3 series de 10 a 12 repeticiones. Descanse de 30 segundos a 1 minuto entre series.

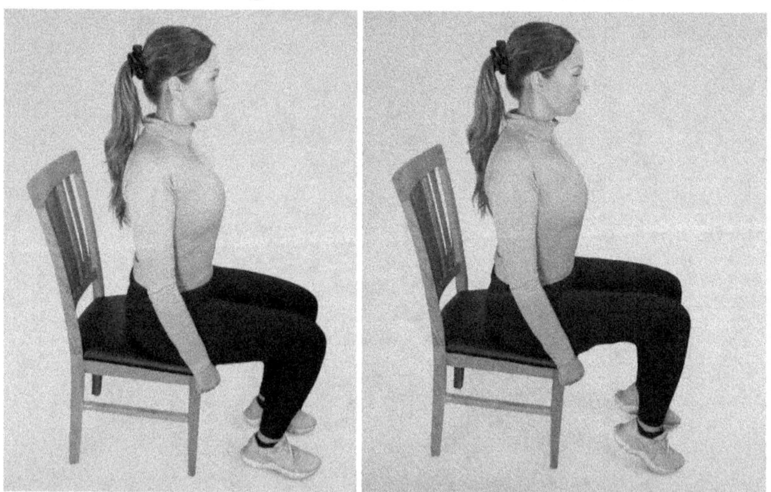

Una mujer realizando elevaciones de pantorrilla sentada

Extensiones de rodilla

Este ejercicio le ayudará a utilizar la rodilla y a fortalecer los músculos que la sostienen y la utilizan.

1. Siéntese en una silla o sofá lo suficientemente alto como para que las rodillas puedan formar un ángulo de 90 grados con los pies apoyados en el suelo justo debajo de las rodillas. Muévase en la silla si es necesario para lograr una posición en la que la silla apoye los muslos.

2. Siéntese recto en la silla con el pecho erguido y los hombros hacia atrás. Mantenga un cuello neutro. Coloque las manos sobre los muslos para apoyarse.

3. Exhale. Extienda la pierna derecha por la rodilla. Eleve la parte inferior de la pierna hasta que forme una línea recta con el resto de la pierna paralela al suelo.

4. Inhale mientras baja lentamente la pierna hasta el ángulo de 90 grados, posición inicial.

5. Repita este movimiento durante 3 series de 10 repeticiones para cada pierna. Descanse de 30 a 60 segundos entre series.

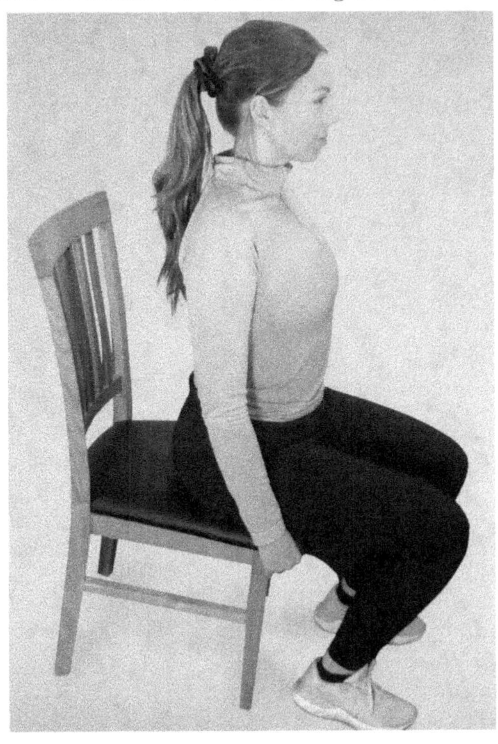

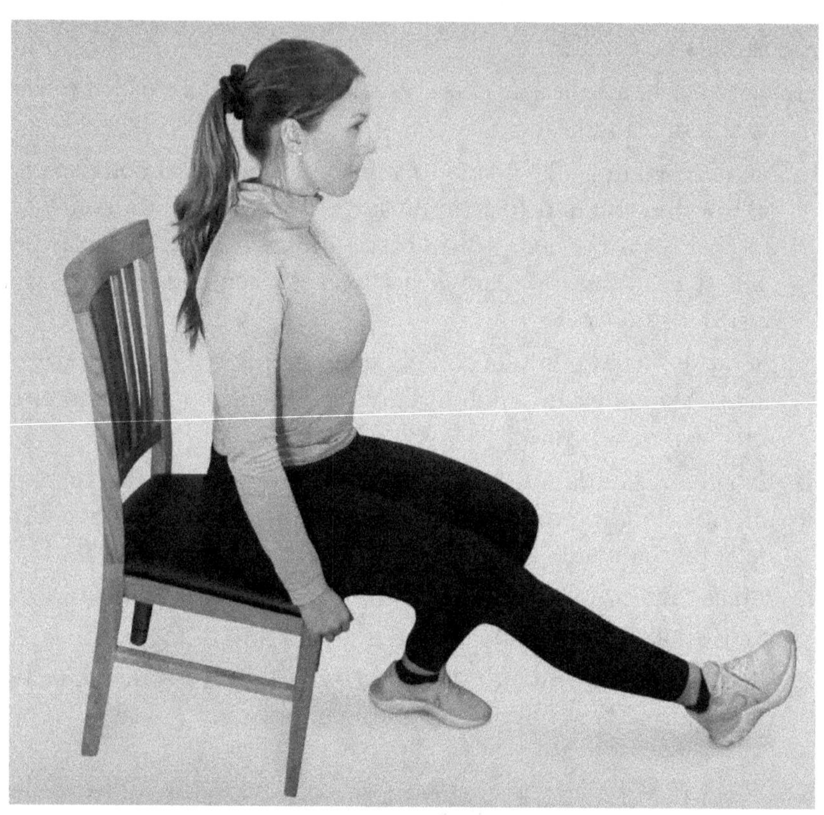

Una mujer demuestra extensiones de rodilla sentada

Equilibrio a una pierna

Este movimiento más avanzado requerirá que se ponga de pie utilizando la silla como apoyo y le ayudará a fortalecer las piernas y a estirar suavemente la articulación de la rodilla. Si no puede ponerse de pie con seguridad, no se recomienda este ejercicio.

1. Párese detrás de la silla y utilice el respaldo como apoyo. Mantenga los pies juntos. Mantenga la espalda recta y el cuello en posición neutral.

2. Exhale y flexione la rodilla para levantar la pierna derecha del suelo. Si puede alcanzar los 90 grados, ése es el objetivo, pero si la rodilla está flexionada y la pierna despegada del suelo, habrá realizado el movimiento. Ahora debería estar de pie sobre una pierna.

3. Mantenga esta posición durante 10 segundos. Inhale mientras devuelve la pierna a la posición inicial.

4. Repita con la otra pierna.

5. Realice este ejercicio 3 veces con cada pierna. Para modificar este ejercicio, puede utilizar dos sillas como apoyo adicional. Agárrese a la silla con una sola mano para que este movimiento sea más desafiante.

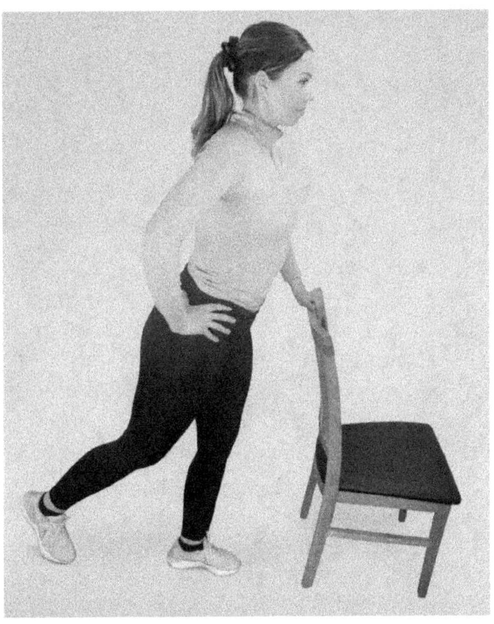

Una mujer practica el equilibrio con una sola pierna

Cuello

Giros de hombros

Este ejercicio le ayudará a relajar los músculos tensos que aumentan el dolor en el cuello, y puede ayudar a aliviar el dolor articular gracias al aumento del movimiento y la actividad.

1. Siéntese con el pecho erguido y la espalda recta. Sus hombros deben estar hacia atrás y hacia abajo. Mantenga una posición orientada hacia delante.
2. Encoja los hombros todo lo que pueda hacia las orejas. No permita que su hombro se desplome, y no encorve la espalda. Mantenga el cuello neutro.
3. Apriete los omóplatos entre sí y lleve los hombros hacia atrás una vez que haya encogido los hombros lo más alto posible.
4. Tire de los hombros hacia abajo apretando los músculos de la parte media de la espalda
5. Vuelva a la posición inicial neutral.
6. Comience un nuevo giro de hombros encogiéndose de nuevo hacia arriba.
7. Realice 3 series de 10 a 15 repeticiones. Descanse 30 segundos entre series.

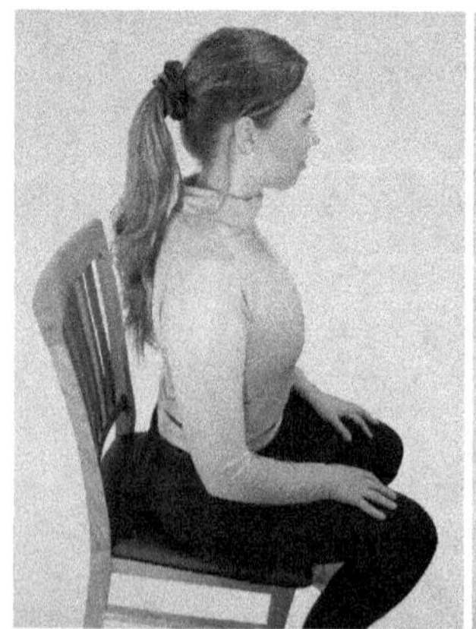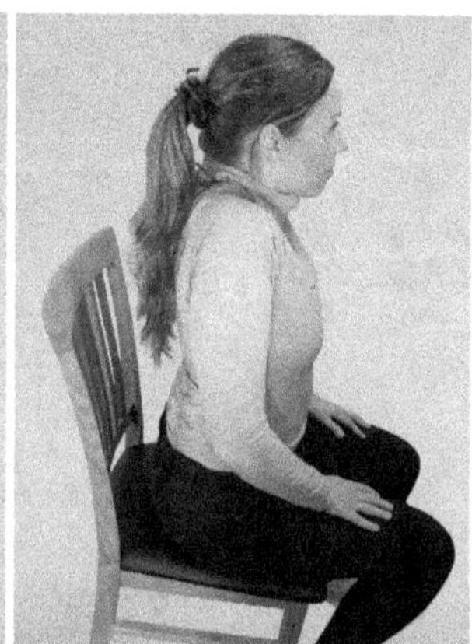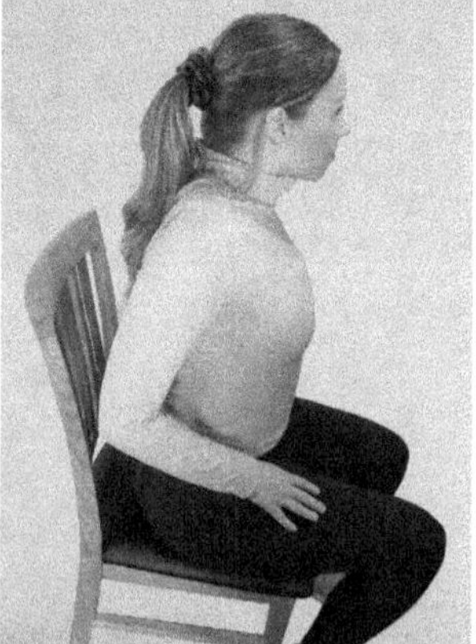

Una mujer realiza giros de hombros

Inclinación de la cabeza

Este ejercicio ayuda a poner su cuello en movimiento funcional y puede ayudar a aliviar un cuello rígido o inactivo.

1. Siéntese en su silla con la espalda recta y el cuello neutro. Mantenga la cabeza erguida. Puede agarrarse a la silla como apoyo para evitar que su cuerpo se mueva.

2. Exhale mientras inclina la cabeza hacia el hombro izquierdo sin mover el hombro derecho ni el lado del cuerpo, y debería sentir un estiramiento en el lado derecho.

3. Mantenga esta posición durante 10 segundos. Inhale mientras vuelve a poner la cabeza en posición neutral.

4. Repita en el lado derecho sin dejar que se mueva el hombro izquierdo.

5. Repita este ejercicio 5 veces en cada lado.

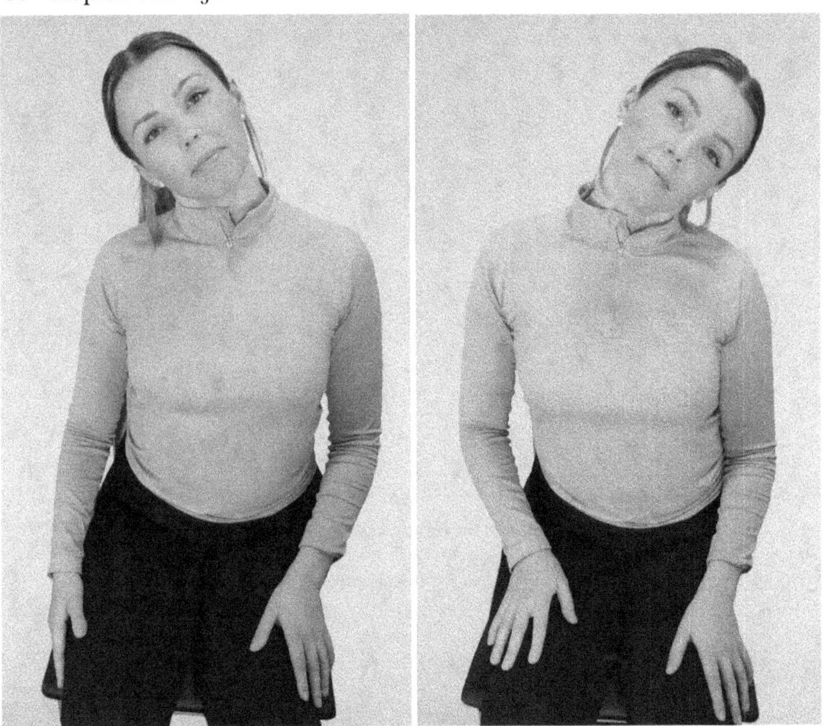

Una mujer demuestra la inclinación de la cabeza

Retracción del cuello

Este ejercicio puede ayudar a relajar la tensión, especialmente en la nuca. No fuerce el movimiento ni empuje demasiado el cuello. Una vez que sienta un ligero estiramiento, no necesita ir más allá.

1. Siéntese en una silla y mantenga la espalda recta. Tire de los hombros hacia atrás. Mantenga el cuello neutro y la mirada al frente.

2. Exhale y tire de la barbilla hacia atrás y hacia dentro como si intentara llevar la barbilla hacia la nuca. Sentirá un estiramiento en la nuca.

3. Mantenga esta posición durante 5 segundos.

4. Inhale mientras vuelve a la posición inicial.

5. Repita este movimiento 5 veces.

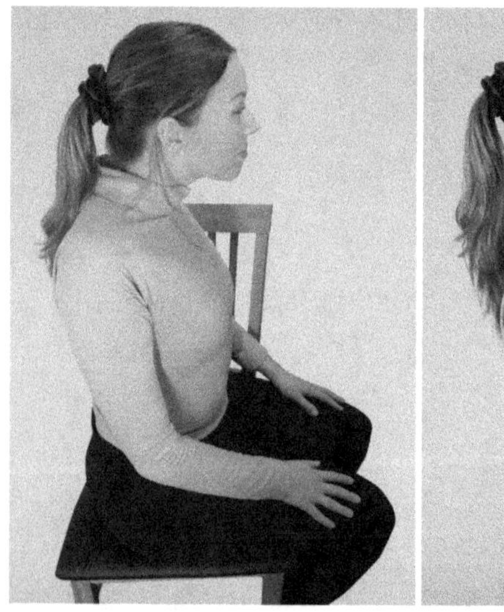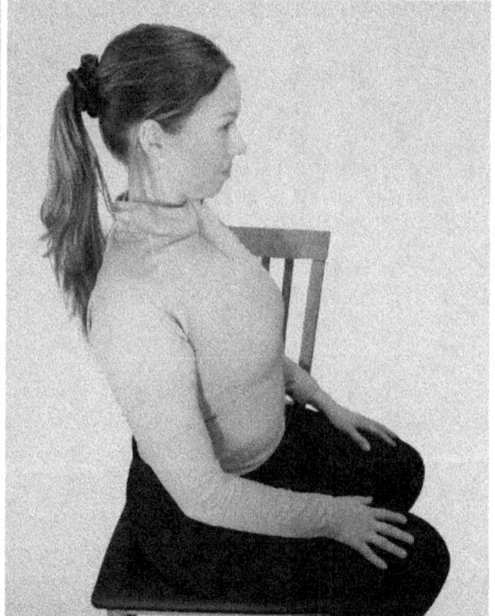

Una mujer demuestra el ejercicio de retracción del cuello

Estiramiento del cuello

Este ejercicio relajará el cuello y los músculos de soporte para una mejor movilidad y puede aliviar la tirantez.

1. Siéntese erguido en su silla con la espalda recta. Plante los pies para apoyarse.

2. Inhale y alargue la columna desde el asiento hasta la cabeza.

3. Exhale y deje caer la barbilla hacia delante y hacia el pecho. Haga una pausa de un segundo mientras se mira el vientre.

4. Inhale y levante la barbilla hacia el techo. Haga una pausa y mire un momento hacia arriba.

5. Exhale y vuelva a colocar la cabeza en posición neutral. Inhale.

6. Exhale, gire la cabeza hacia la izquierda y mire en esa dirección. Inhale.

7. Exhale y vuelva a poner la cabeza en posición neutral. Inhale.

8. Exhale, gire la cabeza hacia la derecha y mire en esa dirección. Inhale.

9. Exhale y vuelva a colocar la cabeza en posición neutral.

10. Repita este proceso de 3 a 5 veces.

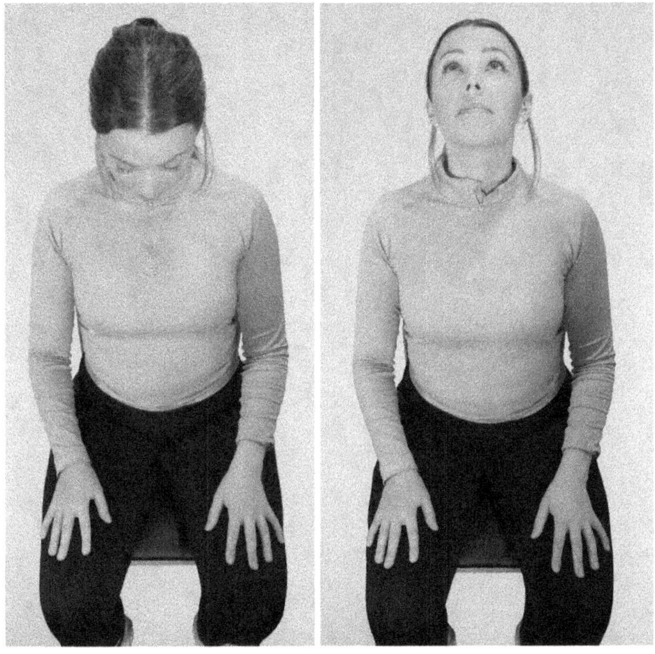

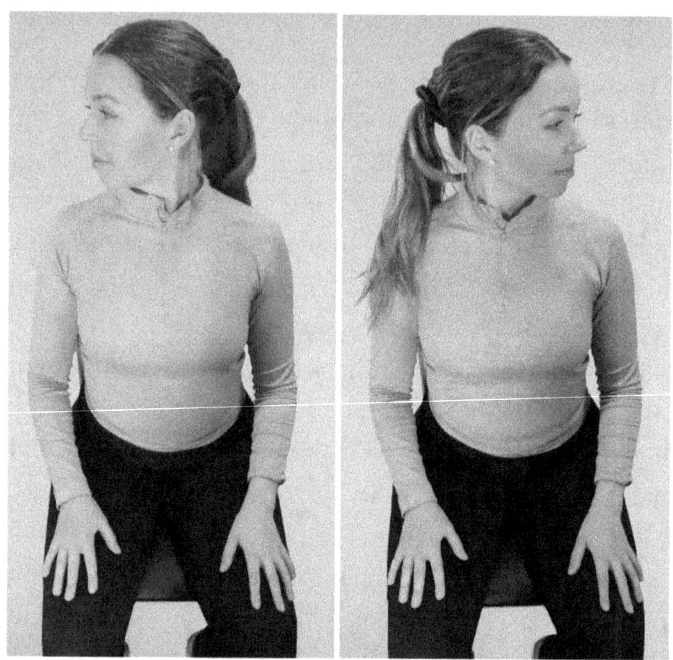

Una mujer realiza un estiramiento del cuello en 4 direcciones

Capítulo 10: Entrenamientos en silla de 5 minutos

Ahora que hemos repasado todos los estiramientos, yoga y ejercicios que puede realizar utilizando su silla, es hora de reunirlos todos en entrenamientos. Este capítulo se centrará en rellenar los huecos y juntar toda la información. Este capítulo debería ser su guía final antes de iniciar una rutina regular de ejercicios. Abordará los días de descanso, la nutrición, la hidratación, los mejores momentos para hacer ejercicio, y las opciones para dividir sus rutinas. Se enumerarán múltiples rutinas para la focalización muscular, la terapia y diversas formas de abordar una rutina de ejercicios.

Divisiones

Los programas de ejercicio no consisten solo en salir y hacer ejercicio. La forma de dividir el ejercicio es importante. Ejercitar las mismas partes del cuerpo varios días seguidos puede provocar fatiga o lesiones. Por otro lado, ejercitar las piernas un día y el pecho y la espalda otro puede mantenerle fuerte todos los días sin que la debilidad o el dolor afecten a sus movimientos. Las divisiones, como dividir los días centrándose en una sola parte del cuerpo o alternar el yoga y el entrenamiento con pesas, pueden aumentar la eficacia de sus esfuerzos de ejercicio. Dejar un día extra para controlar el dolor centrándose en las zonas problemáticas con estiramientos y ejercicio también es recomendable para las personas mayores. Lo más importante es mantenerse activo y seguir adelante con sus objetivos de ejercicio; estas recomendaciones divididas pueden ayudarle.

Empuje, Tracción, Piernas

Esta división divide sus ejercicios en tres enfoques distintos. Esta división significa que el lunes, realizaría únicamente ejercicios que requieran presionar o empujar. El martes, realizaría todos sus ejercicios de tracción o elevación, y el miércoles, ejecutaría todos sus ejercicios de fortalecimiento de piernas. Este plan le ayudará a mantener sus músculos frescos para el entrenamiento del día siguiente sin perderse ningún ejercicio. Esta división puede realizarse dos veces a la semana, siendo el séptimo día un día de descanso o una vez a la semana con yoga y otra actividad ligera al menos dos de los otros cuatro días.

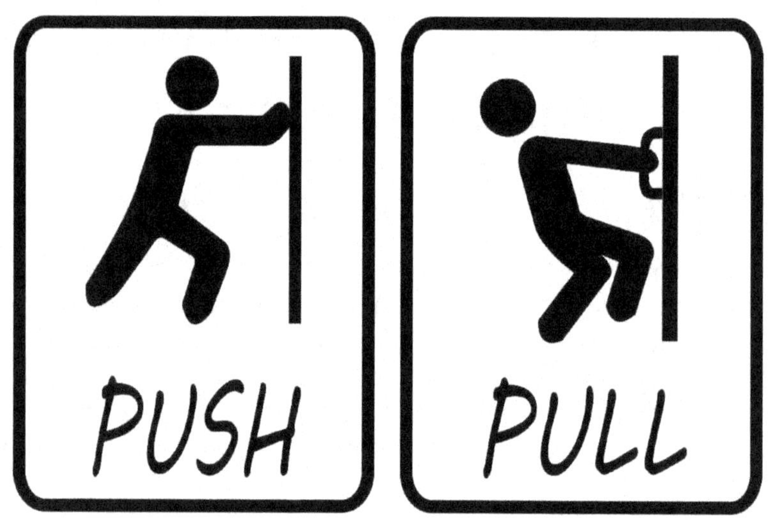

Señales de empuje frente a señales de tracción

Los movimientos de **empuje** utilizan el pecho, los tríceps y los hombros para mover un peso o su cuerpo.

Los ejercicios de empuje incluyen:

Extensión de tríceps o fondos en silla

Press de hombros sentado

Press de pecho sentado o flexiones en silla

Flexiones de pecho sentado

Elevaciones frontales flexionadas sentado

Los movimientos de **tracción** llevan el peso hacia el cuerpo o tiran del cuerpo hacia un objeto fijado y utilizan la espalda y los bíceps.

Los ejercicios de tracción incluyen:

Encogimiento de hombros con banda

Remo con banda

Aperturas posteriores de hombros

Curls sentado

Lateral inclinado sentado

Contracción de omoplatos

Los movimientos de **piernas** utilizan todos los aspectos de las piernas y los glúteos para mover el cuerpo o el peso.

Los ejercicios de piernas incluyen:

Sentadilla de sentado a de pie o sentadilla en silla de pie

Extensión de rodilla

Deslizamiento de talón

Abducción con banda sentado

Elevaciones de pantorrilla

Plan semanal

Lunes- Empuje

Martes- Descanso

Miércoles- Tracción

Jueves Descanso/ Salud articular

Viernes- Piernas

Sábado- Descanso

Domingo- Yoga/ Ejercicios de respiración

División en 5 días

Esta división de sus ejercicios se centra en trabajar una parte del cuerpo al día. Requiere que haga ejercicio durante cinco días y descanse dos o que realice yoga durante uno y descanse otro. Este estilo es utilizado por muchos culturistas a los que les gusta levantar mucho peso utilizando los mismos músculos en un solo día. Esta división puede ser más fácil de seguir, ya que sus entrenamientos le llevarán menos tiempo diario y el desglose es más sencillo de recordar. Utilícelo para mantenerse activo más días mientras descansa adecuadamente o practica yoga los otros dos días.

Un desglose del calendario semanal

Plan semanal

Lunes - Ejercicios de espalda: Remo, Encogimiento de hombros, Aperturas posteriores de hombros

Martes - Ejercicios de pecho: Press de pecho, Flexiones en silla, Apretón de pecho

Miércoles - Ejercicios de piernas: Sentadilla, Extensiones de rodilla, Deslizamientos de talón, Elevaciones de pantorrilla, Marchas

Jueves - Ejercicios de brazos: Flexiones, Curls, Curls Zottman, Curls de muñeca, Extensiones de tríceps

Viernes - Hombros Ejercicios: Press de hombros, contracción de omoplatos, Elevación lateral inclinada,

Sábado - Descanso

Domingo - Descanso o yoga: Cualquier combinación de 5 o 6 estiramientos o maniobras de yoga más ejercicios de respiración

Superior, Inferior, Yoga, Descanso

Esta división le ayudará a mantener su cuerpo fresco y flexible. Hace que el desglose de los entrenamientos sea sencillo al dividir sus días, de modo que cada uno de sus entrenamientos se centre en una zona del cuerpo a la vez que deja bastantes días para estirar y descansar.

Plan semanal

Lunes - Ejercicios para la parte superior del cuerpo: Press de pecho, remo, press de hombros, rizos, extensiones de tríceps

Martes - Descanso

Miércoles - Ejercicios para la parte inferior del cuerpo: Sentadillas, Extensiones de rodilla, Deslizamientos de talón, Elevaciones de pantorrilla, Abducciones con banda

Jueves - Ejercicios de descanso/respiración

Viernes - Yoga de la parte superior del cuerpo: Elija 5 ejercicios dirigidos a la parte superior del cuerpo

Sábado - Descanso/Salud articular

Domingo - Yoga de la parte inferior del cuerpo: Elija 5 ejercicios dirigidos a la parte inferior del cuerpo

Rutinas dirigidas

En los días de descanso o de no entrenamiento, puede centrarse en las áreas problemáticas. Estas áreas pueden ser músculos débiles, articulaciones doloridas, problemas de equilibrio o correcciones posturales. Estos días pueden utilizarse para ayudar a que sus días de ejercicio sean más eficaces mejorando los puntos débiles que le frenan. Si está demasiado débil o si le duelen demasiado las articulaciones para hacer ejercicio, utilice estos días en su lugar hasta que se sienta preparado.

Hombros

- Estiramiento de hombros
- Toques de manos y hombros
- Círculos con brazos
- Giros de hombros
- Postura del Guerrero I
- Sujeción invertida de brazos

Bíceps, tríceps y Codos

- Estiramiento de tríceps
- Curl Zottman
- Estiramiento de la parte superior del cuerpo y brazos
- Toques de manos y hombros
- Brazos de águila

Muñecas

- Giros de muñeca
- Extensión de la muñeca
- Flexión de la muñeca
- Estiramiento radial y cubital
- Estiramiento de la plegaria

- Brazos de águila

Espalda

- Torsión sentado
- Flexión hacia delante sentado
- Contracción de omoplatos
- Postura gato-vaca
- Postura del Guerrero I
- Estiramiento lateral

Caderas y glúteos

- Marchas de cadera
- Estiramiento de pierna recta
- Flexión de cadera de pie
- Extensiones de cadera
- Palomas en silla
- Rodilla al pecho

Rodillas

- Compresión de almohada
- Estiramiento de una sola pierna
- Extensiones de rodilla
- Flexión hacia delante sentado
- Rodilla al pecho

Pecho

- Sujeción inversa de brazos
- Contracción de omoplatos
- Expansiones de pecho
- Gato Vaca

Cuello

- Estiramiento del cuello
- Inclinación de la cabeza
- Estiramiento lateral

Manos

- Apretar las manos
- Hacer una "C"
- Oposición de dedos
- Flexión del pulgar
- Levantar los dedos
- Apretar los dedos
- Tirón de resistencia con los dedos

Respiración

- Respiración por la nariz
- Soplar cuando ejercita
- Respiración con los labios fruncidos
- Respiración Buteyko
- Respiración profunda
- Respiración rápida profunda
- Respiración coherente

Ejemplos de ejercicios de 5 minutos

Pecho

Entrenamiento: Expansiones de pecho, apretón de pecho, press de pecho sentado,

Avanzado: Flexiones en silla, press de pecho sentado, fondos en silla

Espalda

Entrenamiento: Filas con banda, contracción de omoplatos, aperturas posteriores de hombros con banda

Avanzado: Flexiones con banda, encogimientos de hombros, elevaciones laterales flexionadas

Piernas

Entrenamiento: Marchas de cadera, extensión de rodilla, deslizamiento de talón, elevación de pantorrilla

Avanzado: Sentadilla en silla de pie, de sentado a de pie, abducción con banda sentado, extensión de rodillas, deslizamiento de talones, equilibrio con una pierna

Brazos

Ejercicios: Círculos con la muñeca, curl de bíceps, extensión de tríceps,

Entrenamiento avanzado: Curl Zottman, curl de muñeca, curl de bíceps, extensión de tríceps

Hombros

Entrenamiento: Círculos con brazos, postura del guerrero I, press de hombros sentado

Entrenamiento avanzado: Press de hombros sentado, elevación lateral flexionada, elevación frontal flexionada

Parte superior del cuerpo: Curl de bíceps, extensión de tríceps, elevación lateral flexionada, elevación frontal flexionada

Parte superior del cuerpo avanzada: Press de hombros, flexiones en silla, remo con banda sentado, curl Zottman

Parte inferior del cuerpo: De sentado a de pie, deslizamiento de talones, elevaciones de pantorrillas

Parte inferior del cuerpo avanzada: Sentadilla en silla de pie, deslizamiento de talones, equilibrio a una pierna, elevaciones de pantorrillas

Respiración diaria: Respiración nasal, respiración con los labios fruncidos, respiración coherente

Respiración específica: Buteyko (para dormir), respiración profunda (ansiedad), respiración profunda rápida (desestresante), sople cuando trabaje (durante el ejercicio)

Días de descanso

Toda buena rutina de entrenamiento tiene días de descanso. El descanso es tan importante como el ejercicio y la dieta para lograr una mejor salud y forma física. El ejercicio realiza el trabajo que descompone los músculos, mientras que el descanso es el momento en el que los vuelve a fortalecer más que antes. Los días de descanso deben programarse con tantos días como necesite para continuar con su rutina de ejercicios a la semana, pero los planes estándar suelen tener de 1 a 3 días de descanso.

En los días de descanso, puede seguir esforzándose. Los días de descanso no son para que duerma todo el día, sino simplemente para que se tome un descanso de realizar los mismos ejercicios que ha estado repitiendo. Este tiempo de descanso le da la oportunidad de recuperarse y descansar de la rutina diaria de ejercicios.

Puede estirarse en los días de descanso. Aunque no esté realizando ejercicios con peso o bandas de resistencia, puede mantenerse activo y hacer algo que apoye su entrenamiento. Salir a pasear, hacer sus tareas diarias, bailar o realizar sus estiramientos diarios son actividades aceptables para un día de descanso. Recuerde que está demostrado que la actividad diaria puede mantenerle feliz y sano. Estirarse en los días de descanso o simplemente estirarse todos los días puede ayudarle a mantenerse suelto, reducir las posibilidades de lesionarse, favorecer la recuperación muscular tras el ejercicio y reducir el dolor.

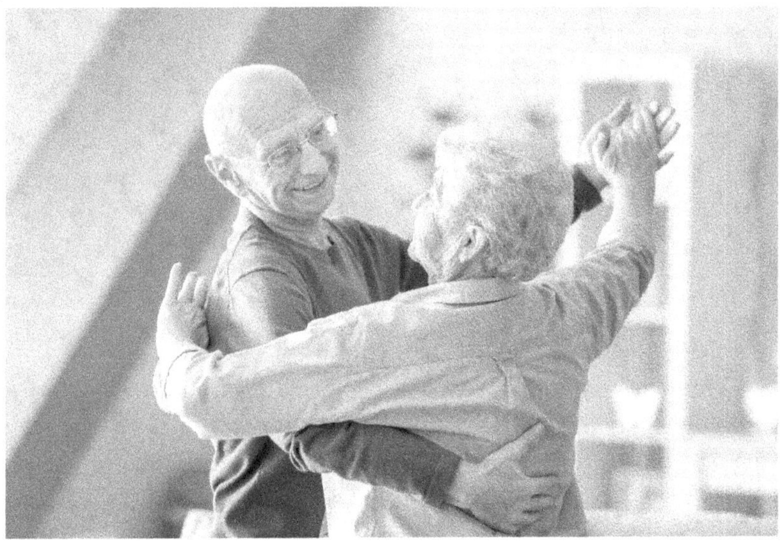
Una pareja de personas mayores bailando

En los días de descanso, asegúrese de comer e hidratarse adecuadamente. Un día de descanso es para recuperarse, y una parte considerable de ello es la dieta. Asegúrese de tomarse el tiempo necesario para permitir una hidratación adecuada y una alimentación equilibrada en sus días de descanso. Estos temas se tratarán con más detalle a continuación. Alimentar su cuerpo con los nutrientes adecuados y mantenerse hidratado puede ayudarle a mejorar la eficacia de su ejercicio y a reducir el esfuerzo percibido al día siguiente.

Dedique tiempo al ejercicio para el día siguiente. Puede utilizar su día de descanso para realizar tareas de modo que disponga de ese tiempo adicional en sus días de ejercicio para entrenar. Utilice estos días como un cajón de sastre para asegurarse de que usted y su agenda están listos para su próximo entrenamiento. Tanto si necesita reunir sus suministros de ejercicio con antelación como si solo necesita asegurarse de que su ropa de entrenamiento está limpia, asegúrese de utilizar su día de descanso sabiamente.

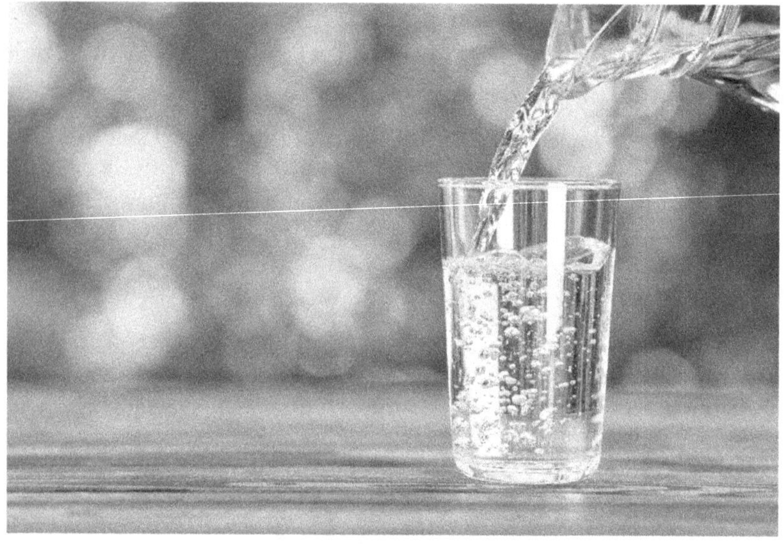
Un vaso con agua

Hidratación

Una hidratación adecuada es crucial para las personas mayores. Se recomienda que las personas mayores beban de seis a ocho vasos de 235 ml de agua al día (o de 1.5 a 2 L). Esto se traduce en unas 3 a 5 botellas de agua de media al día. Esto es importante para la salud diaria, ya que afecta a todos los sistemas del cuerpo. Beber suficiente agua le hará sentirse mejor. No beber suficiente agua puede dejarle cansado, influir negativamente en la temperatura corporal, hacer que le duelan las articulaciones o provocar otros problemas de salud más graves.

Planifique con antelación su consumo de agua, especialmente si aún no es un hábito. Puede reservar botellas de agua en el frigorífico o comprar una única botella de agua grande que lleve consigo durante todo el día. Dejar de beber agua una o dos horas antes de acostarse puede ayudarle a reducir el levantarse en mitad de la noche para ir al baño.

El agua no es la única opción para hidratarse, ¡pero es una de las más fáciles, ya que está ahí mismo, en los grifos de su casa! Además, el agua tiene 0 calorías y poco impacto perceptible aparte de la hidratación. Puede recurrir a otras bebidas para variar un poco su hidratación.

Bebidas como el té, la leche reducida en grasa o descremada, el agua de coco y las bebidas con electrolitos como Gatorade ayudan a la hidratación.

Zumo de frutas - El zumo de frutas es una bebida deliciosa que puede ayudarle a hidratarse, pero también contiene altos niveles de calorías debido al azúcar. Si el zumo es su bebida preferida, puede seguir tomándolo con regularidad, pero no debe ser la única bebida que utilice para hidratarse. Los zumos de frutas vienen en muchos sabores, y muchos también contienen nutrientes y vitaminas junto con una hidratación saludable.

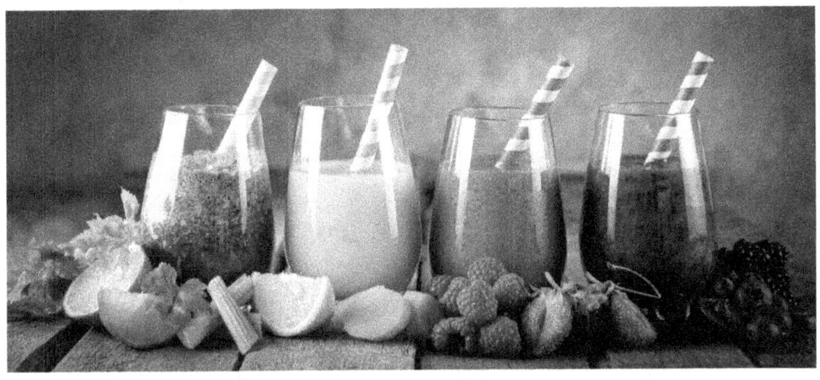
Una variedad de zumos de frutas

Agua de coco - El agua de coco se ha extendido en los últimos años. Es una alternativa natural al agua y a las bebidas electrolíticas artificiales. El agua de coco tiene electrolitos y nutrientes y puede tener propiedades antioxidantes. El agua de coco puede tener azúcar y calorías, pero por lo demás es una buena opción para hidratarse.

Bebidas con electrolitos - Las bebidas como Gatorade están hechas para reponerle e hidratarle. Contienen electrolitos, nutrientes y, a menudo, vitaminas del grupo B. Pueden aumentar la energía, así que sea consciente de lo que compra. También hay muchas opciones cuando se trata de estas bebidas. La mayor elección son las versiones con todas las calorías o dietéticas de estas bebidas. Las versiones dietéticas siguen ofreciendo una bebida con sabor, pero sin todo el azúcar y las calorías. Las de sabor completo solo deben utilizarse con moderación a lo largo del día, ya que a menudo contienen altos niveles de azúcar.

Café y té - Son buenas opciones para tomar además del agua. Le ayudan a hidratarse, pero la cafeína que contienen también puede provocar deshidratación. Por lo tanto, beba café y té con moderación cuando se trate de hidratarse. El café y el té con azúcar añadido y nata también pueden añadir calorías y azúcar que pueden no ayudarle con sus objetivos de salud y forma física.

Leche - La leche contiene una buena cantidad de agua. La leche reducida en grasa o sin grasa son mejores opciones porque tienen un mayor contenido de agua y un menor impacto calórico en su dieta. La leche también contiene nutrientes como calcio y proteínas que son beneficiosos para sus objetivos generales de bienestar, dieta y ejercicio.

Sólidos - También puede obtener algo de hidratación adicional a través de los alimentos que ingiere. No deje su hidratación estrictamente en manos de las comidas, sino haga buenas elecciones cuando se le presente la oportunidad de tomar estos alimentos. El brócoli, las manzanas, la sandía y la gelatina ayudan a la hidratación.

Nutrición

Cuando hace ejercicio, tiene muchas opciones en cuanto a lo que come y cuándo. Lo que come influye directamente en sus niveles de energía y en la recuperación del ejercicio. Cuándo come también influye en su energía y en cómo se siente durante un entrenamiento. Saber qué alimentos debe comer y comprender la diferencia entre ayunar y alimentarse son útiles para mejorar aún más los resultados de su ejercicio.

Ayuno

Hacer ejercicio en *ayunas* significa no comer durante más de cuatro horas antes del entrenamiento. Un entrenamiento alimentado es aquel en el que ha comido en las cuatro horas inmediatamente anteriores a su entrenamiento. La opción que elija se correlaciona con los resultados que reciba del ejercicio. Estas dos opciones a menudo se llevan un poco más allá, como hacer ejercicio a primera hora de la mañana después de dormir y no comer durante ocho horas o comer en la hora previa a su entrenamiento para aumentar la energía.

El ayuno tiene otros beneficios relacionados con la salud y el bienestar. Puede ayudarle a ingerir menos calorías en general al limitar su periodo de alimentación cada día. El ayuno también se utiliza para ayudar a limpiar el organismo. Durante un ayuno, el cuerpo consume todo lo que tiene y lo procesa. Esto puede ayudar a eliminar toxinas o alimentos almacenados que no se han digerido. También puede ayudar a reducir la tensión y mejorar la función hepática.

Sin embargo, hacer ejercicio en ayunas puede ser peligroso para algunos. Requiere que el cuerpo trabaje más duro para extraer energía de

su interior para realizar las acciones del entrenamiento. La comida
proporciona energía de fácil acceso que el cuerpo utilizará como energía
para realizar el ejercicio. Sin comida, también puede sentirse más débil o
mareado y correr un mayor riesgo de lesionarse.

Exención de responsabilidad:

Tenga cuidado cuando elija ayunar antes de un entrenamiento. No es
para todo el mundo, y es mejor estar seguro de que lesionarse. Cuando
ayune, su nivel de azúcar en sangre será bajo, y su cuerpo puede incluso
estar en cetosis. Algunas condiciones de salud requieren que las personas
mayores coman con más frecuencia y no son propicias para el ayuno
antes de los entrenamientos. Consulte con su médico y controle cómo se
siente antes de intentar entrenamientos en ayunas.

La cetosis es cuando su cuerpo se encuentra en un estado en el que
utiliza las reservas de glucógeno para obtener energía. Esto requiere una
baja ingesta de carbohidratos durante largos periodos de tiempo. Esta
falta de carbohidratos podría conducir a una baja energía, lo que podría
ser desalentador para las personas mayores o los nuevos en el programa.

La cetosis puede ayudar a su cuerpo a quemar grasa más rápidamente.
El cuerpo recurre a la grasa almacenada para obtener energía, ya que no
hay azúcar ni carbohidratos disponibles. Sus reservas de grasa se utilizan
literalmente como reservas cuando se realiza un esfuerzo energético en
este estado.

Aunque la cetosis ayuda a centrarse en la grasa, no significa
necesariamente que vaya a perder peso. La cetosis y el ayuno ayudan a
dirigirse a la grasa para obtener energía, pero aun así tendrá que controlar
su dieta y su actividad. Perder peso requiere que tenga un déficit calórico.
Esto significa estar lo suficientemente activo como para quemar más
calorías de las que ingiere diaria o semanalmente. Por lo tanto, la cetosis y
el ayuno no son específicos para la pérdida de peso, pero pueden ayudar
con los objetivos corporales relacionados con la grasa.

La elección de hacer ejercicio en ayunas depende de usted. Comer
antes del ejercicio puede proporcionarle el impulso de energía que
necesita para completar el entrenamiento. Hacer ejercicio en ayunas
puede hacer que se sienta agotado o indispuesto. Asegúrese de escuchar a
su cuerpo en lo que respecta al ayuno y al ejercicio en general. El ayuno
puede ser demasiado para algunas personas mayores o para las que
acaban de empezar un programa de ejercicio. Su objetivo principal debe
ser seguir haciendo ejercicio y mantener su independencia.

Comer y beber antes, durante y después de hacer ejercicio

Hacer ejercicio no es fácil para nadie, pero las personas mayores son algunas de las que pueden enfrentarse a retos adicionales. Sin embargo, es crucial que las personas mayores se mantengan activas. Proporcionar al cuerpo una nutrición adecuada durante los entrenamientos puede marcar la diferencia para las personas mayores a la hora de decidir si abandonan o continúan con su régimen de ejercicio. Mantenerse activo y continuar con el ejercicio significa prolongar su independencia.

Los adultos mayores suelen experimentar una frecuente falta de energía y se sienten cansados antes, durante o después del ejercicio; hacerlo sin energía o con una nutrición inadecuada puede hacer más mal que bien. Puede experimentar más dolores musculares, fatiga o lesiones, todo lo cual puede llevarle a quedarse al margen o a sentirse desanimado respecto al ejercicio. Estas son las pautas que le ayudarán a mantener optimizados sus niveles de nutrición y energía.

Bebidas antes de un entrenamiento

Agua: Como ya se ha mencionado, una hidratación adecuada es crucial para tener éxito al hacer ejercicio. Beber agua antes del entrenamiento puede ayudarle a mantenerse fresco durante más tiempo y posiblemente incluso a mejorar la resistencia. El agua solo puede ayudar a su entrenamiento a menos que beba demasiada y se sienta demasiado lleno para realizar los movimientos. De lo contrario, el agua no contiene calorías y puede ayudar a mejorar los resultados de su ejercicio.

Café o té: El café y el té contienen cafeína. La cafeína puede ayudarle a motivarse durante el ejercicio al proporcionarle un impulso de energía. Es probable que la cafeína aumente su circulación y presión sanguínea, haciendo que el ejercicio sea más eficaz y preparando su cuerpo para la acción. Además, tanto la cafeína como el té están compuestos en su mayor parte por agua, por lo que son una opción decente para beber antes de un entrenamiento. Tenga cuidado de no beber demasiada cafeína antes de su entrenamiento, ya que puede hacerle sentir mareado o indispuesto.

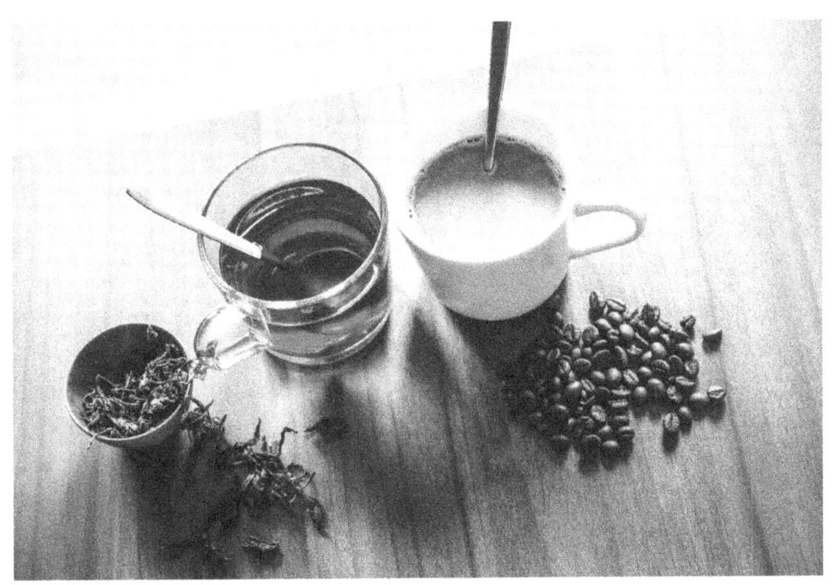

Tazas de café y té

Electrolitos: Son una gran elección antes de un entrenamiento. Los electrolitos son los nutrientes que pierde durante el ejercicio cuando suda. También son el ingrediente principal de muchas bebidas deportivas, como Gatorade. Estas bebidas vienen embotelladas, en polvo, o concentradas en pequeñas botellas de chorro que usted añade al agua. Los electrolitos ayudan a que los impulsos viajen a través de los nervios y ordenen a los músculos que se muevan, como al tirar de una banda de resistencia. Hay muchas opciones, así que asegúrese de elegir la que más le convenga. Las opciones con todas las calorías contienen carbohidratos que pueden ayudarle a potenciar el entrenamiento que va a realizar.

Suplementos energéticos: Las bebidas energéticas, los chupitos y los suplementos preentrenamiento están hechos para aumentar su capacidad para realizar ejercicios. Están repletos de cafeína y otras vitaminas e ingredientes que estimulan el organismo. Estos ingredientes están pensados para impulsar incluso a un individuo cansado durante un entrenamiento. Los resultados de estas bebidas son dispares. Pueden tener un efecto positivo en el ejercicio, pero pueden provocar malestar, afectar al sueño o ser inadecuadas para las personas mayores con ciertos problemas de salud. Pueden tener algunos electrolitos, pero estas bebidas no son fuertes fuentes de hidratación.

Bebidas durante los entrenamientos

Agua: El agua es perfecta para durante un entrenamiento. El agua durante el ejercicio puede mantenerle motivado, refrescarle y ayudarle en la recuperación posterior. Es importante mantenerse hidratado, y beber agua a sorbos durante los periodos de descanso o entre ejercicios es una forma fácil de conseguirlo.

Zumo: Los zumos también pueden ser una gran elección durante los entrenamientos. Los zumos proporcionan una fuente de hidratación a la vez que aportan carbohidratos a base de azúcar. Estos carbohidratos serán digeridos rápidamente por el cuerpo y proporcionarán una fuente instantánea de energía. Sin embargo, algunos pueden ser demasiado espesos o ácidos para que algunos los disfruten durante el esfuerzo físico.

Electrolitos: Las bebidas con electrolitos también son una buena opción durante el entrenamiento. Puede incluir agua de coco o marcas como Gatorade. Éstas ayudan a hidratar y a reponer inmediatamente los nutrientes que está perdiendo a través del sudor. Puede haber otros nutrientes en algunas de estas bebidas que también podrían ser beneficiosos para los entrenamientos. Es importante comprobar los ingredientes de una bebida antes de utilizarla en un entrenamiento.

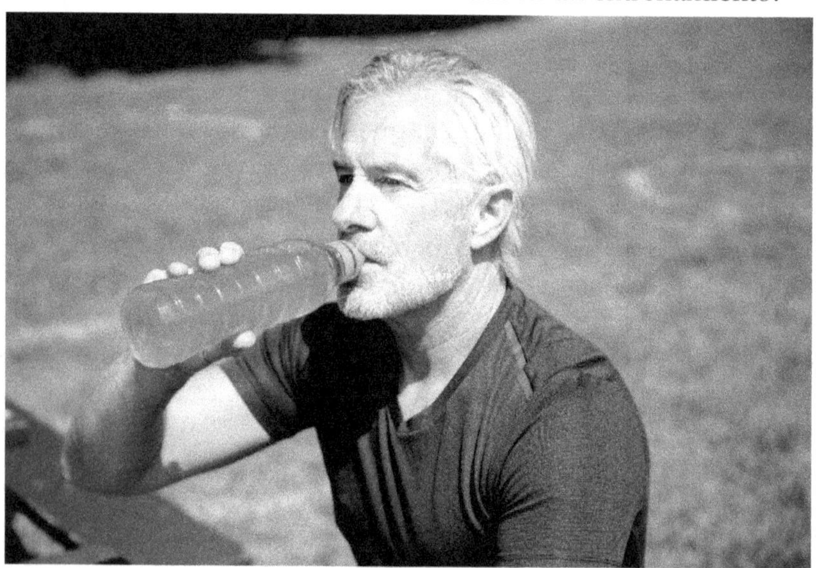

Un hombre bebiendo una bebida electrolítica

Bebidas después de hacer ejercicio

Agua: Sí, ¡el agua también está aquí! El agua es una opción fácil, barata y eficaz después del entrenamiento. Puede ayudarle a refrescarse a la vez que repone los líquidos perdidos. Mantenerse hidratado puede ayudar a mantener flexibles las articulaciones y reducir el dolor. Beber agua después de su entrenamiento es una forma inteligente de apoyar la recuperación de sus músculos. Hacer de su recuperación una experiencia suave reduciendo los efectos adversos del ejercicio puede ayudarle a aumentar sus posibilidades de continuar con su programa de ejercicio.

Zumo: El zumo contiene agua que ayuda a rehidratar el cuerpo. También contiene hidratos de carbono procedentes del azúcar, y estos hidratos de carbono de rápida digestión ayudarán rápidamente a la recuperación muscular.

Leche baja en grasa: La leche es una opción excelente para una bebida post entrenamiento. La leche contiene calcio y proteínas, que ayudan a la reparación y recuperación muscular. La leche contiene precisamente lo que el cuerpo necesita para recuperarse de un entrenamiento y probablemente dejará a los deportistas con buenas sensaciones. La leche también ayuda a la salud de los huesos y las articulaciones, que se ven afectados por los entrenamientos. La leche tiene incluso algunos de los mismos nutrientes que las bebidas con electrolitos añadidos que reponen lo que se pierde con el sudor. ¡La leche con chocolate es incluso eficaz como bebida post entrenamiento!

Leche sin lactosa: Las leches como la de almendras, avena y cáñamo contienen algunas proteínas. A menudo no tienen los mismos nutrientes que la leche real, pero tampoco contienen lácteos. La leche no láctea proporciona una opción de bebida hidratante y, a menudo, con menos calorías. Muchas de ellas tienen fibra, proteínas y vitaminas añadidas que pueden proporcionar una ayuda adicional para la recuperación y beneficios para la salud. Estos tipos de leche son una bebida adecuada para después del entrenamiento si le gustan.

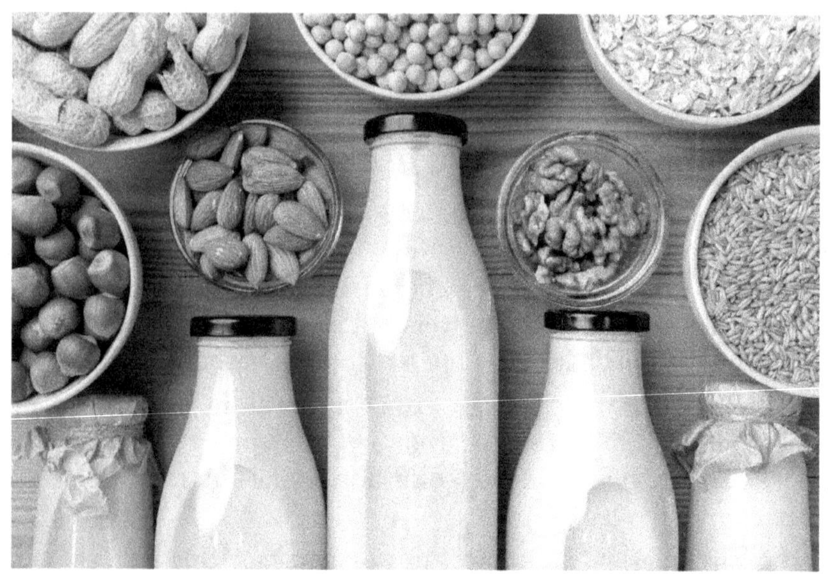
Una colección de leches sin lactosa

Té negro y verde: El té es a base de agua, por lo que, una vez más, se trata de una buena opción de hidratación. El impulso de la cafeína también puede ayudar a darle energía para el resto del día después de un entrenamiento. Ambos tés contienen antioxidantes que pueden ayudar a la recuperación muscular. Ayudan a reforzar el sistema inmunológico, lo que puede contribuir al mantenimiento de la salud en general. El té también puede acelerar su metabolismo, lo que puede ayudar con los objetivos de peso.

Batido de proteínas: La proteína es vital para la eficacia de su entrenamiento. La proteína es un aspecto importante de cómo el cuerpo repara y construye los músculos después del ejercicio. No todo el mundo quiere comer pollo o filete después del ejercicio, por lo que un batido de proteínas puede ser utilizado como un reemplazo conveniente. Éstos vienen en una variedad de sabores, proporcionan hidratación a través del agua añadida y se tarda poco tiempo en consumirlos. Los batidos de proteínas vienen ya preparados o en forma de polvo que puede añadirse al agua o la leche. Estas bebidas aportan uno de los aspectos más importantes de la dieta y el ejercicio.

Zumo de remolacha: Las personas que hacen ejercicio utilizan a menudo la remolacha como suplemento natural de mejora. La remolacha contiene nitratos que el organismo convierte en óxido nítrico. El óxido nítrico puede ayudar a mejorar el rendimiento del ejercicio mejorando la resistencia y la sensación positiva de "bombeo" de los músculos al levantar peso. El zumo de remolacha también puede ayudar a reducir el dolor muscular después de un entrenamiento y proporciona nutrientes beneficiosos adicionales como potasio, sodio, magnesio y zinc.

Pruebe estas opciones para determinar cuál le va mejor. Lo importante es mantenerse hidratado. Elija bebidas que le ayuden a superar el entrenamiento y a sentirse mejor después. Recuerde que no todas son necesarias y que algunas pueden no convenirle.

Alimentos

Los alimentos aportan la energía necesaria para que el cuerpo realice una actividad y proporcionan los bloques de construcción para desarrollar los músculos. La alimentación también dicta si se gana peso o se pierde cuando se combina con ejercicio. Mantenerse activo es lo más beneficioso que pueden hacer las personas mayores, y la dieta puede ayudarles a lograr y mantener ese objetivo. El combustible que ingiere es importante, ya que puede ayudar a mejorar los resultados del ejercicio y cómo se siente fuera de los entrenamientos. Esta guía le proporcionará algunas ideas sobre qué alimentos ingerir en torno al ejercicio y cuándo comerlos.

Alimentos antes de los entrenamientos

Las comidas: Comer antes de un entrenamiento es habitual, pero no funciona para todo el mundo. Ir alimentado a un entrenamiento puede ayudar a proporcionarle energía, pero puede dejarle incómodo mientras intenta realizar los movimientos. Comer demasiado pronto o en exceso puede dejarle con una sensación de pereza o como si todavía estuviera haciendo la digestión en lo que respecta al momento de su entrenamiento. Dependerá de usted probar el horario para decidir si es beneficioso o algo que no funciona para usted. Asegúrese de ingerir una comida equilibrada con proteínas y carbohidratos para asegurarse de que está ingiriendo los nutrientes adecuados con fines energéticos y de desarrollo muscular.

Carbohidratos: Comer algunos carbohidratos de digestión rápida poco antes de su entrenamiento puede ser beneficioso para su rendimiento. Comer un tentempié como pan blanco, banana o cereales de arroz le proporcionará una fuente de energía de rápida absorción para que sus músculos la utilicen como combustible. Aunque esta estrategia puede ayudar al rendimiento, lo mejor es probarla y ver si no le importa tener algo en el estómago durante el esfuerzo físico.

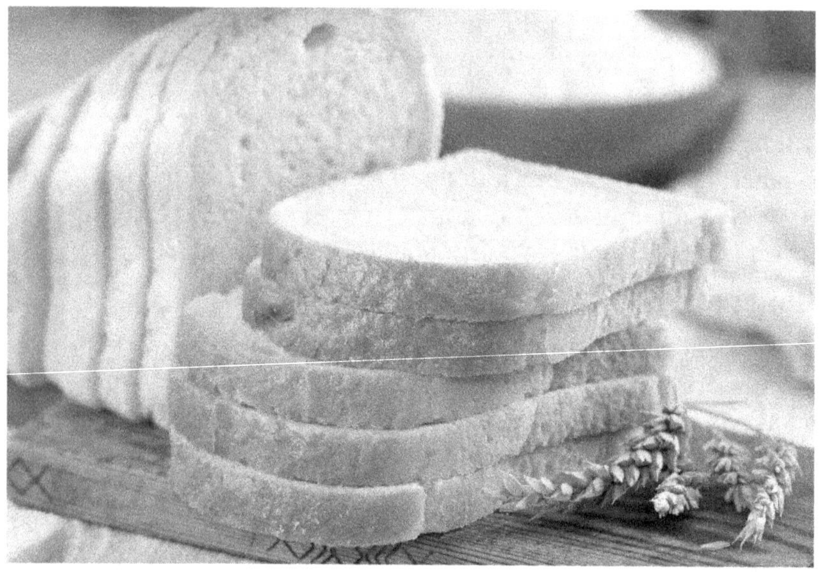
Rebanadas de pan blanco

Proteínas: Un batido de proteínas o un tentempié antes de un entrenamiento puede ayudar a proporcionar los bloques de construcción que el cuerpo necesita para la reparación y el crecimiento muscular. No aportará específicamente mucha energía, pero puede ser mejor que hacer ejercicio en ayunas. Tenga en cuenta que beber un batido de proteínas solo puede causar algunas molestias estomacales a algunas personas mayores. Hacer ejercicio después de haber ingerido brevemente un batido fuerte o un tentempié proteico también puede causar indigestión a algunos durante el ejercicio.

Alimentos durante un entrenamiento

Carbohidratos: Los carbohidratos de digestión rápida son una gran opción durante un entrenamiento. Un tentempié de carbohidratos a base de azúcar, como un cuadradito de arroz crujiente o gominolas, puede proporcionar una fuente de combustible de fácil digestión. Este combustible puede prolongar la energía durante el ejercicio y ayudar a la construcción muscular. Un sabroso tentempié de carbohidratos durante un entrenamiento también puede ser algo que los deportistas esperen como un impulso a mitad del ejercicio. Tomar un tentempié a mitad del ejercicio puede facilitar la segunda mitad de este.

Proteínas: Una bebida o barrita de proteínas durante su entrenamiento podría ser beneficiosa para su recuperación post entrenamiento. La bebida no mejorará específicamente su energía o rendimiento en el entrenamiento. Sin embargo, puede animarle a ingerir proteínas de forma regular. Los músculos utilizarán las proteínas que ingiera para ayudar a reparar sus músculos después del entrenamiento. Esto también puede ayudar a condensar su ejercicio y su nutrición al realizar ambos durante el mismo bloque de tiempo asignado.

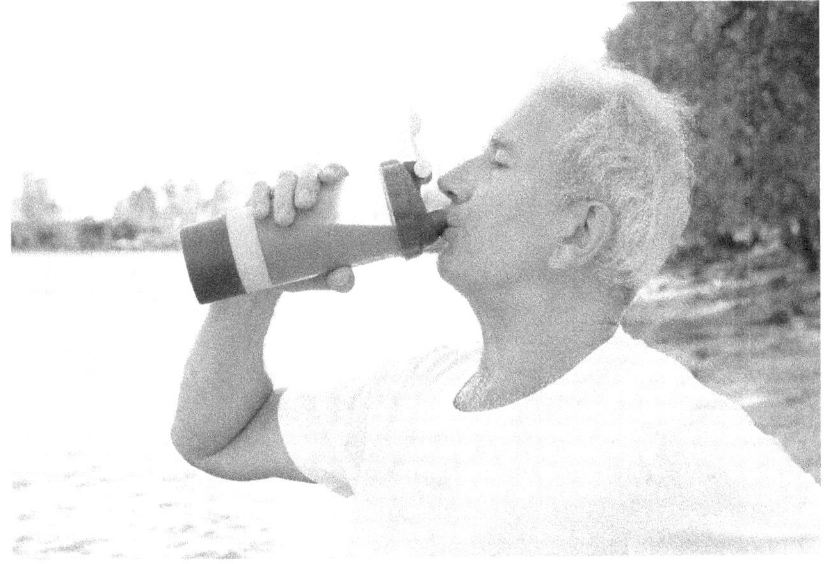

Una persona mayor tomando un batido de proteínas

Comida después del entrenamiento

La comida después del entrenamiento también es una práctica habitual. Independientemente de lo que coma antes o durante el ejercicio, un tentempié será beneficioso en algún momento después del entrenamiento. Comer en el plazo de una hora puede ayudar a proporcionar al cuerpo los nutrientes que necesitará para reponer y reparar los músculos que acaba de utilizar. Los músculos están preparados y a la espera de alimentos que les ayuden a reconstruirse durante este tiempo, poco después de un entrenamiento.

Proteínas: Las proteínas son esenciales para su plan de ejercicio. Ingerir una cantidad significativa de proteínas después de su entrenamiento tiene varios beneficios. La proteína le ayudará con la salud de las articulaciones y el proceso de reconstrucción. Un batido de proteínas, una barrita o una pequeña ración de carne, como por ejemplo filetes de pollo, le ayudarán a mantenerse saciado y a cubrir una de sus necesidades después del ejercicio. Planificar con antelación su entrenamiento y su alimentación puede ayudarle a evitar comer en exceso y alterar las comidas habituales.

Carbohidratos: Tomar carbohidratos después del entrenamiento le ayudará a reponer sus reservas de energía. Después de un entrenamiento, tomar una mezcla de carbohidratos rápidos y lentos es el mejor plan. Los de digestión rápida serán absorbidos rápidamente y utilizados por sus músculos preparados y a la espera para la reconstrucción. Los carbohidratos de digestión lenta serán utilizados por el cuerpo más lentamente, pero aun así ayudarán en el proceso de construcción mientras le mantienen sintiéndose lleno por más tiempo para apoyar un plan de dieta saludable. La mezcla de estas dos fuentes también le ayudará a evitar un fuerte bajón de energía cuando desaparezcan los efectos energizantes de su entrenamiento y de los carbohidratos de digestión rápida.

Comidas: No importa cuándo esté haciendo ejercicio, la comida surgirá, ya que su cuerpo deseará calorías después. Es aconsejable intentar planificar una comida poco después de hacer ejercicio para evitar comer en exceso dejando que el hambre se acumule demasiado después del ejercicio. Su elección de comida después del ejercicio debe incluir una mezcla de proteínas, carbohidratos y un poco de grasa. Estos tres macronutrientes principales son necesarios para ayudar a la recuperación del organismo. Las proteínas y los carbohidratos ayudan a reconstruir los músculos y a reponer energía a través de las calorías, mientras que las grasas ayudan a regular las hormonas utilizadas en los procesos de construcción y recuperación. Las buenas opciones después de un entrenamiento incluyen alimentos como frutas, cereales, verduras, boniatos, pasta, carne magra, pollo, huevos, yogur griego y frutos secos. Planifique una comida equilibrada rica en proteínas con ingredientes como éstos para después de que su cuerpo se enfríe tras el entrenamiento.

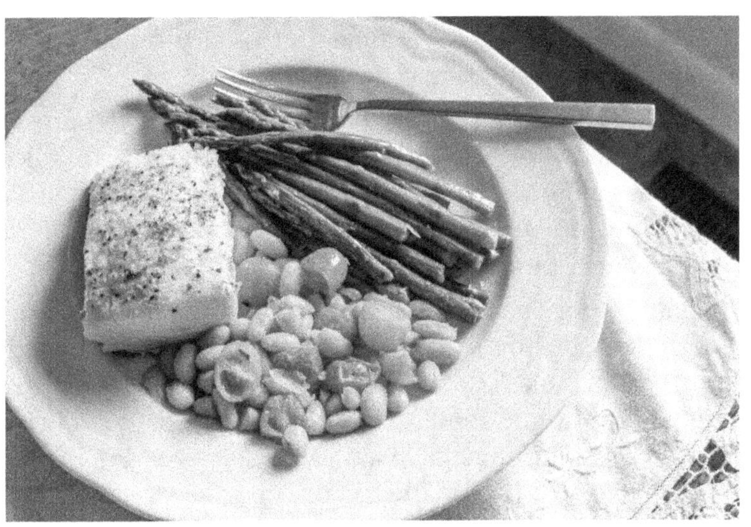
Una comida equilibrada después del entrenamiento

La conclusión es que debe proporcionar al cuerpo el combustible y los nutrientes que necesita para rendir y recuperarse del ejercicio. Comer adecuadamente en torno a los entrenamientos le permitirá cosechar los beneficios de todo el duro trabajo que está realizando. Un horario y un equilibrio adecuados de las comidas pueden actuar casi como otro entrenamiento en el sentido de que mejorarán cómo se siente y repercutirán directamente en sus ganancias de fuerza y en la recuperación muscular. Recuerde que, aunque los carbohidratos, las grasas y las proteínas son todos esenciales, la cantidad que necesita depende de su cuerpo y de su rutina de ejercicios específica. Asegúrese de mantenerse hidratado y escuche lo que le dice su cuerpo sobre cuánto y cuándo comer.

¿Cuándo es mejor hacer ejercicio?

Sabe que debe hacer ejercicio y sabe cómo debe alimentarse, pero ¿importa cuándo hace ejercicio? ¿Cuánto tiempo debe hacer ejercicio y a qué hora del día debe hacerlo? Estas últimas secciones detallarán los pros y los contras de hacer ejercicio a diferentes horas.

El momento de hacer ejercicio importa. El momento que elija para hacer ejercicio no cambiará por completo los efectos del trabajo que realice, pero tendrá algún efecto. Su vida y su horario en torno al ejercicio también son muy importantes, y el momento de hacer ejercicio también influirá en ello. Su horario en casa o donde haga ejercicio puede limitar o determinar sus opciones, lo que es totalmente aceptable si funciona. Todo ejercicio es bueno, pero los adultos mayores deben prestar atención a sus horarios y a algunos otros factores que dependen directamente del momento de hacer ejercicio.

Puede hacer ejercicio a primera hora de la mañana y aprovechar el impulso de su café o esperar a la tarde cuando se sienta más despierto. No hay un momento que sea estrictamente mejor que otro, pero *cuando* haga ejercicio probablemente se basará en sus preferencias personales más que en cualquier otra cosa.

Por lo tanto, elegir cuándo se siente mejor importa porque se sentirá así en relación con su entrenamiento. Esto significa que depende de usted decidir qué le resulta más natural. Hacer esta elección y luego atenerse a ella es importante, ya que fomenta la probabilidad de continuar con su rutina de ejercicios. En general, hay algunos pros y contras de hacer ejercicio por la mañana, por la tarde o por la noche, y éstos pueden tener un efecto aún más significativo en las personas mayores.

Por ejemplo, la mayoría de los adultos mayores no deberían intentar hacer ejercicio a menos de tres horas de acostarse. El ejercicio hará que todo su cuerpo trabaje; sentirse despierto y estimulado antes de acostarse no es útil. Es mejor que se tranquilice y se asegure de tener un sueño adecuado y reparador, ya que le garantizará la energía necesaria para hacer ejercicio mañana. Dormir también es esencial para que el ejercicio que realice consiga sus objetivos de mejorar su forma física y mental. Hacer ejercicio a primera hora del día probablemente le hará sentirse cansado a la hora de acostarse, y dormir bien mejorará su recuperación. A continuación encontrará otra comparación de los beneficios de hacer ejercicio por la mañana frente a por la tarde.

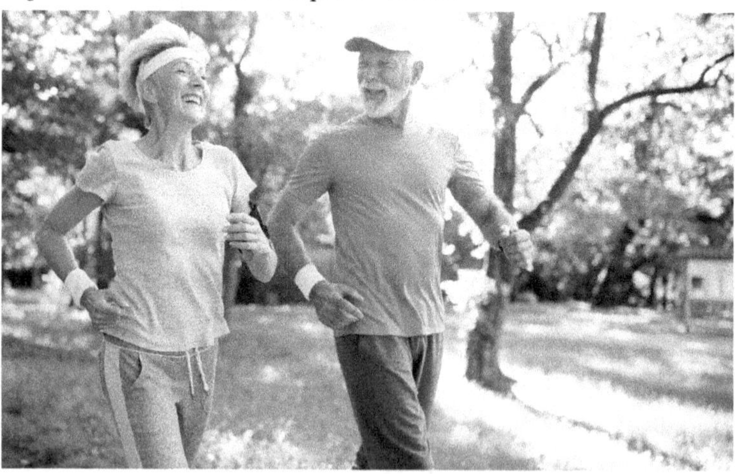

Las personas mayores haciendo ejercicio juntas al aire libre

Hacer ejercicio por la mañana

Acelera el metabolismo - Cuando se ejercita por la mañana, es probable que no haya comido mucho de antemano, y esta falta de alimento y combustible puede hacer que su metabolismo se acelere. La actividad cuesta energía y la energía proviene de las calorías. Cuando haga ejercicio, quemará calorías y utilizará la energía o los alimentos de los que disponga. Cuando se ejercita sin combustible presente para que el cuerpo lo utilice, hará que su metabolismo se ponga en marcha y se dirija a la grasa almacenada para obtener energía.

Para conseguir la energía que necesita para rendir antes, su cuerpo tendrá que esforzarse más para recurrir a sus reservas y ponerle en movimiento. Según las investigaciones, su metabolismo también es más alto cuando hace ejercicio por la mañana que si lo hace por la tarde. Esto permite quemar más calorías a lo largo del día haciendo ejercicio a primera hora de la mañana. Este aumento del metabolismo y hacer ejercicio en un estado con poco combustible disponible son formas positivas de ayudar a controlar la composición corporal. Hacer ejercicio por la mañana y luego mantener las calorías bajas a lo largo del día le ayudaría si estuviera intentando perder peso.

Ayuda a la productividad - Hacer ejercicio a primera hora de la mañana puede ser una buena forma de motivarse. Después de completar su entrenamiento, se sentirá realizado y podrá enorgullecerse de estar cuidando de su salud. También le hará empezar con una nota activa y positiva para preparar el escenario para el resto del día.

Empezar el día haciendo ejercicio puede darle impulso para seguir haciendo otras cosas, además de que tendrá una mentalidad positiva que podrá aplicar a ellas. Acabar primero con su entrenamiento también mantiene su agenda abierta para el resto del día.

La actividad puede ayudar a despertar su cuerpo, mejorar su estado de ánimo y agudizar su mente. El ejercicio libera hormonas positivas y ayuda a aumentar la circulación, lo que puede combinarse para impulsarle durante el resto del día.

Cumpla el plan - Las personas que hacen ejercicio por la mañana tienen más probabilidades de seguir haciéndolo de forma constante. Para muchos, la mañana es su mejor momento del día, ya que tienen una perspectiva positiva y se sienten con energía.

Muchos de los que hacen ejercicio por la mañana acaban por considerar el ejercicio como un hábito diario. Saber que va a hacer ejercicio y hacerlo antes puede ayudarle a asegurarse de que lo hace a diario.

Esperar hasta más tarde puede hacer que sus planes se vean inesperadamente interrumpidos, que pierda el impulso o incluso que coma demasiado a mediodía y se quede dormido. Esto puede llevarle a perderse el entrenamiento por completo o a considerar el ejercicio como una carga que interfiere con otro aspecto de su vida.

Con el tiempo, el ejercicio podría convertirse en algo que espera con impaciencia por las mañanas. Puede que disfrute tanto del estímulo que le proporciona que sienta que debe volver mañana y hacerlo de nuevo sin excusas.

Mejora la calidad del sueño - Los cambios físicos que experimenta su cuerpo al hacer ejercicio pueden ayudarle a dormir mejor por la noche. Su ritmo cardíaco, su respiración y su atención aumentan cuando hace ejercicio. Después, seguirá sintiéndose bien durante un rato, pero una vez que se le pase, se sentirá más tranquilo. Cuanto más se aleje de su ejercicio, más se instalará esta calma.

Hacer ejercicio a primera hora de la mañana aleja el intenso esfuerzo físico del día de la hora de acostarse. No debería estar agotado de su entrenamiento temprano a la hora de acostarse.

Después de hacer ejercicio temprano y comenzar un día productivo, es probable que se agote. Esto puede ayudar a mejorar su calidad de sueño. Estar cansado físicamente puede animarle a irse a dormir antes y, a su vez, a empezar antes y fuerte el día siguiente.

Aunque estos beneficios hacen que hacer ejercicio por la mañana sea una gran elección, existen algunos inconvenientes en los entrenamientos matutinos. Su estilo de vida también puede ser un factor a tener en cuenta a la hora de aprovechar o no estos beneficios del ejercicio temprano.

Mejora su estado de ánimo - El ejercicio libera unas hormonas llamadas endorfinas que le hacen sentirse feliz y pueden ponerle de un humor positivo. Ese estado de ánimo puede prolongarse durante el resto del día simplemente por hacer ejercicio a primera hora.

Los sentimientos positivos que experimenta después de una sesión de ejercicio probablemente se asociarán de forma natural con el ejercicio y le facilitarán aún más el proceso. El ejercicio estimula la circulación, le ayuda a concentrarse y reduce el estrés, dejándole en un estado positivo, listo para afrontar el resto del día.

Empiece sano, manténgase sano - Hacer ejercicio por la mañana hace que su día comience con una nota saludable, ya que sabe que se ha tomado el tiempo para hacer ejercicio. Esto pone su cabeza en la mentalidad de estar en forma y puede animarle a tomar mejores decisiones durante el resto del día. No querrá estropear su progreso diario comiendo demasiado mal o no realizando ninguna otra actividad.

Hacer ejercicio por la mañana puede iniciar una racha saludable. El objetivo sería aguantar todo el día comiendo sano y haciendo lo que pueda para apoyar el duro trabajo que ya ha realizado tan temprano. En cuanto a la comida, es más probable que haga una elección inteligente puesto que sabe que ya ha hecho un esfuerzo para hacer ejercicio y quiere recuperarse para mañana. El ejercicio temprano puede servir como paso uno en sus planes de puesta en forma para el día y ayudarle a mantenerse en el buen camino durante el resto de este.

Los inconvenientes del ejercicio matutino

El ejercicio matutino suele requerir que se levante relativamente temprano. No a todo el mundo le gusta levantarse temprano, y algunas personas nunca han tenido que hacerlo. Si su horario de vida no le permite levantarse temprano, intentar hacer ejercicio durante ese tiempo no es una buena idea. Puede que se despierte demasiado atontado para hacer ejercicio y no solo se salte su entrenamiento, sino que también se prepare para un día decepcionado o desmotivado.

Los entrenamientos matutinos también requieren más calentamiento. El calentamiento es importante para cualquier rutina de ejercicios. Las personas mayores deberían considerar el calentamiento a primera hora de cada mañana por su salud general y para prevenir lesiones. Si planea hacer ejercicio por la mañana, tiene que dedicar más tiempo al calentamiento extra. Después de dormir y estar tumbado en una posición durante ocho horas, su cuerpo necesitará algo de tiempo y motivación mediante estiramientos para estar listo para el ejercicio. No querrá lanzarse a hacer ejercicio sin estar preparado y sufrir una lesión. Las articulaciones pueden tensionarse, o los músculos podrían sufrir tirones por no estar lo suficientemente flexible y alerta a primera hora de la mañana. Como ya se ha mencionado, el objetivo de este libro y del ejercicio para personas mayores es mantenerle activo e independiente, y una lesión dificulta ambas cosas.

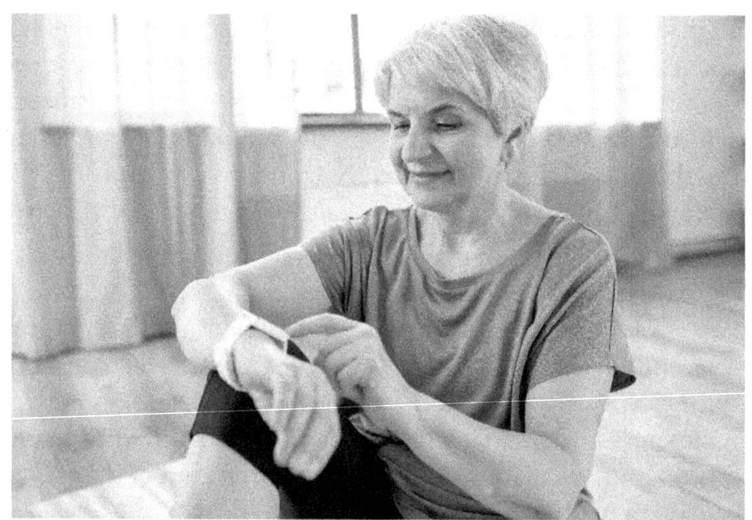

Una persona mayor comprobando su reloj de ejercicio

Beneficios de hacer ejercicio a última hora del día

Aunque el ejercicio matutino está repleto de beneficios útiles, el ejercicio vespertino tiene algunas ventajas propias. Un ejercicio por la tarde puede prepararle para tener un gran día mañana y puede ser el momento en el que esté más alerta y preparado para realizar un ejercicio eficaz. He aquí algunos de los principales beneficios del ejercicio vespertino.

Reducción de lesiones - Al comenzar su ejercicio por la tarde, está poniendo más distancia entre el despertar y el entrenamiento. Estará más alerta a última hora del día y se habrá movido al menos en cierta medida antes de su entrenamiento. Aunque esto no constituye un calentamiento, calentará su cuerpo más que por la mañana. Sus articulaciones también estarán más flexibles, ya que las habrá utilizado para sus actividades y tareas diarias. Por lo tanto, no tendrá que calentar tanto y, en general, será menos probable que sufra un accidente.

Más avanzado el día, su temperatura corporal aumenta. Este aumento hará que el cuerpo se sienta despierto y aumentará la circulación sanguínea. Este aumento de la circulación preparará su mente y sus músculos para el ejercicio. Esto hará que realizar los movimientos del ejercicio le parezca más fácil.

¿Sabía que su tiempo de reacción también es mayor por la tarde? Este estado de alerta puede ayudarle a tomar decisiones rápidas e inteligentes que pueden ayudarle a mantenerse a salvo. Estar despierto y preparado para el ejercicio hace que la práctica sea mucho más segura que si está aturdido o se siente forzado a empezar. Sus movimientos serán más seguros y suaves; por lo tanto, es probable que su forma sea mejor. Estar concentrado y preparado también le permitirá rendir mejor y sacar más provecho del tiempo que dedique, al tiempo que reducirá las posibilidades de cometer un error que podría llevarle a una experiencia negativa.

Aumenta sus resultados - La tarde puede ser un mejor momento para que su cuerpo se ejercite. Sus músculos están en modo de máximo rendimiento por las tardes, lo que significa que tiene una mayor capacidad para levantar más peso que en cualquier otro momento del día. Este impulso se atribuye a la liberación de hormonas basada en el sueño.

El sueño libera hormonas específicas para ayudar a calmarle y mantenerle dormido por la noche. La tarde espacialmente es el momento opuesto al sueño; por lo tanto, se liberan las hormonas opuestas. La testosterona, que ayuda a aumentar el rendimiento físico y puede mejorar la construcción muscular, es más alta durante esta hora de la tarde.

El impulso de la testosterona puede ayudar a proporcionar una mayor fuerza y resistencia para su entrenamiento. Esto puede hacer que el ejercicio le resulte más fácil e incluso animarle a volver y seguir ejercitándose mañana.

También se sentirá lo contrario de atontado por las tardes gracias a este impulso de testosterona y a estar bien distanciado de cuando se despertó. Por lo tanto, si le preocupa no tener fuerzas o sentirse demasiado atontado, la tarde es el momento para usted.

Puede ayudarle a dormir mejor - Hacer ejercicio demasiado cerca de la hora de acostarse es perjudicial para sus objetivos de salud y bienestar, ya que probablemente afectará a su sueño. Pero, si hace ejercicio de 3 a 4 horas antes de esa hora, puede hacer que duerma mejor.

Las endorfinas que libera el cuerpo y el impulso de energía que obtiene del aumento del ritmo cardíaco deberían desaparecer por completo en las 3 o 4 horas previas a acostarse. Cuando éstos desaparezcan inicialmente, sentirá una sensación de relajación que podría traducirse en una sensación de calma suficiente para irse a la cama. Acostarse una vez que estos hayan desaparecido recientemente puede conducir a un sueño más profundo y de alta calidad.

Además, el tiempo posterior a sus entrenamientos estará cargado por el impulso natural que recibe del ejercicio. Podría utilizar este impulso para hacer que estas primeras horas de la noche sean más productivas, y esto podría ser una forma de replicar la sensación de mente fresca que tiene a primera hora del día.

Más energía disponible - Por las tardes, su ejercicio puede parecerle un poco más fácil durante un poco más de tiempo. Se sentirá más presente mentalmente y su cuerpo se habrá despertado por completo por la tarde. Por la mañana, aunque esté despierto y haciendo ejercicio, su cuerpo todavía se está encogiendo de hombros por los efectos de haber estado tumbado durante ocho horas.

Por la tarde ya habrá comido y tomado uno o dos cafés. Las calorías añadidas y la cafeína pueden combinarse para excitarle a hacer ejercicio por la tarde. Muchas personas pueden utilizar el té de la tarde o el almuerzo para impulsarse a través de sus entrenamientos con mayor facilidad.

Si hace ejercicio sintiéndose cansado, seguramente hará que el trabajo le resulte más duro, le animará a sentirse negativo respecto al ejercicio e incluso acortará su entrenamiento. Por la tarde, su día ha hecho que su cuerpo y su mente bombeen, y el simple hecho de pasar a un ejercicio puede no parecerle una tarea difícil en absoluto.

Menos estresado - Hacer ejercicio puede ser la respuesta a su estrés diario. Es probable que el estrés del día le deje agotado a primera hora de la tarde, pero hacer ejercicio durante ese tiempo puede ser gratificante. Cuando hace ejercicio, el cuerpo libera hormonas positivas que eliminarán esos sentimientos de estrés o temor del trabajo o incluso del día.

Hacer algo de ejercicio en este momento, cuando el estrés se ha acumulado durante gran parte del día, puede ser una forma de vencerlo cada día. Tal vez haya tenido un día duro escribiendo su libro, o la casa esté un poco agitada cuando todos están en casa, es el momento perfecto para hacer ejercicio.

El ejercicio le dará un respiro del estrés y le ayudará a centrarse en lograr algo de lo que pueda sentirse orgulloso. Cuando termine el ejercicio, debería sentirse mejor y mentalmente tener algo por lo que sentirse mejor.

Hacer ejercicio a última hora del día también puede servir para sustituir malos hábitos posiblemente causados por el estrés. Si intenta no ver las noticias de la noche por su salud mental, sustituya este tiempo por ejercicio. Si suele tomar tentempiés antes de cenar que están perjudicando su dieta, intente hacer ejercicio en su lugar. No solo habrá sustituido un mal hábito, sino que lo reemplazará por uno que le hará sentirse bien.

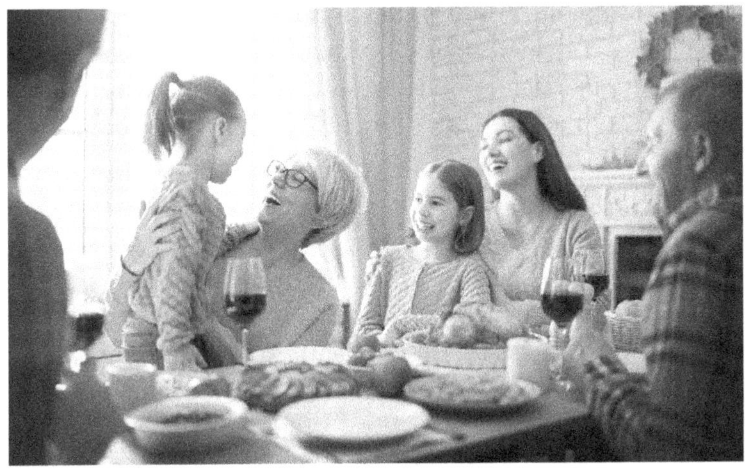

Una persona mayor con su familia durante la cena

Puede ayudarle a concentrarse - Cuando empieza el día, su mente aún se está despertando y procesándolo todo. Todo lo que ha planeado para el día vendrá probablemente a su mente durante este tiempo. Puede que esté pensando en preparar el desayuno, llamar a un amigo o cenar con su familia más tarde mientras su mente se concentra para el día.

Hacer ejercicio por la tarde le ayuda a aliviar algunas de estas distracciones de pensamiento; ya habrá abordado muchos de los asuntos del día y habrá hecho planes sobre lo que hará después de su entrenamiento. Hacer ejercicio por la tarde también significa que ha reservado un tiempo para ejercitarse y no está tratando de apresurarse para llegar al resto del día.

Evitar este tipo de distracciones es importante para quienes intentan tener éxito en un nuevo programa de ejercicio. Hacer que el tiempo de ejercicio y la experiencia en general sean lo más fáciles posible puede ayudarle a motivarse para continuar con su rutina de ejercicios.

Disfrutar de su tiempo de ejercicio y convertirlo en una experiencia que quiera repetir mañana es primordial. Conseguir una racha de días constantes de ejercicio es necesario para formar un hábito que se mantenga.

**Hace que el mañana sea mejor - **Hacer ejercicio a última hora del día y despejar la cabeza antes de dormir puede ayudar a que el mañana sea mejor. A la hora de acostarse, se irá a dormir sintiéndose libre de estrés, físicamente tranquilo y listo para dormir. Alcanzar este estado le ayudará a despertarse sintiéndose renovado y con una perspectiva positiva. Empezar el día sabiendo que ha descansado bien y que tiene la mente despejada puede abrirle muchas posibilidades que de otro modo no habría tenido. El ejercicio puede ser, sin duda, una herramienta para hacer que el día de mañana sea estupendo.

Puede que no esté seguro de si los entrenamientos matutinos o vespertinos son para usted, y la verdad es que puede decidirlo tras un poco de ensayo y error. Recuerde que no hay una respuesta incorrecta, pero una forma se adaptará mejor a usted que la otra y le facilitará la práctica del ejercicio. No fuerce una rutina matutina si le encanta dormir hasta tarde porque solo creará un conflicto de intereses. Tenga en cuenta estos beneficios y su estilo de vida a la hora de seleccionar su horario de ejercicio.

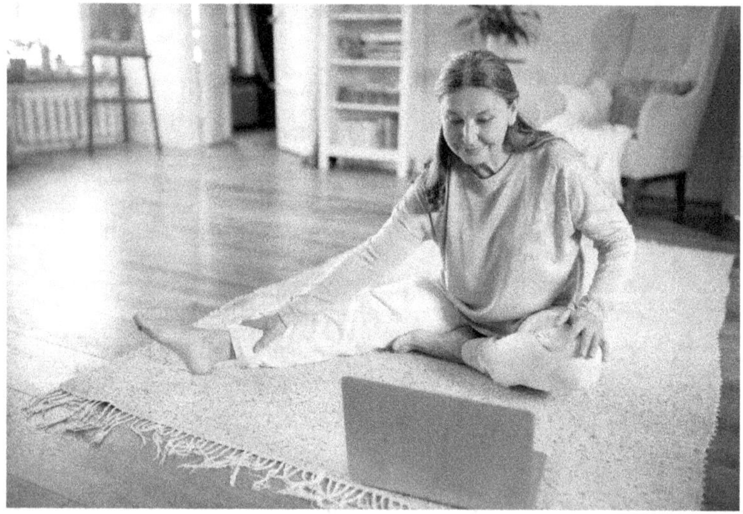

Una mujer mayor estirando en casa

Haga todo lo posible por ser constante. Coma, hidrátese y haga ejercicio correctamente todos los días. No deje que lo malo se filtre y le impida alcanzar sus objetivos de forma física. Si el ejercicio le sigue pareciendo complicado, no pasa nada. Emprenda su viaje paso a paso y día a día. El ejercicio se hace más fácil a medida que avanza, y cuanto más esfuerzo le dedique, más fácil le resultará dedicarle tiempo.

Segunda Parte: Yoga para la Tercera Edad

Posturas y estiramientos para un bienestar óptimo

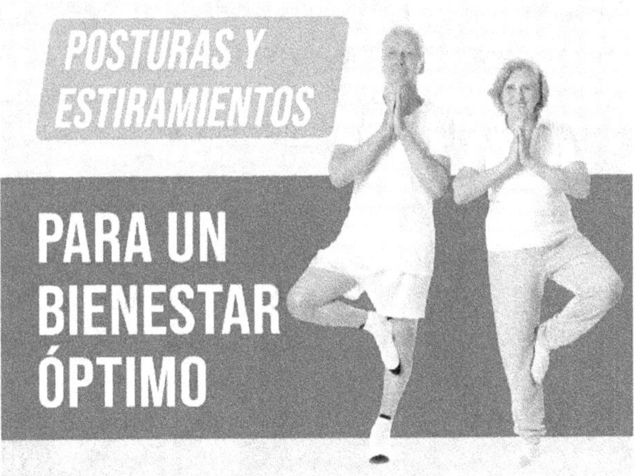

Introducción

Envejecer es una parte natural y hermosa de la vida, pero también puede plantear sus propios retos. A medida que envejecemos, nuestro cuerpo cambia y podemos encontrarnos con problemas como una menor flexibilidad, dolor en las articulaciones y estrés. Por estas razones, el yoga se convierte en un inestimable compañero de viaje.

El yoga se practica desde hace siglos, se originó en la antigua India como un enfoque holístico para armonizar el cuerpo, la mente y el espíritu. Sus beneficios están bien documentados, desde la mejora de la flexibilidad y la fuerza hasta la reducción del estrés y el aumento de la claridad mental. Aunque el yoga goza de popularidad entre personas de todas las edades, este libro aborda específicamente las necesidades y retos únicos a los que se enfrentan las personas mayores.

Tanto si es principiante como si tiene alguna experiencia con el yoga, este libro es su compañero de confianza en la senda hacia un bienestar óptimo. Hemos seleccionado cuidadosamente una serie de posturas y estiramientos seguros, suaves y eficaces para las personas mayores, teniendo en cuenta varios niveles de flexibilidad y movilidad. Desde posturas sentadas hasta flujos suaves, cada movimiento se explica en detalle, con **instrucciones** claras e ilustraciones de acompañamiento que le guiarán paso a paso.

Pero este libro va más allá de enseñar sólo las posturas físicas. Se adentra en los aspectos más profundos del yoga, explorando las técnicas de respiración y meditación que pueden mejorar la claridad mental, reducir el estrés y favorecer el equilibrio emocional. A través de este enfoque holístico, aprenderá como cultivar la armonía en su interior, lo que le proporcionará una mayor sensación de bienestar general.

Y aquí llega la mejor parte: no necesitará ningún equipamiento sofisticado ni caras suscripciones de gimnasio. Todo lo que necesita es a sí mismo y un compromiso de constancia. Sólo una práctica de yoga de 20 minutos al día, complementada con un descanso adecuado y una dieta equilibrada, puede transformar su cuerpo y su vida.

Y es que lo más difícil no es el aspecto físico de la reconstrucción de la fuerza —es mantener la motivación y la constancia para seguir adelante. La mente suele percibir esta nueva actividad como extraña y desconocida, resistiéndose al cambio e inventando excusas para evitarlo. Sin embargo, una vez que supere esas barreras mentales y se comprometa con su práctica de yoga, abrirá un camino hacia el éxito sin esfuerzo y los beneficios a largo plazo.

En los siguientes capítulos de este libro, conocerá todos los aspectos del fortalecimiento, aliviar el dolor muscular, y alimentar su conexión mente-cuerpo a través del yoga. Además, exploraremos la psicología que hay detrás de la constancia, dotándole de estrategias para persuadir a su mente y establecer el hábito de practicar yoga para toda la vida.

Entonces, ¿está listo para embarcarse en un viaje de fuerza, vitalidad y bienestar óptimo? Si es así, sumerjámonos en el mundo transformador del yoga y desbloquee el potencial ilimitado que lleva dentro.

Recordatorio: El objetivo principal de este libro es proporcionar información e impartir conocimientos a sus lectores. NO está diseñado para sustituir el tratamiento de dolencias ni los diagnósticos médicos. NO confíe en este libro como medio de autodiagnóstico o autotratamiento. Es crucial que consulte a su médico antes de tomar cualquier medicamento, alterar sus hábitos dietéticos o incorporar el ejercicio a su régimen diario.

Capítulo 1: ¿Qué es el yoga y por qué debería practicarlo?

El yoga surgió hace miles de años en la India. La propia palabra "yoga" significa unión o conexión.

Representa a la idea de conectar el yo individual con la conciencia universal. El yoga incorpora diversas técnicas, como asanas (posturas físicas), Pranayama (ejercicios respiratorios) y meditación. La combinación de estas prácticas crea una poderosa sinergia que puede beneficiarle de numerosas formas.

El yoga y la salud física

El dolor articular y muscular puede repercutir significativamente en la calidad de vida de las personas mayores, afectando a su movilidad, independencia y calidad de vida en general. Por lo tanto, es importante comprender las razones que están detrás de estos problemas comunes para controlar y aliviar eficazmente el dolor.

La artrosis es la principal causa de dolor articular en las personas de la tercera edad. Según un estudio publicado en la revista *"Envejecimiento y Salud"*, aproximadamente el 33% de las personas mayores de 65 años experimentan los síntomas de la artrosis. Esta enfermedad degenerativa se produce cuando el cartílago protector entre las articulaciones se desgasta gradualmente, provocando dolor, rigidez e hinchazón.

Los suaves movimientos y estiramientos comunes del yoga pueden ayudar a mejorar la flexibilidad articular y el rango de movimiento. Las posturas de yoga denominadas "gato/vaca" o "puente", se centran en articulaciones específicas, fomentando la movilidad y reduciendo la rigidez. Estas posturas también fortalecen los músculos que rodean las articulaciones, proporcionando un mayor apoyo y estabilidad.

Aunque la artrosis es más frecuente, la artritis reumatoide también afecta a un número significativo de personas mayores. Alrededor del 2% de las personas mayores de 65 años padecen artritis reumatoide. A diferencia de la artrosis, la artritis reumatoide es un trastorno autoinmune que provoca que el sistema inmunitario ataque las articulaciones, lo que se manifiesta en dolor, inflamación y deformidad articular. El diagnóstico precoz, la medicación y las modificaciones del estilo de vida, como el ejercicio regular de yoga y una dieta sana, pueden ayudar a controlar los síntomas.

El yoga puede ayudar a las personas mayores con artritis reumatoide con el fortalecimiento de los músculos que rodean las articulaciones. Unos músculos fuertes proporcionan un mejor apoyo a las articulaciones y pueden aliviar parte del estrés y la tensión que estas soportan.

Es importante que las personas que padecen artrosis y artritis reumatoide aborden el yoga con precaución, eligiendo aquellas posturas más adecuadas y que se adapten a sus capacidades y limitaciones. Los estilos de yoga suaves, como el Hatha o el Yoga Restaurativo (explicados en el capítulo 2), se suelen recomendar para las personas con dichas afecciones. Estos estilos hacen hincapié en los movimientos lentos y controlados y ofrecen modificaciones para adaptarse a las necesidades individuales.

Las distensiones musculares y los esguinces también presentan un gran problema. Se suelen producir por movimientos bruscos, sobreesfuerzos o accidentes. Las personas de la tercera edad pueden sufrir estas dolorosas lesiones con mayor frecuencia debido a la reducción de su masa y su fuerza muscular.

Una de las principales formas en que el yoga puede ayudarle con las distensiones musculares y los esguinces es favoreciendo el estiramiento suave y el fortalecimiento de los músculos. Las posturas de yoga, también denominadas asanas, se centran en elongar y liberar los músculos tensos, permitiendo que se relajen y sanen. Los estiramientos suaves pueden ayudar a aumentar la flexibilidad y reducir la rigidez muscular, lo que a su vez puede aliviar el dolor propio del envejecimiento.

Además, el yoga puede ayudarle a desarrollar un mayor sentido de la conciencia de su cuerpo. Prestando atención a su cuerpo durante la práctica del yoga, puede aprender a identificar cualquier zona de incomodidad o tensión. Esta concienciación puede ayudarle a prevenir nuevas lesiones o incluso caídas con riesgo mortal.

Según los Centros para el Control y la Prevención de Enfermedades (CDC), las caídas son la principal causa de lesiones entre las personas mayores: una de cada cuatro personas mayores de 65 años sufre al menos una caída al año. Estas caídas pueden provocar fracturas, traumatismos o lesiones craneales y pérdida de independencia.

Diversos estudios han demostrado que los ejercicios dirigidos al equilibrio, la flexibilidad y la fuerza pueden reducir el riesgo de caídas hasta en un 40% en las personas mayores. Los ejercicios de estiramiento, como el yoga o las rutinas de estiramientos suaves, ayudan a mantener la flexibilidad de los músculos flexibles, previniendo la rigidez.

Uno de los aspectos clave del yoga que favorece la estabilidad y el equilibrio es su énfasis en el fortalecimiento de los músculos centrales. Los músculos centrales, que incluyen los abdominales, la espalda y el suelo pélvico, desempeñan un papel vital en el mantenimiento de la estabilidad y el equilibrio. Fortalecer dichos músculos puede ayudarle a mantener una postura erguida y evitar caídas.

Otra de las formas en las que el yoga beneficia a las personas mayores es reduciendo la inflamación del cuerpo. La inflamación crónica se suele asociar con el dolor articular y puede empeorar afecciones ya existentes como la artritis. Un estudio publicado en la *"Revista de Reumatología"* descubrió que el yoga reduce los marcadores inflamatorios en la sangre de los ancianos con artritis. Al reducir la inflamación, el yoga contribuye a aliviar el dolor y favorecer la salud de las articulaciones.

Es importante tener en cuenta que siempre se debe consultar con un profesional sanitario antes de iniciar cualquier nuevo programa de ejercicios, incluyendo el yoga. Un instructor de yoga cualificado también podría orientarle sobre las modificaciones y adaptaciones adecuadas para garantizar la seguridad y la eficacia. Puede orientarle sobre las modificaciones y adaptaciones adecuadas de las posturas para que se ajusten a sus necesidades y limitaciones concretas.

Sin embargo, los dolores articulares y musculares no son la única limitación física que experimentan las personas mayores. A medida que envejecemos, nuestro organismo experimenta diversos cambios, entre los que se incluyen las alteraciones de la tensión arterial. La presión arterial alta, también conocida como hipertensión, fue reconocida hace tiempo como un problema de salud.

Sin embargo, la disminución de la presión arterial, a menudo denominada hipotensión, también es un problema importante entre las personas mayores. Según el Instituto Nacional sobre el Envejecimiento, aproximadamente 1 de cada 3 personas mayores experimenta episodios de tensión arterial baja. Esta ratio de frecuencia aumenta con la edad, por lo que es un tema crucial que debería conocer.

La tensión arterial baja puede tener diversas consecuencias para su salud. Le puede provocar mareos, desmayos y un mayor riesgo de caídas, con el consiguiente riesgo de sufrir lesiones mortales. Además, la disminución del flujo sanguíneo a órganos vitales como el cerebro y el corazón puede provocar síntomas tales como confusión, fatiga e incluso dolores torácicos.

El ejercicio regular, aprobado por un profesional sanitario, puede ayudar a mejorar la salud cardiovascular y a favorecer el flujo sanguíneo. Según un estudio reciente, los participantes que practicaron yoga durante doce semanas experimentaron una notable disminución de la presión arterial tanto sistólica como diastólica. Otro estudio reveló que el yoga, cuando se practica durante seis meses, tiene como resultado una reducción significativa de la tensión arterial y una mejora de la calidad de vida entre los hipertensos de la tercera edad.

El efecto del yoga sobre la presión arterial se puede atribuir a varios factores. Un mecanismo importante es su capacidad para reducir el estrés. Se sabe que el estrés crónico eleva la tensión arterial, y el énfasis que pone el yoga en las técnicas de relajación y la respiración controlada puede ayudarle a gestionar mejor sus niveles de estrés.

Es esencial que las personas mayores aborden el yoga de una manera segura y personalizada. Son muy recomendables las clases de yoga suaves para principiantes, centradas en ejercicios de respiración, estiramientos suaves y técnicas de relajación. Comenzando despacio y aumentando gradualmente la duración y la intensidad de su práctica, podrá experimentar con seguridad los beneficios del yoga.

El yoga también puede ser beneficioso para quienes padecen diabetes o experimentan síntomas de prediabetes. La diabetes es una enfermedad muy extendida, sobre todo entre las personas mayores. Aproximadamente el 26% de los estadounidenses mayores de 65 años padecen diabetes. Esto significa que al menos una de cada cuatro personas mayores se enfrenta al reto de controlar sus niveles de azúcar en sangre. Sin embargo, con los conocimientos y cuidados adecuados, cualquier persona puede llevar una vida sana y satisfactoria a pesar de tener un diagnóstico de diabetes.

La práctica regular de yoga puede reducir significativamente los niveles de glucosa en sangre en ayunas en personas mayores de sesenta años. Este efecto se atribuye a la naturaleza reductora del estrés del yoga, que disminuye los niveles de cortisol, lo que mejora la sensibilidad a la insulina de los diabéticos.

La diabetes puede afectar a la circulación y a la función nerviosa de las extremidades, provocando complicaciones como la neuropatía diabética. Un estudio de investigación publicado en la *"Revista de Investigación Clínica y Diagnóstica"* indicó que el yoga mejoraba la función nerviosa periférica en personas mayores con diabetes de tipo 2. La práctica regular de posturas de yoga favorece el flujo sanguíneo y mejora la conductividad nerviosa, reduciendo el riesgo de complicaciones.

Otro problema físico que padecen más del 50% de las personas mayores de 65 años es la dificultad, en cierto modo, para respirar. Este síntoma común suele asociarse a diversas afecciones respiratorias y puede afectar significativamente a la calidad de vida.

La reducción de la capacidad pulmonar y la debilidad de los músculos respiratorios pueden provocar falta de aire, fatiga y disminución de la actividad física, afectando a las tareas cotidianas. Afortunadamente, las investigaciones científicas han arrojado luz sobre los efectos positivos del yoga en el tratamiento de las dificultades respiratorias de las personas mayores.

Para las personas mayores con problemas respiratorios, las técnicas respiratorias específicas (Pranayama) han demostrado resultados prometedores en la mejora de la función pulmonar y la reducción de la falta de aire.

Una de estas técnicas es la "respiración diafragmática", también conocida como "respiración abdominal". Esta técnica consiste en realizar inhalaciones profundas, en las que el diafragma, un músculo en forma de cúpula que separa las cavidades torácica y abdominal, desciende, permitiendo que los pulmones se expandan por completo. Este tipo de respiración ayuda a las personas mayores a utilizar su capacidad pulmonar de forma más eficaz, aportando oxígeno fresco al organismo y expulsando dióxido de carbono de manera eficiente.

En un estudio, los investigadores descubrieron que la práctica regular de la respiración diafragmática tan sólo durante cuatro semanas producía mejoras significativas en la función pulmonar y la capacidad de ejercitarse de las personas mayores. Esto indica que unos sencillos ejercicios de respiración, fácilmente incorporables a una rutina de yoga, pueden suponer una notable diferencia en la capacidad para respirar con comodidad y realizar actividades físicas.

Además, el hecho de que el yoga se centre en la relajación y la reducción del estrés también puede beneficiar a las personas con dificultades respiratorias. La ansiedad y el estrés pueden agravar los problemas respiratorios, provocando respiraciones menos profundas y una mayor disnea. Mediante la meditación y las prácticas de atención plena incorporadas al yoga, puede aprender a controlar el estrés y calmar la mente, lo que, a su vez, puede aliviar la tensión de su sistema respiratorio.

Varias asanas de yoga han demostrado tener efectos positivos sobre las dificultades respiratorias. Las posturas suaves para abrir el pecho, como la postura de la cobra (Bhujangasana) o la del pez (Matsyasana), pueden mejorar la expansión pulmonar y estirar la musculatura respiratoria. Estas posiciones también ayudan a mejorar la postura corporal, que es esencial para una función pulmonar óptima.

Un estudio publicado en la *"Revista de Ciencias de la Fisioterapia"* demostró que la práctica regular del yoga mejoraba no sólo la función pulmonar, sino también la fuerza muscular respiratoria general entre las personas mayores. Fortalecer estos músculos le puede ayudar a respirar de una forma más eficaz y a reducir la fatiga asociada a las dificultades respiratorias.

Aparte de estos beneficios, el yoga también puede contribuir a disminuir el dolor de espalda. El dolor de espalda es una dolencia común que afecta a personas de todas las edades, pero que se vuelve cada vez más frecuente con el paso de los años. A medida que envejecemos, nuestro cuerpo experimenta cambios que pueden contribuir al dolor de espalda, como la enfermedad degenerativa del disco, la artritis y la osteoporosis.

El yoga ha demostrado resultados prometedores para aliviar el dolor de espalda y mejorar la capacidad funcional. De hecho, los ancianos que practican yoga experimentan reducciones significativas del dolor lumbar crónico si se comparan con los que sólo reciben una atención médica convencional.

El yoga incorpora estiramientos suaves, ejercicios de fortalecimiento y técnicas de relajación dirigidas a los músculos y ligamentos que sostienen la columna vertebral. La práctica regular de posturas de yoga, como la "vaca-gato", la "cobra" y la "postura del niño", puede ayudar a aliviar la tensión, aumentar el flujo sanguíneo y favorecer la sanación de los músculos de la espalda.

¡El yoga también puede ser una buena forma de perder un par de kilos! La obesidad en las personas mayores puede tener graves consecuencias para su salud y bienestar general. Aumenta el riesgo de padecer enfermedades crónicas como diabetes de tipo 2, cardiopatías, hipertensión y ciertos tipos de cáncer. El exceso de peso también sobrecarga las articulaciones, lo que provoca artritis y problemas de movilidad, que pueden repercutir negativamente en la independencia y la calidad de vida.

Hay estudios que han demostrado que existe una estrecha relación entre la obesidad y el deterioro cognitivo en los adultos mayores. La obesidad está asociada a la inflamación, la resistencia a la insulina y la reducción del flujo sanguíneo al cerebro, lo que puede contribuir al deterioro cognitivo y a un mayor riesgo de desarrollar la enfermedad de Alzheimer y otras formas de demencia.

En una sesión de yoga para mayores de sesenta minutos se pueden quemar una media de 150-400 calorías, dependiendo de la intensidad de la práctica. La práctica constante del yoga le puede ayudar a mantener un peso saludable al estimular su metabolismo y aumentar el gasto calórico.

Una investigación realizada por la *"Revista Americana de Atención Sanitaria Gestionada"* reveló que el yoga puede reducir eficazmente el porcentaje de grasa corporal en las personas mayores. En el estudio, los participantes que practicaban yoga con regularidad experimentaron una disminución significativa de la grasa corporal, especialmente alrededor de la cintura y el abdomen.

Yoga y salud mental

El estrés es una preocupación común entre las personas mayores, y factores como los problemas de salud, la pérdida de seres queridos y los cambios en las rutinas diarias contribuyen a su prevalencia. Aproximadamente el 68% de los adultos mayores de 65 años han declarado que experimentan niveles de estrés de moderados a elevados, lo que subraya la importancia de abordar este problema.

Se ha demostrado que el yoga es un método eficaz para reducir el estrés en las personas mayores. En primer lugar, el yoga incorpora ejercicios de respiración profunda, que se sabe que activan la respuesta de relajación del cuerpo y calman la mente.

Un estudio descubrió que los adultos mayores que practicaron yoga durante sólo 12 semanas experimentaron una reducción del 35% en la percepción del estrés. Además, las posturas de yoga, o asanas, están diseñadas para liberar la tensión. Las personas mayores que practican yoga con regularidad experimentan una disminución del 15% en los niveles de estrés, junto con mejoras en la calidad del sueño y el estado de ánimo en general.

El yoga también ofrece un componente social, que puede ser especialmente beneficioso para las personas mayores que pueden experimentar sentimientos de aislamiento o soledad. Participar en clases de yoga en grupo brinda a los mayores la oportunidad de relacionarse con otras personas, fomentando un sentimiento de comunidad y apoyo. Un estudio publicado en el *"Revista Internacional de Yoga Terapéutico"* examinó los efectos del yoga en grupo sobre la reducción del estrés en adultos mayores. Los resultados mostraron que las personas mayores que practicaban yoga en grupo experimentaban una disminución del 27% en los niveles de estrés, junto con un aumento de los sentimientos de conexión social.

Además, la práctica regular del yoga se relaciona con mejoras en la salud mental general. Las personas mayores que practican yoga al menos dos veces por semana experimentan una reducción del 50% en los síntomas de ansiedad y depresión. Lo que esto sugiere es que el yoga puede ser una herramienta eficaz para controlar las enfermedades mentales relacionadas con el estrés en las personas mayores.

Una de las principales razones por las que las personas mayores sufren depresión y ansiedad son los importantes cambios vitales y las pérdidas a las que a menudo se enfrentan. A medida que envejecemos, podemos encontrarnos con un deterioro de la salud física, la pérdida de seres queridos, la jubilación o una disminución de las interacciones sociales. Estos cambios pueden provocar sentimientos de aislamiento, dolor y sensación de falta de propósitos, lo que puede contribuir a la aparición de síntomas depresivos. Según un estudio publicado en la *"Revista de*

Psicología Clínica" alrededor del 6/10% de los adultos mayores sufren depresión, y el riesgo de desarrollar estos síntomas depresivos aumenta con la edad.

Los factores sociales también desempeñan un papel importante en el bienestar mental de los mayores. La jubilación, por ejemplo, puede conllevar la pérdida de conexiones sociales y del sentimiento de identidad asociado al trabajo. Alrededor del 17% de los mayores de 65 años se encuentran socialmente aislados. El aislamiento social puede contribuir a la sensación de soledad y aumentar el riesgo de depresión y ansiedad. Además, las personas mayores pueden tener dificultades económicas, inseguridad en la vivienda o acceso limitado a la atención sanitaria, lo que puede contribuir al estrés y la angustia emocional. Es importante reconocer que la depresión y la ansiedad en las personas mayores no son una parte normal del envejecimiento, sino que son afecciones tratables.

También se ha demostrado que el yoga mejora la función cognitiva de las personas mayores. La función cognitiva se refiere a las capacidades y procesos mentales que intervienen en la adquisición, el procesamiento y el uso de la información. Esto incluye diversos aspectos como la memoria, la atención, el lenguaje, la resolución de problemas y la toma de decisiones. Según vamos envejeciendo, es habitual que algunas personas mayores experimenten un deterioro de su función cognitiva. Este declive puede tener un impacto significativo en su vida cotidiana y en su bienestar general.

Uno de los problemas cognitivos más comunes entre las personas mayores es la pérdida de memoria. Alrededor del 10% de las personas mayores de 65 años padecen Alzheimer, un trastorno cerebral progresivo que afecta a la memoria, el pensamiento y el comportamiento. Además, el deterioro cognitivo leve, una afección caracterizada por problemas notables de memoria, afecta alrededor del 20% de las personas mayores de 65 años.

Otro aspecto del deterioro cognitivo en las personas mayores son las dificultades de atención y concentración. Prácticamente el 30% de los adultos mayores experimentan algún tipo de trastorno de la atención. Esto puede dificultar que los ancianos se concentren en sus tareas, sigan conversaciones o participen en actividades.

El deterioro cognitivo también puede afectar a las capacidades lingüísticas y comunicativas. Alrededor del 25% de las personas de la tercera edad experimentan dificultades relacionadas con el lenguaje, tales como encontrar las palabras adecuadas o comprender frases complejas. Estas dificultades pueden obstaculizar una comunicación eficaz, lo que les conduce al aislamiento social y a la frustración. Los mayores deben ser motivados a pedir ayuda a logopedas o a participar en ejercicios lingüísticos para preservar su capacidad de comunicación.

La capacidad para resolver problemas y tomar decisiones también puede disminuir en las personas mayores. Un estudio realizado por el *Centro para el Estudio del Envejecimiento y el Desarrollo Humano* reveló que aproximadamente el 40% de las personas mayores experimentan dificultades en tareas que incluyen toma de decisiones, como evaluar riesgos o realizar elecciones complejas. Este deterioro de la función cognitiva puede afectar a la independencia y la calidad de vida de las personas mayores. Motivar a los mayores a realizar actividades que estimulen su mente, como rompecabezas o juegos de estrategia, puede ayudarles a mantener y mejorar su capacidad para resolver problemas.

Es importante señalar que el deterioro cognitivo no es inevitable para todas las personas mayores. Llevar un estilo de vida saludable puede reducir significativamente el riesgo y la progresión del deterioro cognitivo.

Otro aspecto destacable del yoga, sobre todo para las personas mayores, es su capacidad para mejorar la función cognitiva. Las investigaciones han demostrado que la práctica regular del yoga puede ayudar a mitigar este declive.

El yoga mejora la función cognitiva a través de diversos mecanismos. En primer lugar, el aspecto físico del yoga, que implica estiramientos, equilibrios y movimientos controlados, ayuda a mejorar la circulación sanguínea hacia el cerebro. El aumento del flujo sanguíneo aporta nutrientes esenciales y oxígeno, favoreciendo la salud general de las células cerebrales. Además, las posturas y los movimientos del yoga implican a distintos grupos musculares, fomentando una mejor coordinación, equilibrio y conciencia corporal, lo que a su vez contribuye a mejorar la función cognitiva.

El yoga también ayuda a dormir mejor. Con el paso de los años, los patrones y la calidad del sueño cambian a menudo, lo que provoca dificultades para tener un buen descanso nocturno. El sueño desempeña un papel vital en el mantenimiento de nuestra salud y bienestar generales, y su interrupción puede tener un impacto significativo en las personas mayores.

Una de las principales causas de los trastornos del sueño es el insomnio. Según la *Fundación Nacional del Sueño,* aproximadamente el 50% de los adultos mayores de 65 años experimentan síntomas de insomnio. El insomnio se caracteriza por ser una dificultad para conciliar el sueño, permanecer dormido o ambas cosas. Esta afección puede deberse a diversos factores, como patologías médicas subyacentes, efectos secundarios de la medicación, cambios en la estructura del sueño y factores relacionados con el estilo de vida, como una higiene del sueño deficiente.

Las enfermedades crónicas son frecuentes entre las personas mayores y pueden afectar significativamente al sueño. Por ejemplo, la artritis, que afecta a alrededor del 50% de los mayores de 65 años, puede provocar dolor y molestias en las articulaciones, lo que complica encontrar una postura cómoda para dormir. La apnea del sueño, otra afección frecuente entre las personas mayores, afecta aproximadamente al 26% de los adultos mayores de 65 años. La apnea del sueño se caracteriza por pausas en la respiración durante el sueño, lo que provoca despertares frecuentes y trastornos en la calidad del sueño.

Además, los estudios han demostrado que la duración y la eficiencia del sueño tienden a disminuir con la edad. Las personas mayores duermen una media de 6 a 8 horas por noche, por debajo de las 7 a 9 horas recomendadas para los adultos. Además, las personas mayores tienden a pasar menos tiempo en las fases más profundas del sueño, conocidas como sueño de ondas lentas o sueño profundo, que son cruciales para la restauración del cuerpo y la mente.

Los factores ambientales también pueden desempeñar un papel importante en los trastornos del sueño de las personas mayores. Por ejemplo, la contaminación acústica puede alterar el sueño. Un estudio reveló que los niveles de ruido superiores a 45 decibelios, equivalentes al sonido de una conversación o al ruido de la calle, pueden afectar significativamente a la calidad del sueño en los adultos mayores.

Además, los cambios en el ritmo circadiano, el reloj interno que regula los ciclos de sueño-vigilia, pueden contribuir a las dificultades de sueño en las personas mayores. Con la edad, nuestro ritmo circadiano puede cambiar, lo que lleva a acostarse y levantarse antes. Esto puede provocar un sueño fragmentado y dificultades para mantener un periodo de descanso prolongado.

Según un estudio publicado en la *"Revista de la Sociedad Americana de Geriatría"*, las personas mayores que estuvieron practicando yoga durante un periodo de ocho semanas experimentaron mejoras significativas en la calidad del sueño. En el estudio participó un grupo de personas mayores de 60 años que habían declarado tener dificultades para conciliar el sueño o permanecer dormidas.

Los participantes fueron divididos en dos grupos: uno asistía a sesiones regulares de yoga y el otro recibía educación estándar sobre el sueño. Los resultados fueron notables, ya que el grupo de yoga mostró una disminución significativa del tiempo que tardaba en dormirse, un aumento del tiempo total de sueño y una mejora de la eficiencia del sueño en comparación con el otro grupo de control.

La práctica del yoga incorpora diversas posturas, ejercicios de respiración profunda y meditación, que actúan conjuntamente para calmar la mente y relajar el cuerpo. Esta combinación ayuda a aliviar el estrés y la ansiedad, que suelen afectar a los trastornos del sueño.

Además, se ha demostrado que el yoga regula el sistema nervioso autónomo del organismo, que desempeña un papel crucial en los ciclos de sueño-vigilia. La práctica del yoga produce un aumento de la actividad parasimpática y una disminución de la actividad simpática, lo que deriva en un sistema nervioso más equilibrado. Este equilibrio es esencial para lograr un sueño óptimo, ya que favorece la relajación y la capacidad de pasar fluidamente de una fase del sueño a otra.

Otro aspecto poderoso del yoga es su enfoque en la atención plena y la meditación. Al trabajar en la conciencia del momento presente, los mayores pueden aprender a observar sus pensamientos y emociones sin juzgarlos. Esta práctica ayuda a romper el ciclo de patrones de pensamiento negativos que suelen asociarse a la depresión y la ansiedad.

Además, el yoga fomenta el autocuidado y la autocompasión. Las personas mayores tienden a descuidar sus propias necesidades al priorizar el cuidado de los demás. El yoga proporciona un espacio y un tiempo dedicados para centrarse en uno mismo, fomentando un sentimiento de autoestima y empoderamiento. Al nutrir el cuerpo y la mente mediante el yoga, se puede conseguir una sensación más profunda de bienestar y desarrollar una visión más positiva de la vida.

Es importante señalar que se recomienda practicar yoga bajo la dirección de un instructor cualificado que tenga experiencia trabajando con personas mayores. Pueden proporcionar modificaciones adaptadas para personas con limitaciones físicas y garantizar que la práctica sea segura y se amolde a las necesidades individuales. Se recomienda empezar despacio y aumentar gradualmente la intensidad y la duración de la práctica del yoga para evitar cualquier posible tensión o lesión.

Aunque el yoga ofrece numerosos beneficios, no es recomendable para todo el mundo. Para determinar si la práctica del yoga sería beneficiosa para usted, comience por completar la lista de comprobación que aparece a continuación. Cada casilla marcada equivale a 1 punto. Una vez que haya sumado todos sus puntos, consulte el sistema de puntuación que aparece a continuación para evaluar los beneficios potenciales que puede obtener del yoga.

¿Debería empezar a practicar yoga?

- Quiero mejorar mi flexibilidad.
- Quiero fortalecer mi musculatura.
- Quiero mejorar mi equilibrio.
- Quiero reducir el estrés y la ansiedad.
- Quiero incrementar mis niveles de energía.
- Quiero mejorar mi postura corporal.
- Quiero aumentar mi conciencia corporal.
- Quiero mejorar mi respiración.
- Quiero mejorar mi concentración y atención.
- Quiero controlar el dolor crónico o las molestias físicas.
- Quiero mejorar mi condición física general.
- Quiero mejorar mi calidad del sueño.
- Quiero favorecer la relajación y reducir la tensión.
- Quiero mejorar mi atención plena y mi autoconocimiento.
- Quiero mejorar mi salud cardiovascular.
- Quiero fortalecer mi sistema inmunitario.
- Quiero mejorar mi digestión.
- Quiero promover la pérdida o el control de peso.
- Quiero controlar o prevenir las lesiones.
- Quiero mejorar mi claridad mental y mi función cognitiva.
- Quiero cultivar una sensación de paz y calma interior.
- Quiero mejorar mi confianza en mí mismo y mi autoestima.

• Quiero conectar con una comunidad solidaria.

• Quiero explorar una nueva forma de ejercicio.

• Quiero mejorar la conexión cuerpo-mente.

• Quiero aprender técnicas de relajación y control del estrés.

• Quiero mejorar mi bienestar general y mi felicidad.

• Quiero desarrollar una práctica diaria de *mindfulness.*

• Quiero mejorar mi flexibilidad para otras actividades físicas.

• Quiero explorar un aspecto espiritual de la vida.

Puntuación:

1-10 puntos: Puede beneficiarse del yoga, pero también puede encontrarse bien sin él.

11-20 puntos: El yoga puede ser realmente beneficioso para su enfermedad y mejorar su bienestar.

21-30 puntos: ¡El yoga es muy recomendable, ya que le puede cambiar la vida!

Exención de responsabilidad: Tenga en cuenta que las posturas y prácticas de yoga descritas en este libro pueden no ser adecuadas para TODAS las personas mayores. Es importante escuchar a su cuerpo y realizar sólo actividades que le resulten cómodas y seguras. Si experimenta algún dolor, molestia o mareo durante la práctica, deténgase inmediatamente y busque atención médica en caso de ser necesario.

Capítulo 2: Cómo prepararse para el yoga

El yoga es la forma perfecta de mejorar sus años dorados con elegancia y vitalidad. Si está deseando embarcarse en este viaje transformador, repasemos algunos preliminares fundamentales para empezar con buen pie.

En primer lugar, es fundamental que consulte a su médico antes de empezar a hacer ejercicio, lo que incluye el yoga. Afrontémoslo: nuestro cuerpo cambia a medida que envejecemos. Nos volvemos más sabios, sí, pero también más susceptibles a ciertas afecciones.

Si consulta con su médico, obtendrá información valiosa sobre su estado físico y las posibles limitaciones que puedan requerir que realice modificaciones en su práctica de yoga. Él podrá evaluar su estado de salud general, tener en cuenta cualquier afección médica preexistente y ofrecerle orientación personalizada en función de sus necesidades específicas.

Considérelo como un enfoque proactivo del bienestar. Su médico evaluará su salud cardiaca, le tomará la tensión arterial y valorará su densidad ósea. Examinará su flexibilidad, equilibrio y fuerza, proporcionándole una visión holística de sus capacidades físicas. Con esta información, podrá adaptar su práctica de yoga a las necesidades específicas de su cuerpo, lo que le ayudará a evitar tensiones y lesiones innecesarias.

Además, su médico también puede orientarle sobre cómo adaptar determinadas posturas a sus circunstancias personales. Puede sugerirle modificaciones para posturas que supongan un esfuerzo excesivo para las articulaciones o proporcionarle alternativas para movimientos que podrían agravar dolencias ya existentes. De este modo, podrá abrazar plenamente el poder transformador del yoga, conectando mente, cuerpo y espíritu sin vacilación.

Tipos de Yoga

El universo del yoga es vasto y diverso, y ofrece una gran variedad de estilos para satisfacer las distintas necesidades y preferencias. Así que tome una taza de té de hierbas, siéntese y ¡exploremos juntos algunas opciones fantásticas!

Hatha Yoga

En primer lugar, tenemos el Hatha yoga, el gigante suave del mundo del yoga. Si busca una práctica más lenta que se centre en posturas básicas y técnicas de respiración, ésta es la suya. El Hatha Yoga es como el amanecer que pinta suavemente el cielo con tonos vibrantes, despertando tanto el cuerpo como el alma a un mundo de equilibrio y armonía. Es una danza sagrada entre los reinos físico y espiritual, una práctica ancestral que resiste la prueba del tiempo.

El Hatha Yoga traza sus raíces miles de años atrás en los antiguos sabios y yoguis que buscaban unir cuerpo, mente y espíritu en una perfecta sinergia. El propio término *"hatha"* es una mezcla de "ha", que significa sol, y *"tha"*, que significa luna, y simboliza la unión de fuerzas opuestas en nuestro interior. A través de una serie de elegantes posturas conocidas como asanas, el Hatha Yoga pretende crear una profunda armonía entre los sistemas físico y energético del cuerpo.

Al embarcarse en su viaje de Hatha Yoga, prepárese para quedar encantado por sus innumerables beneficios. Las asanas inducen suavemente al cuerpo a un estado de flexibilidad, mejorando la amplitud de movimiento y liberando la tensión que pueden albergar los músculos. Con la práctica regular, notará una nueva sensación de fuerza y equilibrio, ya que el Hatha Yoga le invita a explorar las profundidades de sus capacidades físicas.

Sin embargo, el Hatha Yoga es mucho más que un mero entrenamiento físico. Le invita a sumergirse en el profundo océano de la autoconciencia, guiándole suavemente hacia un estado mental en calma.

Al centrar la atención en la respiración, cada inhalación y cada exhalación se convierten en un delicioso viaje al momento presente, donde las preocupaciones y las distracciones pasan a un segundo plano. La calma serena que acompaña al Hatha Yoga le concede un respiro del caos de la vida cotidiana, ofreciéndole un refugio para la autorreflexión y la paz interior.

Pero, espere, ¡que hay más! El Hatha Yoga es un alquimista exquisito, que transmuta el estrés en serenidad y la fatiga en vitalidad. A través de una serie de técnicas de respiración controlada, conocidas como Pranayama, puede aprovechar la energía ilimitada que yace latente en su interior. Inhale profundamente y, al exhalar, sienta cómo el peso del mundo se desvanece suavemente. Los antiguos yoguis creían que regulando la respiración podríamos armonizar el flujo de la fuerza vital, o *prana*, por todo nuestro cuerpo, rejuveneciendo todo nuestro ser.

En el Hatha Yoga, los reinos físico y espiritual están intrínsecamente entrelazados. A medida que profundice en su práctica, puede que descubra una nueva conexión con su yo superior. Las asanas se convierten en un ritual sagrado, una danza de devoción que le invita a explorar las profundidades de su propia conciencia. Con cada estiramiento y giro, puede que descubra que no sólo está esculpiendo su cuerpo, sino también su mente, fomentando una sensación de autodescubrimiento y autoaceptación.

Vinyasa Yoga

El siguiente en nuestra lista es el Vinyasa Yoga, un estilo más dinámico y fluido. Si le gustan los retos y prefiere un movimiento continuo de una postura a otra, Vinyasa puede ser lo suyo. El Vinyasa Yoga, como una elegante danza de respiración y movimiento, entrelaza la antigua sabiduría del yoga con una secuencia dinámica y fluida de posturas.

Con raíces en la tradición más amplia del Hatha Yoga, el Vinyasa Yoga es un estilo cautivador y energizante que enciende la llama de la atención plena en nuestro interior. Invita a sus practicantes a sincronizar la respiración con el movimiento, creando una experiencia fluida y sin fisuras sobre la alfombra.

En sánscrito, "Vinyasa" puede traducirse como "colocar de forma especial". Y eso es precisamente lo que consigue este estilo de yoga. Con mucho cuidado, coreografía cada postura y transición, infundiéndoles intención, gracia y propósito. A diferencia de otros estilos de yoga en los que las posturas se mantienen estáticas, el Vinyasa yoga encadena una secuencia de posturas en un flujo continuo, lo que permite una unión armoniosa y grácil de mente, cuerpo y respiración.

En el corazón del Vinyasa Yoga está el concepto de vincular la respiración y el movimiento. Cada movimiento va acompañado de una inhalación o una exhalación, lo que guía a quien lo practica a cultivar una conciencia profunda de su respiración. La respiración se convierte en un suave director de orquesta que marca el ritmo de la práctica. Las inhalaciones expanden el cuerpo y crean espacio, mientras que las exhalaciones facilitan la entrega y la liberación. Esta interacción rítmica entre la respiración y el movimiento despierta un sentido de atención plena, anclando a los practicantes en el momento presente y fomentando una conexión más profunda entre mente y cuerpo. Esta interacción rítmica entre la respiración y el movimiento despierta un sentido de atención plena, anclando a los practicantes en el momento presente y fomentando una conexión más profunda entre mente y cuerpo.

Uno de los aspectos destacables del Vinyasa Yoga es su adaptabilidad y versatilidad. Aunque los principios fundamentales se mantienen constantes, cada clase de Vinyasa puede ofrecer una experiencia única adaptada a las necesidades e intenciones del practicante. Desde flujos suaves y meditativos hasta secuencias vigorosas y desafiantes, el Vinyasa Yoga abarca un amplio espectro de posibilidades. Los instructores expertos elaboran secuencias que fortalecen la fuerza, la flexibilidad y el equilibrio, a la vez que ofrecen oportunidades para la introspección, el autodescubrimiento y el crecimiento personal.

La naturaleza fluida del Vinyasa Yoga también fomenta la expresión creativa. Las secuencias pueden variar en ritmo, complejidad y tema, proporcionando un lienzo para la exploración y la autoexpresión. Con sus movimientos fluidos y transiciones sin fisuras, el Vinyasa Yoga se convierte en una forma de arte en movimiento, que invita a quien lo practica a explorar las capacidades de su cuerpo y expresar su individualidad.

Más allá de sus beneficios físicos, el Vinyasa Yoga ofrece un sinfín de ventajas para el bienestar general. Esta práctica mejora la salud cardiovascular, aumenta la resistencia y fortalece y tonifica los músculos. Como el Vinyasa Yoga cultiva la atención plena, también ayuda a desarrollar la claridad mental, el enfoque y la concentración, lo que permite a quien lo practica afrontar los retos de la vida diaria con mayor facilidad y resistencia.

Tanto si es un yogui experimentado como un principiante en la alfombra, el Vinyasa Yoga les da la bienvenida a todos con los brazos abiertos. Le invita a entrar en el flujo, dejando de lado las expectativas y abrazando el momento presente. Con su fusión de elementos físicos, mentales y espirituales, el Vinyasa Yoga ofrece un viaje transformador que revitaliza el cuerpo, nutre la mente y despierta el alma.

Kundalini Yoga

Para aquellos que buscan una práctica que abarque los aspectos espirituales del yoga, el Kundalini Yoga puede ser una experiencia transformadora. El Kundalini Yoga tiene como objetivo despertar y canalizar esta energía divina, enviando ondas de transformación a través de cada fibra de nuestra existencia.

Ahora, vamos a sumergirnos en el meollo del Kundalini Yoga. A diferencia de otras formas de yoga, el Kundalini no se centra únicamente en realizar posturas impresionantes o lograr una flexibilidad digna de Instagram (¡aunque eso también es bueno!). Es una práctica holística que combina movimientos dinámicos, respiración, cantos, meditación y los melodiosos sonidos de la música sagrada, todo ello cuidadosamente coreografiado para despertar la energía Kundalini dormida en nuestro interior.

A través de una serie de poderosas *kriyas* (secuencias de ejercicios), el Kundalini Yoga pretende limpiar las vías energéticas de nuestro cuerpo, eliminando los bloqueos y la energía estancada que pueda haberse acumulado con el tiempo. Piense en ello como una limpieza cósmica de primavera para su alma, barriendo las telarañas de la negatividad y abriendo las compuertas de la vitalidad.

El Kundalini Yoga no sólo funciona a nivel físico, sino que también tiene un profundo impacto en nuestro bienestar mental y espiritual. Al activar la energía Kundalini, ésta asciende a través de los siete chakras, esos vórtices giratorios de energía dentro de nuestro cuerpo sutil. Cada chakra representa un aspecto diferente de nuestro ser, desde la firmeza del chakra de la raíz hasta la expansión del chakra de la coronilla.

A medida que esta poderosa energía se eleva, purifica y equilibra nuestros chakras, se abren las puertas a la conciencia superior. Es como actualizar su software espiritual a la última versión, con mayor claridad, mayor intuición y un profundo sentido de conexión con la danza cósmica de la existencia.

Pero agárrese fuerte, porque esta poderosa práctica no es para los débiles de corazón. La energía Kundalini es una fuerza a tener en cuenta y su despertar puede ser intenso. Es como descorchar una botella de espumoso champán cósmico; las burbujas de energía recorren el cuerpo, despertando el potencial dormido y removiendo las profundidades del alma. Es una danza entre la felicidad y el desafío, en la que las viejas pautas y limitaciones afloran a la superficie, listas para ser liberadas.

Yin Yoga

Si le apetece una práctica más meditativa e introspectiva, el Yin Yoga puede ser la combinación perfecta. El Yin Yoga es como el suave susurro de una brisa de verano, que le invita a abrazar la quietud y a encontrar la armonía en su cuerpo y su mente. Este estilo de yoga adopta un enfoque más tranquilo de la práctica, centrándose en posturas prolongadas y dejando que la gravedad haga su magia. Es un viaje meditativo que profundiza en las capas del ser, nutriendo los tejidos conectivos y abriendo la puerta a un mundo de profunda relajación y autodescubrimiento.

Imagínese sumergiéndose en un oasis sereno, donde el tiempo se ralentiza y su respiración se convierte en la banda sonora de su exploración interior. El Yin Yoga invita a rendirse al momento presente, a dejar de lado la necesidad de logros o de una alineación perfecta. Le anima suavemente a fundirse en cada postura, manteniéndola durante largos periodos, a menudo de tres a cinco minutos o incluso más. Esta quietud deliberada crea espacio en el cuerpo y permite acceder a las capas más profundas de la fascia, los ligamentos y las articulaciones.

A medida que se entregue a la quietud, empezará a notar la sutil danza de sensaciones que surgen. Las posturas del Yin Yoga se centran en la parte inferior del cuerpo, como las caderas, la pelvis y la parte baja de la columna vertebral, donde residen muchas de nuestras tensiones emocionales y físicas. Al mantener estas posturas, se estimula el flujo de energía a lo largo de los meridianos, de forma similar a los principios de la medicina tradicional china. Los meridianos son vías por las que fluye la fuerza vital o *qi* y, al estimularlos, el Yin Yoga ayuda a restablecer el equilibrio y la armonía del cuerpo.

Pero el Yin Yoga no es sólo una práctica física; es una puerta a la autorreflexión y a la introspección profunda. Mientras se sitúa en cada postura, puede que note que afloran pensamientos y emociones, como burbujas que suben a la superficie del agua. En lugar de reprimir o apegarse a estos pensamientos, el Yin Yoga anima a observarlos con compasión y sin juzgarlos, dejándolos pasar por su conciencia como nubes que surcan el cielo. Esta suave observación fomenta la aceptación de uno mismo y cultiva una sensación de paz interior.

Los beneficios del Yin Yoga van mucho más allá del ámbito físico. Es una magnífica herramienta para aumentar la flexibilidad, ya que estira y alarga gradualmente los tejidos conectivos, mejorando la movilidad de las articulaciones. También estimula el flujo del *chi*, fomentando la vitalidad y el bienestar general. El Yin Yoga se enfoca en la relajación profunda, activando el sistema nervioso parasimpático, que contrarresta el estrés de la vida moderna. También puede servir como puerta de entrada a la meditación, ya que la quietud y la atención concentrada allanan el camino hacia una mente tranquila y sosegada.

Ashtanga Yoga

Ahora bien, si lo que le apetece es una práctica físicamente exigente que le haga sudar, considere la posibilidad de probar el Ashtanga Yoga. El Ashtanga Yoga, un estilo de yoga dinámico y poderoso, es una práctica ancestral que armoniza la mente, el cuerpo y el espíritu. Es como una sinfonía de movimiento y respiración, una danza que se despliega sobre la alfombra. Desarrollado por el legendario yogui Sri K. Pattabhi Jois, el Ashtanga Yoga se ha ganado el reconocimiento mundial por sus efectos transformadores y su rigurosa disciplina.

Imagínese entrando en una clase de Ashtanga Yoga. El aire está impregnado de serenidad y determinación. Despliega su esterilla, listo para embarcarse en un viaje transformador. El Ashtanga Yoga sigue una secuencia establecida de posturas, conocidas como asanas, que se enlazan mediante un flujo preciso y sincronizado. Esta secuencia, también llamada Serie Primaria, es una hoja de ruta sagrada que guía a quien lo practica hacia el crecimiento físico y espiritual.

El Ashtanga Yoga suele denominarse "yoga de los ocho miembros", ya que abarca todos los aspectos de la vida. Los ocho miembros son como los peldaños de una escalera, cada uno de los cuales apoya al otro, conduciendo a la autorrealización. Los dos primeros, los *yamas* y los *niyamas*, son principios éticos que sirven de brújula moral. Nos enseñan a ser amables, sinceros, contentos y disciplinados, sentando las bases de un estilo de vida yóguico.

La tercera rama, asana, es la que la mayoría de la gente asocia con el yoga: las posturas físicas. En el Ashtanga Yoga, las asanas son dinámicas y exigentes. Desarrollan la fuerza, la flexibilidad y la resistencia. La respiración es la fuerza motriz de cada movimiento, creando un ritmo meditativo. La práctica se convierte en una meditación en movimiento, una danza del cuerpo y la respiración en perfecta armonía.

La cuarta rama, el Pranayama, se centra en el control de la respiración. Se dice que la respiración es el puente entre el cuerpo y la mente. Mediante técnicas respiratorias específicas, el Pranayama cultiva una conciencia más profunda de la respiración y de su gran efecto en nuestros estados mentales y físicos. Es una puerta a la paz y la claridad interior.

La quinta rama, Pratyahara, es la retirada de los sentidos. En nuestro acelerado mundo, estamos constantemente bombardeados por estímulos externos. Pratyahara nos enseña a dirigir nuestra atención hacia el interior, a silenciar el ruido del mundo exterior y a encontrar la quietud en nuestro interior. Nos prepara para los miembros posteriores de concentración (Dharana), meditación (Dhyana) y, en última instancia, Samadhi, el estado de profunda absorción espiritual y dicha.

El Ashtanga Yoga no es para los débiles de corazón. Exige disciplina, perseverancia y entrega. Su práctica puede ser físicamente exigente, pero también profundamente gratificante. Cada vez que pisa la esterilla, se enfrenta al reto de sus propias limitaciones y aprende a trascenderlas. El Ashtanga Yoga no consiste en lograr la postura perfecta, sino en el viaje, que es un proceso de autodescubrimiento y transformación.

Yoga restaurativo

Por último, aunque no menos importante, tenemos el yoga restaurativo, el mejor antiestrés. El yoga restaurativo es como una acogedora manta para el alma, un oasis de tranquilidad en nuestro acelerado mundo moderno.

Imagínese esto: entra en un estudio de yoga suavemente iluminado, adornado con cojines de felpa, mantas mullidas y almohadas que le invitan a relajarse. Aquí es donde el yoga restaurativo hace su magia. A diferencia de sus homólogos dinámicos y enérgicos, el yoga restaurativo ralentiza todo a un ritmo de lujo.

En una clase típica de yoga restaurativo, adoptará posturas que a menudo se apoyan en diversos accesorios. La idea es crear un entorno de puro confort, que permita al cuerpo liberar tensiones y entregarse profundamente a cada postura. Apoyado en almohadones, mantas y bloques, se fundirá en suaves estiramientos y giros que llevarán a sus músculos a un estado de feliz entrega.

Uno de los principios básicos del yoga restaurativo es la noción de "relajación activa". Mientras descansa físicamente, su mente está plenamente comprometida con el momento presente. Cuando se coloca en una postura, la atención se dirige hacia el interior, invitándole a explorar las sensaciones, emociones y pensamientos que surgen. Es una forma de meditación en movimiento, en la que cada respiración se convierte en una puerta al autodescubrimiento.

Pero lo que hace verdaderamente especial al yoga restaurativo es su capacidad para activar el sistema nervioso parasimpático, el modo natural de "descanso y digestión" del cuerpo. En nuestras ajetreadas vidas, a menudo nos domina el sistema nervioso simpático, responsable de nuestra respuesta de lucha o huida. El yoga restaurativo, con sus posturas suaves y su respiración pausada, nos cambia el interruptor e invita a la relajación profunda y a la restauración. A medida que el estrés y la ansiedad desaparecen, los mecanismos naturales de curación del cuerpo se ponen en marcha, mejorando el sueño, la digestión y el sistema inmunitario.

El Hatha y el yoga restaurativo son excelentes opciones de inicio para las personas mayores, ya que se centran en movimientos lentos y deliberados, respiración profunda y relajación. Estos estilos ayudarán a su cuerpo a ganar flexibilidad, fortalecerlo y promover una sensación de tranquilidad. Es fundamental que encuentre su propio ritmo y respete los límites de su cuerpo. Recuerde que el yoga no es una competición, sino un viaje personal de autodescubrimiento y autocuidado.

Sea cual sea el estilo de yoga que elija, contar con los elementos esenciales adecuados es clave para crear un espacio de práctica cómodo y de apoyo. Desde esterillas hasta bloques y correas, estas herramientas desempeñan un papel crucial a la hora de mejorar su experiencia de yoga y ayudarle a alcanzar sus objetivos.

Cómo elegir la esterilla de yoga adecuada

Una buena esterilla de yoga puede marcar la diferencia en su práctica, proporcionándote comodidad, estabilidad y apoyo mientras explora el antiguo arte del yoga.

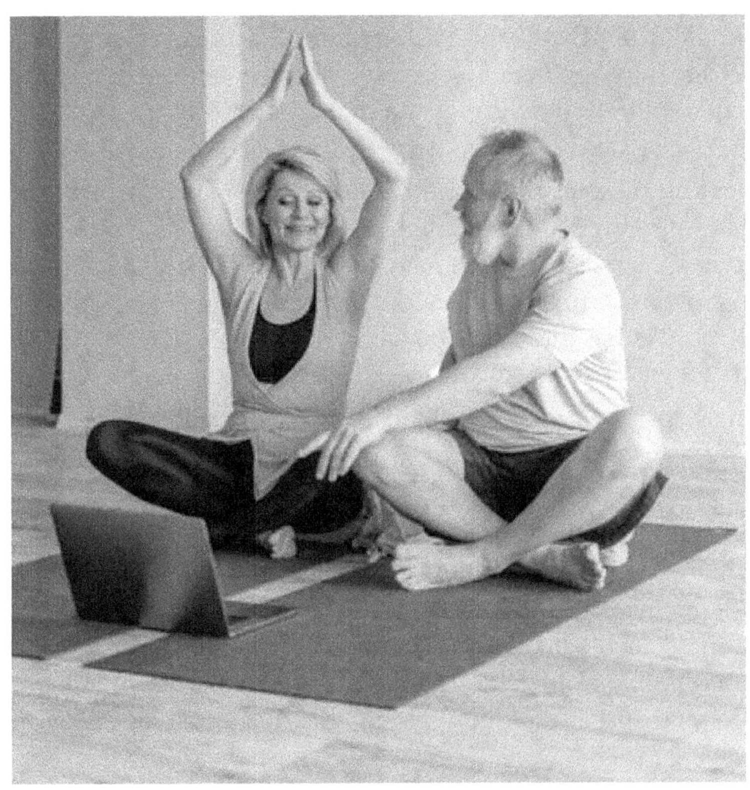

Hombre y mujer sentados en cómodas colchonetas de yoga

https://www.pexels.com/photo/photo-of-a-man-and-a-woman-sitting-on-blue-yoga-mats-7500317/

A la hora de elegir la mejor esterilla para su viaje de yoga, debe tener en cuenta algunos factores clave. Lo primero y más importante es la comodidad. Debe buscar una esterilla que ofrezca suficiente amortiguación para proteger sus articulaciones, sobre todo si padece alguna enfermedad preexistente, como artritis. Las esterillas más gruesas, normalmente de unos 6 mm o más, pueden proporcionar el acolchado necesario para evitarle molestias durante la práctica.

A continuación, debe centrarse en la estabilidad. Como persona mayor, mantener el equilibrio es crucial, y una esterilla estable puede ayudarle a sentirse más seguro durante las posturas. Opte por una esterilla con una superficie texturizada que ofrezca un buen agarre y evite resbalones. Las esterillas de caucho natural o poliuretano suelen ofrecer una excelente tracción, incluso cuando empieza a sudar durante la práctica.

La durabilidad es otro aspecto a tener en cuenta. Una esterilla de yoga debería ser capaz de soportar un uso regular y conservar su forma con el paso del tiempo. Busque esterillas fabricadas con materiales de alta calidad conocidos por su longevidad. Merece la pena invertir en una esterilla que dure, ya que le ahorrará dinero a largo plazo.

Tenga en cuenta también el tamaño de la esterilla. Como persona mayor, es posible que prefiera una esterilla más ancha o más larga para acomodar su cuerpo confortablemente. Las esterillas de yoga estándar suelen tener 24 pulgadas de ancho y 68 pulgadas de largo, pero puede encontrar opciones más grandes que proporcionan más espacio para el movimiento. Probar diferentes tamaños puede ayudarle a determinar cuál se adapta mejor a sus necesidades.

Además, piense en la portabilidad de la esterilla. Si piensa asistir a clases de yoga fuera de casa o viajar con su esterilla, lo ideal sería una opción ligera y fácilmente plegable. Busque esterillas que vengan con correas o bolsas para poder transportarlas cómodamente.

Por último, tenga en cuenta el impacto medioambiental de la esterilla. Si la sostenibilidad es importante para usted, busque esterillas fabricadas con materiales ecológicos, como caucho natural o materiales reciclados. Estas esterillas no solo benefician al planeta, sino que también suelen estar libres de sustancias químicas nocivas, lo que las hace más seguras para la salud.

Recuerde que elegir la esterilla de yoga adecuada es una decisión personal. Es una buena idea visitar un estudio local de yoga o una tienda de deportes donde pueda probar diferentes esterillas y hacerse una idea de su textura y grosor. Leer opiniones y pedir recomendaciones a amigos o familiares que practiquen yoga también puede orientarle hacia la esterilla que mejor se adapte a sus necesidades.

Accesorios adicionales para yoga

¡Hablemos ahora de los accesorios! Aunque no son esenciales, los accesorios pueden ser increíblemente útiles para proporcionarle apoyo y mejorar su práctica. Aquí mostramos algunos accesorios que son especialmente beneficiosos para las personas mayores:

Bloques de Yoga: En primer lugar, estos prácticos compañeros pueden ayudarle a conseguir una alineación adecuada en sus posturas. Como yogui anciano, mantener una buena alineación es crucial para evitar tensiones o lesiones. Por ejemplo, si le resulta difícil llegar al suelo en un pliegue hacia delante de pie, simplemente coloque un bloque de yoga debajo de las manos. ¡Voilà! Ahora cuenta con una base sólida para apoyar su postura y puede experimentar los beneficios de la misma sin esfuerzos innecesarios.

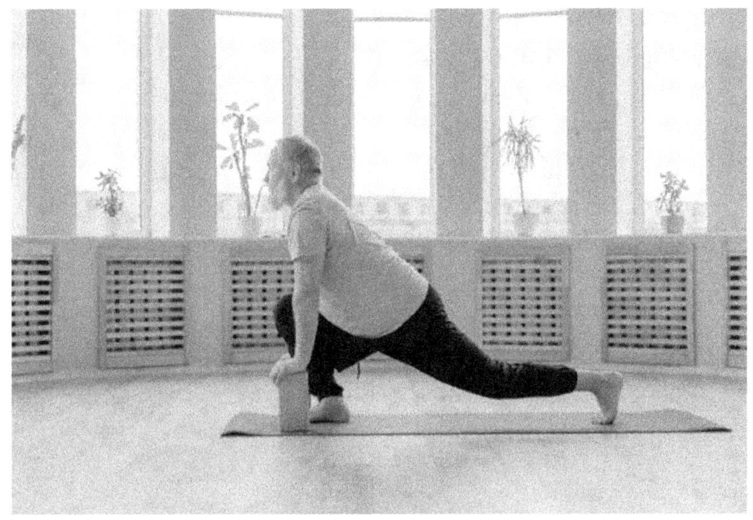

Un hombre se estira utilizando bloques de yoga
https://www.pexels.com/photo/a-man-stretching-while-using-wooden-blocks-7500655/

Además, los bloques de yoga son herramientas fantásticas para aumentar gradualmente la flexibilidad. Digamos que está trabajando la flexibilidad en los pliegues sentándose hacia delante. Si llegar a los dedos de los pies le parece un sueño lejano, ¡no se preocupe! Coloque un bloque de yoga delante suyo y apoye las manos en su superficie. A medida que sus músculos entren en calor y se vayan aflojando, puede ir reduciendo la altura del bloque hasta llegar a tocarse los dedos de los pies con facilidad. Es como una escalera paso a paso hacia la flexibilidad, diseñada para que su viaje sea más seguro y agradable.

Además, los bloques de yoga pueden utilizarse para prácticas terapéuticas y reparadoras. Si anhela una relajación profunda, pruebe a utilizar un bloque para apoyar la espalda durante una postura suave que abra el corazón. Túmbese boca arriba con el bloque bajo los omóplatos y deje que se despliegue la magia. El bloque le proporcionará una suave elevación, abriendo el pecho e invitando a una sensación de amplitud y calma.

Cintas de yoga: Una de las formas más comunes de utilizar una cinta de yoga es para profundizar en los estiramientos. Imagine que está sentado en su esterilla con las piernas extendidas delante suyo, intentando alcanzarse los dedos de los pies. Pero esos dedos parecen estar a kilómetros de distancia. Puede enrollar la correa alrededor de las puntas de los pies, agarrarse a sus extremos y tirar suavemente hacia delante. De repente, los dedos de los pies están a su alcance y puede disfrutar de un estiramiento satisfactorio.

Las cintas de yoga también son útiles para mejorar la postura. Tanto si tiene la espalda encorvada como los hombros redondeados, estas correas mágicas pueden hacer maravillas. Imagínese de pie, sujetando la correa con los brazos extendidos por encima de la cabeza y ampliando gradualmente el agarre. Sienta la dulce sensación de que el pecho se abre y los hombros se retraen. Su columna le agradecerá el suave tirón de la correa, que la guiará hasta la alineación perfecta.

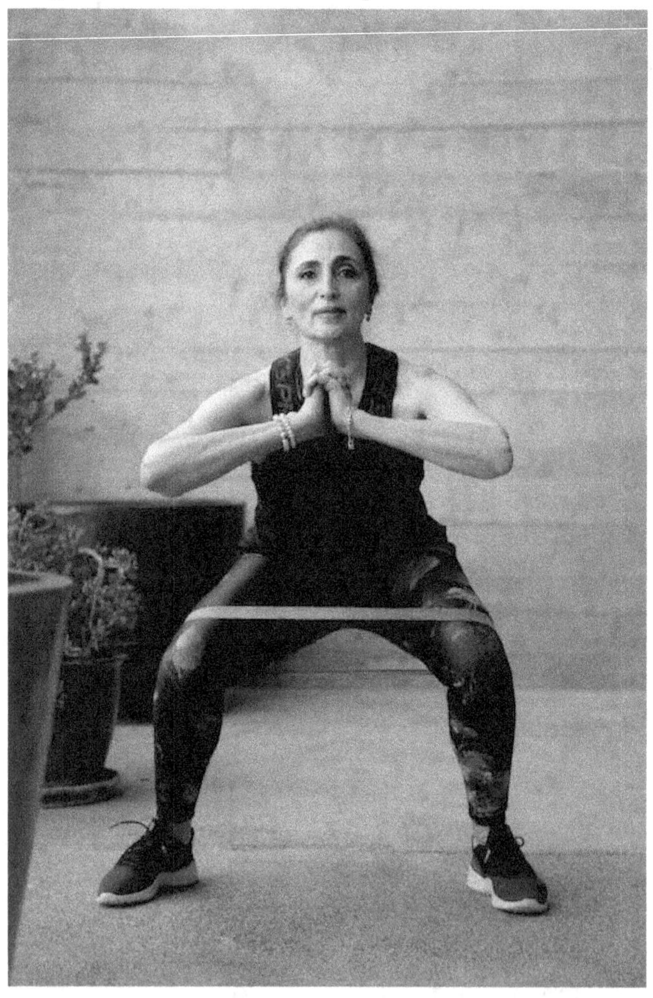

Mujer utilizando una cinta de yoga
https://www.pexels.com/photo/woman-in-sportswear-working-out-8809599/

Almohadones: Un almohadón es un cojín firme y cilíndrico que proporciona apoyo y comodidad durante las posturas de relajación. Lo primero es lo primero: ¿qué es exactamente un almohadón? Imagine un amigo acolchado, listo para echarle una mano durante su práctica de yoga. Los almohadones son cojines alargados, firmes pero mullidos, diseñados para proporcionar apoyo, alineación y un toque de comodidad durante varias posturas. Piense en ellos como sus compañeros de yoga, un animador personal, siempre ahí para levantarle cuando más lo necesite.

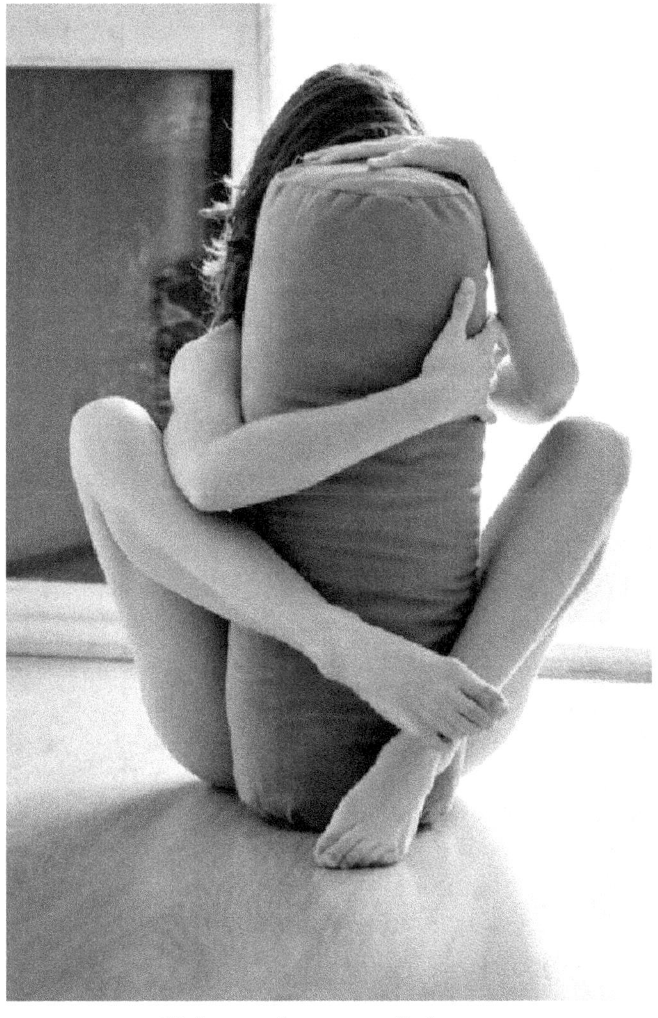

Mujer sentada con un cojín de yoga

https://www.pexels.com/photo/unrecognizable-woman-sitting-with-yoga-bolster-4289814/

Mentalidad y disciplina

Al comenzar con su práctica de yoga, es esencial que se equipe con las herramientas mentales adecuadas para garantizar una experiencia satisfactoria. Además del aspecto físico del yoga, la mentalidad y la disciplina desempeñan un papel crucial para maximizar los beneficios y mantener la constancia.

Ante todo, cultivar una mentalidad positiva es fundamental a la hora de iniciarse en el yoga. Piense que nunca es demasiado tarde para emprender un nuevo viaje y que su cuerpo es capaz de hacer cosas increíbles. Recuerde que la edad es sólo un número y que la belleza del yoga reside en su adaptabilidad a las distintas capacidades y limitaciones. Acérquese a la práctica con una mente abierta, sin juzgarse ni compararse. El camino de cada persona es único, y el progreso debe medirse por el crecimiento personal y el conocimiento de uno mismo, más que por criterios externos. Si adopta una mentalidad positiva, sentará una base sólida para una práctica de yoga gratificante.

La disciplina es otro ingrediente clave en la receta del éxito. Como persona mayor, es importante que reconozca que la constancia es clave para cosechar todos los beneficios del yoga. Establezca un horario realista que se adapte a su estilo de vida y comprométase con él de todo corazón. Trate su práctica de yoga como una prioridad, como cualquier otro aspecto importante de su rutina diaria. Ya sea por la mañana temprano, al mediodía o por la noche, encuentre el momento que mejor le venga y cúmplalo. La constancia no sólo le ayudará a desarrollar la fuerza física, la flexibilidad y el equilibrio, sino que también mejorará la concentración mental, la calma y el bienestar general.

Para mantener la disciplina, considere la posibilidad de encontrar un compañero de responsabilidad o únase a una clase de yoga diseñada específicamente para personas mayores. Relacionarse con personas de ideas afines puede proporcionarle ánimo, apoyo y un sentido de comunidad, haciendo que su viaje de yoga sea más agradable y motivador. Además, establecer objetivos pequeños y alcanzables puede ayudarle a mantenerse centrado y motivado. Celebre cada hito, por pequeño que sea, ya que significa progreso y dedicación a su práctica.

Como persona mayor, es fundamental que escuche a su cuerpo y practique yoga con atención. Respete sus limitaciones y modifique las posturas según sea necesario para garantizar la seguridad y la comodidad.

Céntrese en movimientos suaves, conciencia de la respiración y meditación para mejorar la flexibilidad, la movilidad articular y la claridad mental. Poco a poco, es posible que progrese y consiga posturas que antes le parecían inalcanzables. Confíe en el proceso, tenga paciencia consigo mismo y priorice siempre el autocuidado.

Las reglas del yoga

Mientras se sumerge en esta nueva aventura, vamos a explorar algunas pautas esenciales que debe tener en cuenta al adentrarse en el maravilloso mundo del yoga.

Ahora bien, una de las cosas más importantes que hay que tener en cuenta como yogui de la tercera edad es la seguridad. No debe forzarse demasiado ni forzar ningún músculo. Por eso, antes de empezar, consulte a su médico para asegurarse de que el yoga es una actividad adecuada para usted. Una vez que obtenga luz verde, ¡es hora de extender la esterilla y hacer su primera pose!

Cuando se trata de entrar y salir de las posturas de yoga, es fundamental recordar que despacio y con constancia se gana la carrera. Del mismo modo que entra en una postura con elegancia, debe salir de ella de la misma manera. Imagínese a sí mismo como un hermoso cisne que se desliza en el agua y luego sale con gracia. Salir de una postura con la misma intención y conciencia le ayudará a mantener el control y a evitar movimientos bruscos que podrían provocarle lesiones.

Tomemos como ejemplo la clásica "Postura de la Montaña". Para adoptar esta postura, manténgase erguido con los pies separados a la anchura de las caderas, apoyándose en la tierra. Levante el pecho, relaje los hombros y extienda los brazos a lo largo del cuerpo. Cuando llegue el momento de salir de la postura, mantenga esa sensación de estabilidad mientras baja lentamente los brazos, relaja el pecho y libera suavemente la tensión de los hombros. Sienta la conexión entre los pies y el suelo mientras vuelve con elegancia a una postura neutra.

Recuerde que el yoga consiste en escuchar al cuerpo. Si algo no le sienta bien o le causa dolor, es esencial que modifique o se salte esa postura en concreto. No dude en utilizar accesorios como bloques o correas para apoyar su práctica y hacerla más accesible.

Ahora, hablemos de abandonar una postura o detener un ejercicio de respiración si surge alguna molestia. El yoga nunca debe ser doloroso. Si siente algún tipo de molestia, ya sea una sensación aguda, tensión o simplemente algo que no le parece bien, es esencial que abandone esa postura o haga una pausa en el ejercicio de respiración inmediatamente. Su comodidad y seguridad son lo más importante.

Cuando se sienta incómodo, tómese un momento para evaluar la situación. ¿Se está esforzando demasiado? ¿Está forzando los músculos o las articulaciones? Si la respuesta es afirmativa, es hora de modificar o abandonar por completo la postura.

Recuerde que el yoga no es una competición. Se trata de encontrar el equilibrio, la armonía y una sensación de paz interior. Sea amable consigo mismo y afronte cada práctica con una actitud de autoaceptación y amor propio. Su cuerpo es único y merece ser tratado con el máximo respeto y cuidado.

Si no está seguro de cómo soltar una postura o detener un ejercicio de respiración, pida consejo a un profesor de yoga experto y con experiencia. Ellos pueden proporcionarle modificaciones personalizadas y ofrecerle información valiosa para ayudarle a practicar de forma segura.

Ahora, abordemos la regla de oro: nunca se apoye ni ejerza presión sobre una zona del cuerpo que ya esté sufriendo dolor. El dolor es la forma que tiene el cuerpo de decirte que algo va mal, y forzarlo puede provocar más lesiones o agravar las dolencias existentes. En su lugar, escuche los susurros de su cuerpo y modifique las posturas en consecuencia. Por ejemplo, si le duelen las rodillas, pruebe a colocar un cojín o una manta doblada debajo de ellas durante posturas como la del niño o la del héroe. Esto le proporcionará el apoyo que tanto necesita y aliviará cualquier tensión innecesaria.

Ahora, abordemos la regla de oro: nunca se apoye ni ejerza presión sobre una zona del cuerpo que ya esté sufriendo dolor. El dolor es la forma que tiene el cuerpo de decirle que algo va mal, y forzarlo puede provocar más lesiones o agravar las dolencias existentes. En su lugar, escuche los susurros de su cuerpo y modifique las posturas en consecuencia. Por ejemplo, si le duelen las rodillas, pruebe a colocar un cojín o una manta doblada debajo de ellas durante posturas como la "del niño" o la "del héroe". Esto le proporcionará el apoyo que tanto necesita y aliviará cualquier tensión innecesaria.

Ahora, armado con estos conocimientos, está listo para sumergirse aún más en el corazón del yoga. Los próximos capítulos le llevarán a través de un viaje cautivador a través de varios estilos de yoga, posturas y técnicas diseñadas específicamente para las personas mayores. Desde el suave Hatha Yoga hasta los vigorizantes flujos Vinyasa, pasando por el Yin Yoga reconstituyente hasta la atención plena de la meditación, exploraremos el rico tapiz de posibilidades que ofrece el yoga.

Cada página que pase le revelará nuevos conocimientos, consejos prácticos e inspiración que le ayudarán a avanzar en su práctica de yoga. Le guiaremos a través del arte de las técnicas de respiración, la exploración de la alineación corporal y el cultivo consciente de la conciencia. ¡Descubrirá formas de adaptar el yoga a sus necesidades y limitaciones físicas, garantizando una práctica segura y agradable!

Capítulo 3: Empezando por la respiración (Pranayama)

El Pranayama, un aspecto importante del yoga, abarca diversas técnicas respiratorias centradas en el control y la manipulación de la respiración para el bienestar físico, mental y espiritual. Derivado de las palabras sánscritas *"prana"* (que significa fuerza vital o energía vital) y *"yama"* (que significa control o restricción), el Pranayama pretende cultivar y dirigir esta fuerza vital dentro del cuerpo, fomentando un equilibrio armonioso entre la mente, el cuerpo y el espíritu. Con orígenes en antiguas escrituras indias y textos yóguicos, el Pranayama se ha practicado durante siglos y sigue siendo una parte integrante del yoga contemporáneo.

La práctica del Pranayama ofrece numerosos beneficios, tanto a nivel físico como mental. En primer lugar, mejora la función respiratoria al aumentar la capacidad pulmonar y mejorar la eficacia de la respiración. Al regular conscientemente la respiración, se puede profundizar y ralentizar la misma, calmando así el sistema nervioso y reduciendo el estrés y la ansiedad. Esto, a su vez, favorece la relajación, la claridad mental y el equilibrio emocional. Las técnicas de Pranayama se emplean a menudo como herramienta para controlar y reducir los síntomas de trastornos relacionados con el estrés, como la hipertensión, el insomnio y la depresión.

Además, el Pranayama desempeña un papel vital en la purificación del cuerpo y el rejuvenecimiento de los órganos. Mediante la práctica de ejercicios respiratorios específicos, los practicantes pueden estimular los procesos de desintoxicación del organismo, contribuyendo a la eliminación de toxinas y mejorando la vitalidad general. Además, la inhalación y la exhalación controladas durante el Pranayama ayudan a oxigenar la sangre, nutriendo las células y los tejidos y mejorando la salud física general. La expansión y contracción rítmicas del diafragma también masajean los órganos internos, favoreciendo su funcionamiento óptimo.

Además de los beneficios físicos y mentales, el Pranayama se considera una puerta de entrada al crecimiento espiritual y la autorrealización. Según la filosofía yóguica, la respiración está estrechamente relacionada con nuestra fuerza vital o prana. Regulando y dirigiendo la respiración, se puede acceder a las dimensiones más profundas de la conciencia. Las técnicas de Pranayama se practican a menudo como precursoras de la meditación, facilitando la quietud y la concentración necesarias para un viaje interior. A través de la práctica constante, las personas que lo practiquen pueden experimentar un mayor sentido de la conciencia, una mayor intuición y una conexión más profunda con su ser interior.

El Pranayama suele practicarse en un entorno tranquilo y silencioso, preferiblemente a primera hora de la mañana, cuando la mente está relativamente calmada y fresca. Sin embargo, se puede practicar en cualquier momento del día, adaptándose a los horarios y preferencias de cada uno. En general, se recomienda practicar Pranayama con el estómago vacío o al menos unas horas después de comer. Llevar ropa cómoda y adoptar una postura cómoda sentado, como con las piernas cruzadas o en una silla, es esencial para permitir una práctica relajada y sin interrupciones.

La práctica del Pranayama consta de varias técnicas, cada una con su propia finalidad y efectos. Algunas de las técnicas más practicadas son la respiración abdominal profunda (respiración diafragmática), la respiración nasal alterna (Nadi Shodhana) y la respiración victoriosa (Ujjayi). Se recomienda aprender y practicar estas técnicas bajo la guía de un instructor experimentado para garantizar la postura correcta, el ritmo respiratorio y la seguridad.

Sukhasana

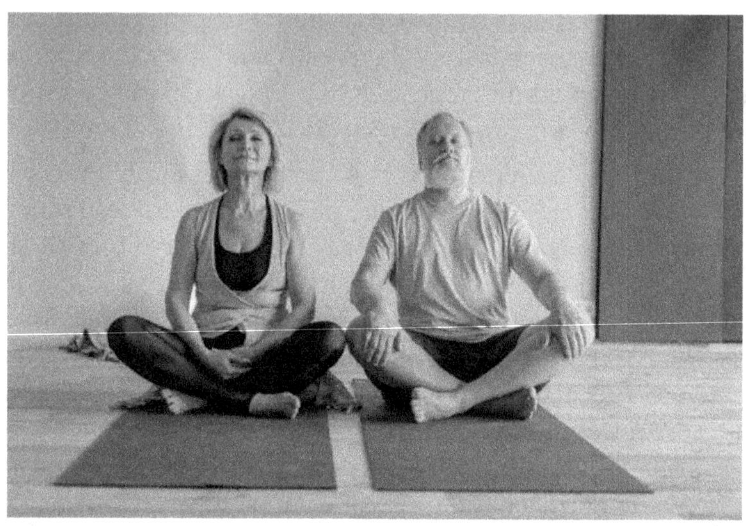

Hombre y mujer practicando yoga juntos
https://www.pexels.com/photo/elderly-man-and-woman-doing-yoga-together-7500699/

Aunque se pueden adoptar distintas posturas sentadas para practicar el Pranayama, algunas se consideran más propicias para profundizar en la práctica y obtener resultados óptimos. Entre ellas, la postura más adecuada para practicar el pranayama es la Sukhasana, o postura fácil.

La Sukhasana es una postura con las piernas cruzadas, sencilla pero eficaz que proporciona estabilidad, comodidad y una alineación equilibrada del cuerpo. Para adoptar esta postura, busque un espacio tranquilo y limpio donde pueda sentarse cómodamente. Comience sentándose en el suelo o sobre un cojín firme, dejando que las piernas se plieguen suavemente delante suyo. Coloque las manos sobre las rodillas o los muslos, con las palmas hacia arriba o hacia abajo, según prefiera.

Las principales ventajas de la Sukhasana para la práctica del Pranayama residen en su capacidad para promover la relajación, la estabilidad y la apertura. La conexión con el suelo de la postura le permite sentirse conectado a la Tierra, fomentando una sensación de estabilidad y facilidad. Esta estabilidad es esencial para canalizar la energía y mantener la concentración durante los ejercicios de Pranayama.

Además, la Sukhasana ayuda a abrir el pecho, permitiendo una respiración profunda y expansiva. La postura erguida alinea la columna vertebral, asegurando que la respiración pueda fluir libremente y sin esfuerzo a través del cuerpo. Al mantener la columna erguida y relajada, los pulmones tienen más espacio para expandirse, lo que conduce a inhalaciones y exhalaciones más profundas, maximizando los beneficios del Pranayama.

Otra ventaja de la Sukhasana es que ayuda a calmar la mente y cultiva un estado de tranquilidad mental. Al sentarse en esta postura, el cuerpo se siente apoyado y tranquilo, lo que permite a la mente asentarse y concentrarse más fácilmente. El estado de relajación del cuerpo influye directamente en la calidad de la respiración y potencia el aspecto meditativo de la práctica del Pranayama. Además de la Sukhasana, se pueden emplear variaciones de la postura sentada para adaptarse a las necesidades individuales o a las limitaciones físicas.

Aunque la Sukhasana se recomienda a menudo como la postura más adecuada para el Pranayama, es esencial escuchar al cuerpo y adaptarse según sea necesario. Algunas personas pueden encontrar otras posturas, como la Vajrasana (postura del diamante) o sentarse en una silla con la columna erguida, más adecuadas para sus circunstancias particulares. La clave está en encontrar una postura que permita sentarse cómodamente durante un periodo prolongado, sin tensión ni molestias.

Bhastrika Pranayama

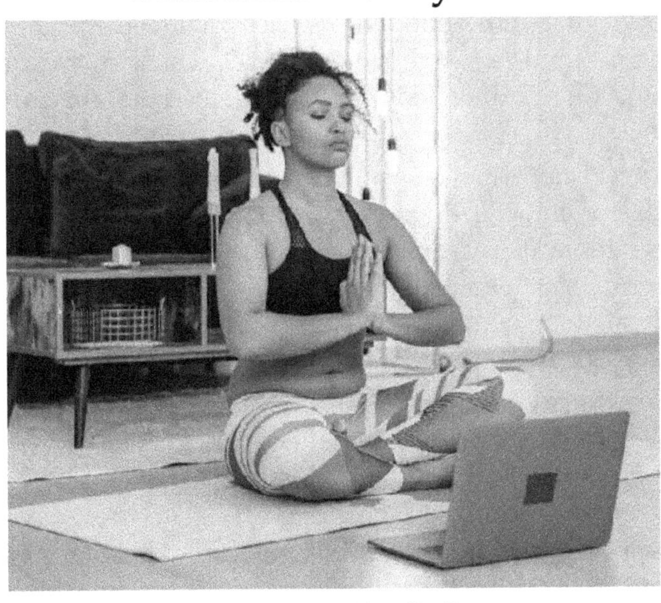

Mujer practicando yoga Bhastrika Pranayama
https://www.pexels.com/photo/woman-doing-yoga-while-using-a-laptop-6767999/

Bhastrika Pranayama es una poderosa técnica de respiración yóguica que tiene una inmensa importancia en el ámbito del yoga y la meditación. Derivado de las palabras sánscritas "Bhastrika", que significa "fuelle", y "Pranayama", que significa "control de la fuerza vital", el Bhastrika Pranayama es conocido por sus efectos energizantes y purificadores sobre el cuerpo y la mente. Este ejercicio de respiración dinámica consiste en inhalar y exhalar con fuerza, asemejándose a la acción de bombeo de un fuelle de herrero.

La práctica del Pranayama Bhastrika comienza adoptando una postura cómoda sentado, preferiblemente en una postura de meditación como Padmasana (Postura del Loto) o Sukhasana (Postura Fácil). Es esencial mantener la columna erguida y el cuerpo relajado durante la práctica para que la respiración fluya con suavidad. Una vez en posición, el practicante se centra en inhalar y exhalar profundamente por la nariz, utilizando el diafragma y los músculos abdominales para crear un patrón respiratorio rítmico y enérgico.

La técnica clave del Pranayama Bhastrika consiste en inhalar y exhalar con fuerza alternativamente. Inhalando profunda y rápidamente por la nariz, el practicante expande los pulmones y los llena con una cantidad considerable de aire fresco. A esta inhalación le sigue una exhalación enérgica, en la que la respiración se expulsa con una potente ráfaga, empujando los músculos abdominales hacia dentro para expulsar el aire por completo. El proceso se repite en un ciclo continuo y vigoroso, en el que la respiración se expulsa con fuerza y en sincronía con el movimiento del diafragma.

Este ejercicio de respiración intensa estimula el sistema respiratorio, aumenta el consumo de oxígeno y mejora la capacidad pulmonar. El rápido intercambio de oxígeno y dióxido de carbono ayuda a limpiar el sistema respiratorio, eliminando toxinas e impurezas del cuerpo. El Bhastrika Pranayama también activa el sistema cardiovascular, mejorando la circulación sanguínea y favoreciendo la salud del corazón.

Los efectos energizantes del Bhastrika Pranayama se extienden más allá del cuerpo físico. El aumento del suministro de oxígeno al cerebro mejora la claridad mental y la concentración. La práctica también despierta los centros energéticos dormidos del cuerpo, conocidos como chakras, facilitando el flujo de prana (fuerza vital) y promoviendo la vitalidad general. La naturaleza rítmica y enérgica de la respiración genera calor en el cuerpo, generando una sensación de calidez y vigorización.

Además de sus beneficios físicos y mentales, el Bhastrika Pranayama desempeña un papel importante en las prácticas espirituales. La práctica de este pranayama activa el chakra Manipura, sede del poder personal y la fuerza de voluntad. Ayuda a equilibrar y alinear los centros de energía sutil, allanando el camino para el crecimiento espiritual y la autorrealización.

Al igual que con cualquier práctica de Pranayama, es crucial abordar el Pranayama Bhastrika con precaución y bajo la guía de un instructor de yoga cualificado. Las personas con afecciones respiratorias, cardíacas o hipertensión deben practicar esta técnica con moderación o consultar a un médico antes de empezar.

Nadi Shodhana

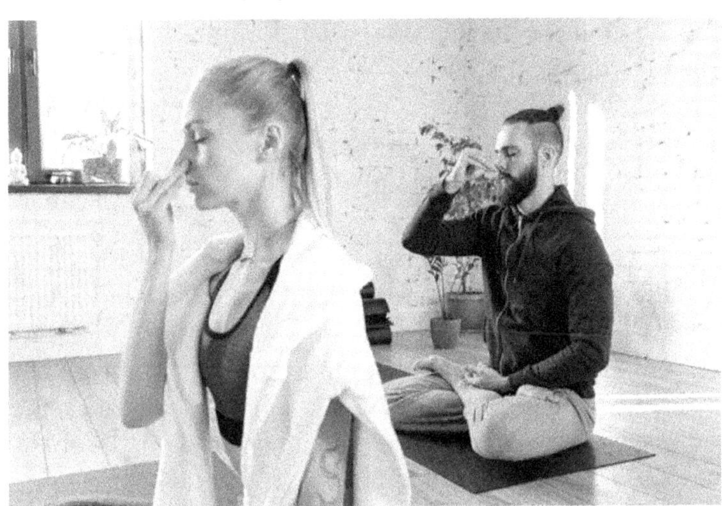

Hombre y mujer practicando Nadi Shodhana
https://www.pexels.com/photo/a-man-and-a-woman-doing-yoga-6648543/

Nadi Shodhana, también conocida como respiración nasal alterna, es una poderosa técnica de respiración yóguica que se practica desde hace siglos. "Nadi" se refiere a los canales de energía del cuerpo, mientras que "Shodhana" significa purificación. El objetivo de esta técnica es equilibrar y purificar los canales de energía sutil, promoviendo el bienestar físico, mental y emocional. Nadi Shodhana se considera una de las prácticas de Pranayama más eficaces, ya que ofrece numerosos beneficios para la mente, el cuerpo y el espíritu.

La práctica de Nadi Shodhana consiste en alternar la respiración entre las fosas nasales izquierda y derecha. Utilizando el pulgar y el anular de la mano derecha para cerrar y abrir las fosas nasales, se regula el flujo de la respiración. Se cree que esta técnica armoniza los dos hemisferios del cerebro, equilibrando las energías masculina y femenina en nuestro interior.

Para practicar Nadi Shodhana, siéntese cómodamente y relaje el cuerpo. Cierre los ojos y respire profundamente varias veces para centrarse. Empiece con la mano derecha, utilizando el pulgar para cerrar la fosa nasal derecha y el anular para cerrar la izquierda.

Empiece cerrando la fosa nasal derecha e inspirando por la izquierda. A continuación, cierre la fosa nasal izquierda y exhale por la derecha. Continúe repitiendo este patrón, inhalando por la fosa nasal izquierda y exhalando por la derecha. Después de cada exhalación, inhale por la misma fosa nasal, cambie de lado y repita el proceso.

El ritmo de Nadi Shodhana es crucial. La inhalación y la exhalación deben tener la misma duración y ser suaves, sin tensión ni fuerza. La respiración debe fluir sin esfuerzo, permitiendo que la mente se asiente y el cuerpo se relaje. A medida que continúe la práctica, puede aumentar gradualmente la duración de cada inhalación y exhalación, pero siempre dentro de su zona de confort.

Nadi Shodhana tiene varios beneficios profundos. En primer lugar, ayuda a equilibrar la energía dentro del cuerpo, asegurando que ninguna de las partes sea dominante. Este equilibrio promueve una sensación de armonía y equilibrio. También aporta claridad y concentración a la mente, ayudando a aliviar el estrés, la ansiedad y la fatiga mental. Al regular la respiración y calmar el sistema nervioso, Nadi Shodhana induce un estado de relajación y tranquilidad.

Además, esta técnica purifica los canales de energía, eliminando cualquier bloqueo u obstrucción. Mejora el flujo de prana, la energía vital, por todo el cuerpo, lo que aumenta la vitalidad y el bienestar general. La práctica regular de Nadi Shodhana también puede mejorar la función respiratoria, aumentar la capacidad pulmonar y reducir la presión arterial.

A un nivel sutil, Nadi Shodhana ayuda a equilibrar los nadis ida y pingala, los dos principales canales de energía que recorren la columna vertebral. Cuando estos canales están equilibrados, la energía espiritual latente, conocida como Kundalini, puede ascender libremente por el canal central, el nadi sushumna, lo que conduce al despertar espiritual y a la autorrealización.

Incorporar Nadi Shodhana a la rutina diaria puede ser muy beneficioso. Puede practicarse por la mañana para preparar la mente para el día siguiente, durante situaciones de estrés para recuperar la calma o antes de la meditación para profundizar en la práctica. La constancia es la clave, así que intente practicarlo con regularidad y conviértalo en parte de su rutina de bienestar integral.

Kapalbhati Pranayama

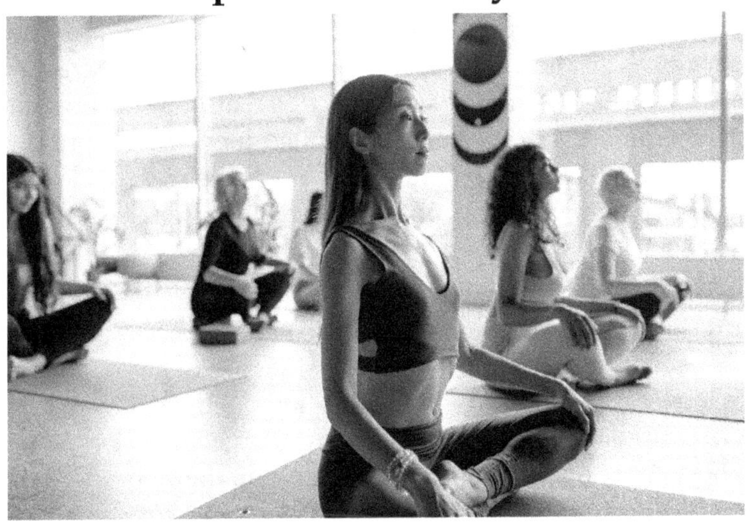

Grupo de mujeres practicando Kapalbhati Pranayama
https://www.pexels.com/photo/group-of-women-doing-yoga-8436725/

Kapalbhati Pranayama es una poderosa técnica respiratoria que tiene su origen en las antiguas tradiciones yóguicas de la India. Es una forma de ejercicio respiratorio de limpieza que implica exhalaciones rápidas y enérgicas e inhalaciones pasivas. La palabra "kapalbhati" deriva de las palabras sánscritas "kapal", que significa cráneo, y "bhati", que significa brillar o iluminar. Se cree que esta técnica de Pranayama purifica la mente y el cuerpo, aportando claridad y vitalidad.

La práctica del Kapalbhati Pranayama consiste en sentarse en una posición cómoda con las piernas cruzadas, la columna erguida y las manos apoyadas en las rodillas. El practicante comienza inhalando profundamente y exhalando con fuerza por la nariz, mediante una contracción abdominal rápida y aguda. La espiración es activa y enérgica, mientras que la inhalación es pasiva y relajada. Esta exhalación rápida seguida de una inhalación pasiva se repite siguiendo un patrón rítmico.

Uno de los principales beneficios del Kapalbhati Pranayama es su capacidad para limpiar y rejuvenecer el sistema respiratorio. Las exhalaciones enérgicas ayudan a expulsar el aire viciado y las toxinas de los pulmones, mientras que las inhalaciones pasivas permiten la entrada de oxígeno fresco en el cuerpo. Este proceso ayuda a mejorar la capacidad pulmonar, aumentar el suministro de oxígeno a la sangre y mejorar la función respiratoria en general.

Además de sus beneficios físicos, el Kapalbhati Pranayama también es conocido por sus efectos positivos sobre el bienestar mental y emocional. Las rápidas exhalaciones estimulan el plexo solar, considerado como la sede de la energía en el cuerpo. Esto puede crear una sensación de vigor y despertar la mente, favoreciendo la claridad mental y la concentración. Se cree que la práctica regular de Kapalbhati Pranayama ayuda a aliviar el estrés, la ansiedad y la depresión, aportando una sensación de calma y paz interior.

Además, se dice que el Kapalbhati Pranayama tiene efectos beneficiosos sobre el sistema digestivo. Las fuertes contracciones abdominales durante la espiración masajean los órganos abdominales, incluidos el estómago, el hígado y el páncreas. Esto puede mejorar la digestión, estimular el metabolismo y ayudar a controlar el peso. Es importante señalar que el Kapalbhati Pranayama debe practicarse con el estómago vacío para evitar cualquier molestia.

La práctica de Kapalbhati Pranayama también favorece la desintoxicación del organismo. Las rápidas exhalaciones aumentan la circulación de la sangre y el líquido linfático, facilitando la eliminación de residuos y toxinas del cuerpo. Este efecto de limpieza puede contribuir a aclarar la piel, mejorar el cutis y desintoxicar los órganos en general.

Sin embargo, es crucial abordar la práctica del Kapalbhati Pranayama con precaución y bajo la guía de un instructor de yoga cualificado. Las personas con hipertensión, afecciones cardiacas, trastornos respiratorios, hernia o cualquier otro problema médico previo, deben consultar a un profesional sanitario antes de intentar esta técnica de Pranayama. Es importante empezar despacio y aumentar gradualmente la duración y la intensidad de la práctica con el tiempo.

Ujjayi Pranayama

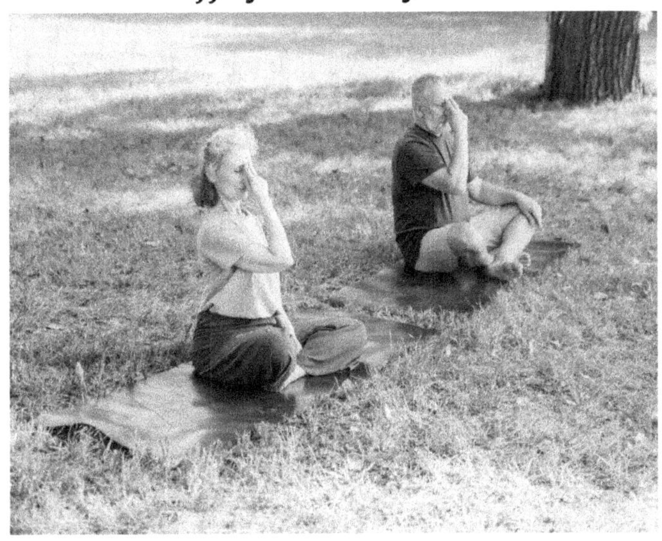

Una pareja sentada en una esterilla de yoga mientras practica Ujjayi Pranayama

Entre las numerosas técnicas de pranayama, Ujjayi Pranayama ocupa un lugar destacado. Conocida como la "Respiración Victoriosa" o la "Respiración del Océano", Ujjayi Pranayama es una técnica profunda y audible que no sólo mejora la conexión mente-cuerpo, sino que también promueve la relajación, la claridad y la vitalidad.

El Ujjayi Pranayama consiste en inhalar y exhalar por la nariz mientras se contrae ligeramente la parte posterior de la garganta, creando un suave silbido o sonido oceánico. El sonido recuerda el ritmo relajante de las olas del océano, lo que ayuda a anclar la mente y centrar la atención en el interior. Al dirigir la respiración conscientemente, el Ujjayi Pranayama nos permite aprovechar nuestro sistema nervioso parasimpático, desencadenando una respuesta de relajación y reduciendo el estrés.

La práctica del Ujjayi Pranayama ofrece varios beneficios para el bienestar físico y mental. En primer lugar, mejora la capacidad pulmonar y la oxigenación. Las respiraciones lentas y controladas que se practican durante el Ujjayi Pranayama facilitan las inhalaciones y exhalaciones profundas, mejorando la eficacia de la transferencia de oxígeno al torrente sanguíneo. Este mayor aporte de oxígeno nutre las células, los tejidos y los órganos del cuerpo, favoreciendo la salud y la vitalidad generales.

Además, el Ujjayi Pranayama ayuda a regular el sistema nervioso autónomo, que gobierna nuestras respuestas fisiológicas. Al activar la rama parasimpática del sistema nervioso, esta técnica induce un estado de calma y relajación. Puede ser especialmente beneficiosa para las personas que sufren ansiedad, estrés o insomnio, ya que calma la mente y alivia la tensión del cuerpo.

Además, el Ujjayi Pranayama cultiva el enfoque mental y la concentración. El sonido audible que se produce durante la práctica sirve de ancla para la mente, ayudando a redirigir los pensamientos y a separarse de las distracciones externas. Esta mayor sensación de concentración puede extenderse más allá de la esterilla de yoga, aumentando la productividad y la claridad en la vida cotidiana.

También se dice que la práctica del Ujjayi Pranayama equilibra los sistemas energéticos sutiles del cuerpo. Según la filosofía yóguica, el prana, o fuerza vital, fluye a través de unos canales de energía conocidos como nadis. Al regular la respiración y optimizar el flujo de prana, el Ujjayi Pranayama ayuda a equilibrar estas energías sutiles, favoreciendo el equilibrio físico y emocional.

Para practicar Ujjayi Pranayama, busque una postura cómoda sentado. Cierre los ojos y relaje el cuerpo. Inspire profundamente por la nariz, contrayendo ligeramente la parte posterior de la garganta para crear el característico sonido oceánico. Al exhalar, mantenga la constricción de la garganta, produciendo de nuevo el sonido. Continúe con esta respiración lenta y rítmica, centrándose en el sonido y la sensación de la respiración. Empiece con solo unos minutos de práctica y vaya aumentando gradualmente la duración a medida que se sienta más cómodo.

Es importante tener en cuenta que, aunque el Ujjayi Pranayama suele ser seguro para la mayoría de las personas, es aconsejable consultar a un instructor de yoga cualificado o a un profesional sanitario antes de iniciar una nueva práctica respiratoria, sobre todo si se padece alguna afección respiratoria o cardiovascular.

Las técnicas de respiración controlada del Pranayama favorecen la relajación, reducen el estrés y mejoran la función pulmonar, lo que puede ser especialmente beneficioso para las personas mayores con afecciones respiratorias. También ayuda a las personas mayores a cultivar la atención plena, lo que les permite conectar con su cuerpo y abrazar el momento presente.

Además, el yoga Pranayama puede mejorar la salud cardiovascular, estimular la función inmunitaria y mejorar la claridad mental, ¡lo que proporcionará a las personas mayores un enfoque holístico para mantener su salud física y mental!

Capítulo 4: Estiramientos de yoga

Los estiramientos de yoga, también conocidos como asanas, forman parte integrante de la antigua práctica del yoga. Estos movimientos suaves pero poderosos ofrecen multitud de beneficios físicos y mentales. Los estiramientos de yoga combinan la respiración consciente con posturas corporales deliberadas, fomentando la flexibilidad, la fuerza y el equilibrio.

Desde los suaves estiramientos de la "Postura del Niño" hasta los vigorizantes giros de la "Torsión Espinal Sentada", cada asana se dirige a grupos musculares específicos y promueve la relajación, la mejora de la circulación y la calma mental. ¡Abrace el poder transformador de los estiramientos de yoga y abra el camino hacia la armonía interior y la vitalidad!

Postura del niño (Balasana)

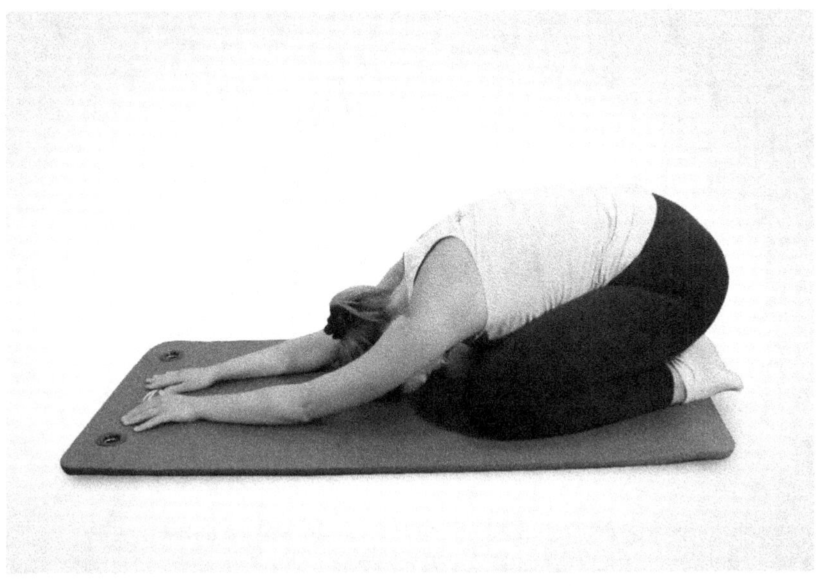

Mujer estirando el cuerpo en postura del niño

La postura del niño estira suavemente las caderas, los muslos y la parte baja de la espalda, favoreciendo la relajación y liberando la tensión de la columna vertebral.

Instrucciones:

1. Empiece sobre las manos y las rodillas, con las rodillas separadas a la anchura de las caderas y los dedos gordos de los pies tocándose.

2. Siéntese sobre los talones y baje lentamente el torso entre los muslos.

3. Extienda los brazos hacia delante y apoye la frente en la esterilla.

4. Relaje los hombros y deje que la columna se alargue.

5. Respire profundamente y mantenga la postura durante 1 o 2 minutos, concentrándose en liberar la tensión con cada exhalación.

Perro Boca Abajo (Adho Mukha Svanasana)

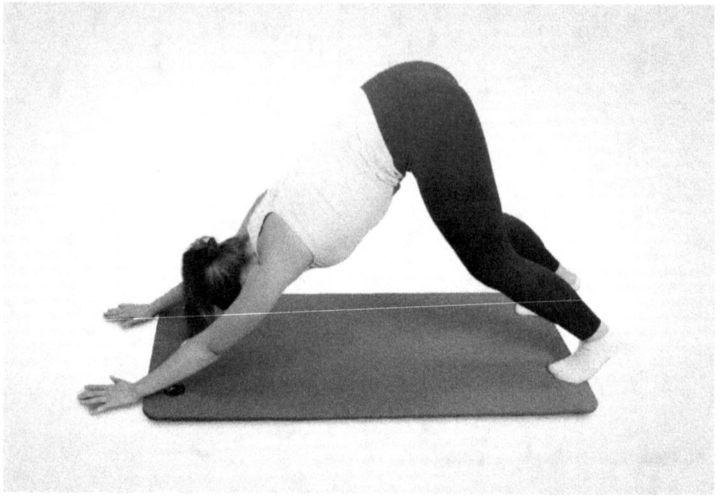

Mujer Haciendo Yoga En Postura De Perro Boca Abajo Sobre Esterilla

El perro boca abajo es una postura clásica de yoga que estira todo el cuerpo, especialmente los isquiotibiales, las pantorrillas, los hombros y la columna vertebral.

Instrucciones:

1. Empiece sobre las manos y las rodillas, con las manos ligeramente por delante de los hombros y las rodillas directamente debajo de las caderas.

2. Doble los dedos de los pies hacia abajo, levante las rodillas de la esterilla y estire lentamente las piernas mientras levanta las caderas hacia arriba y hacia atrás.

3. Presione las palmas de las manos firmemente sobre la esterilla, abriendo bien los dedos para una mayor estabilidad.

4. Contraiga el tronco e intente alargar la columna, dejando que los talones se hundan en la esterilla.

5. Mantenga la cabeza y el cuello relajados, mirando hacia los muslos o el ombligo.

6. Mantenga la postura durante 1 o 2 minutos, respirando profundamente y concentrándose en el estiramiento de los isquiotibiales y los hombros.

7. Para salir de la postura, doble suavemente las rodillas y baje las caderas hacia la esterilla.

Flexión de pie hacia delante (Uttanasana)

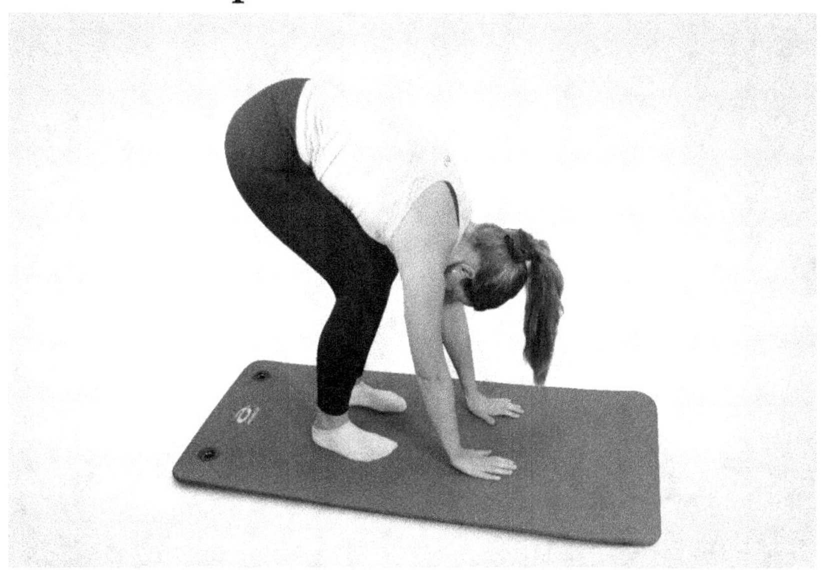

Mujer practicando Uttanasana

La flexión hacia delante de pie estira los isquiotibiales, los gemelos y la zona lumbar, fomentando la flexibilidad y calmando la mente.

Instrucciones:

1. Colóquese de pie con los pies separados a la anchura de las caderas y las manos en las caderas.

2. Exhale y gire las caderas hacia delante, manteniendo la columna larga.

3. Deje que sus manos descansen en el suelo o utilice bloques.

4. Relaje la cabeza y el cuello, dejándolos colgar libremente.

5. Doble ligeramente las rodillas si siente alguna molestia en los isquiotibiales.

6. Respire profundamente y mantenga la postura durante 30-60 segundos, sintiendo la liberación en la espalda y las piernas.

Torsión espinal supina (Supta Matsyendrasana)

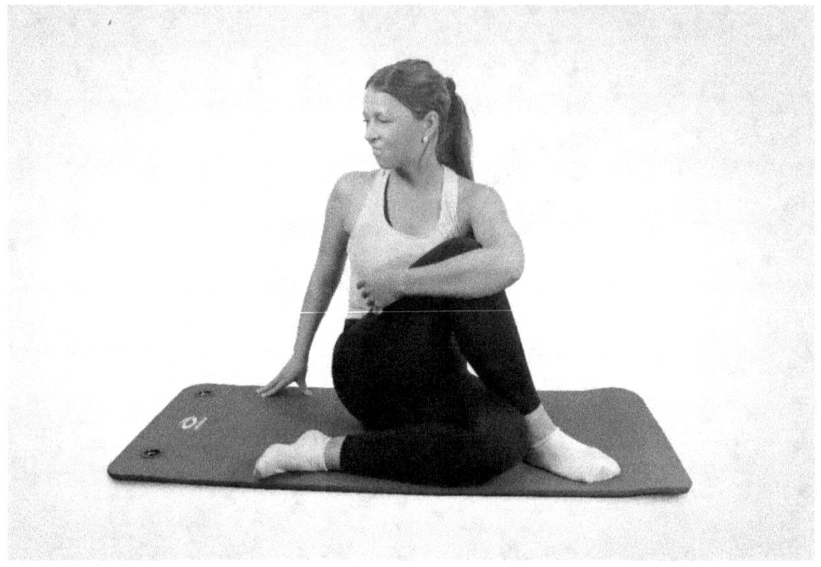

Mujer centrada ejercitando la Postura Supta Matsyendrasana

La torsión espinal supina es una torsión suave que ayuda a liberar la tensión en la espalda, el cuello y los hombros. También estira los músculos de la cadera y favorece la movilidad de la columna vertebral.

Instrucciones:

1. Túmbese boca arriba con las piernas extendidas.
2. Doble las rodillas y llévelas hacia el pecho.
3. Extienda los brazos hacia los lados, con las palmas hacia abajo.
4. Exhale y baje ambas rodillas hacia el lado derecho del cuerpo, manteniendo los hombros en el suelo.
5. Gire la cabeza hacia la izquierda, mirando en dirección opuesta a las rodillas.
6. Relájese en la torsión y respire profundamente, permitiendo que su cuerpo libere tensión.
7. Mantenga la postura entre 30 segundos a un minuto.
8. Inhale y lleve suavemente las rodillas hacia el centro.
9. Repita la torsión en el otro lado.

Postura del gato y la vaca (Marjaryasana-Bitilasana)

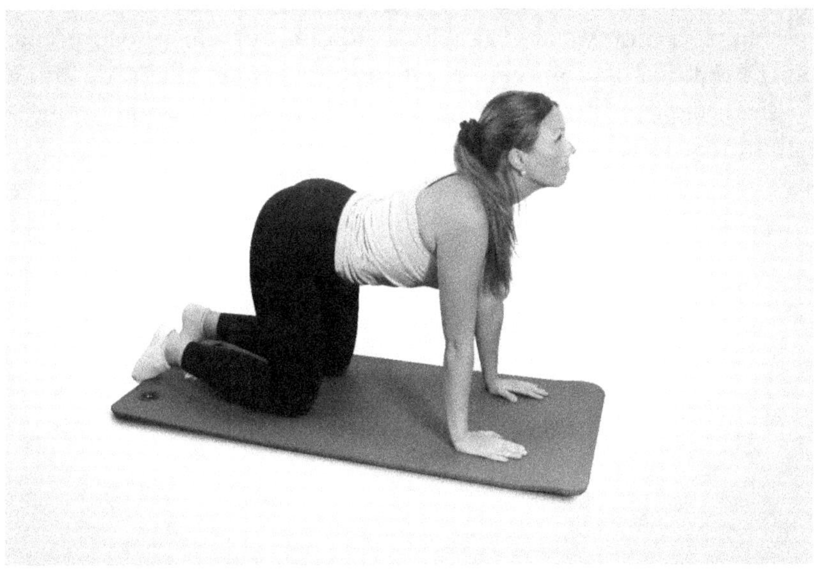

Mujer haciendo la postura del gato y la vaca

La postura del gato y la vaca es un movimiento dinámico que ayuda a calentar la columna vertebral, mejorar la flexibilidad y liberar la tensión de los músculos de la espalda y el cuello. Favorece una amplitud de movimiento saludable y estimula los órganos abdominales.

Instrucciones:

1. Empiece con las manos y las rodillas en posición de sobremesa.

2. Alinee las muñecas directamente debajo de los hombros y las rodillas debajo de las caderas.

3. Inhale y levante el pecho hacia el techo, arqueando la espalda y dejando que el vientre se hunda hacia el suelo (postura de la vaca).

4. Deje que los omóplatos se separen y mire hacia arriba.

5. Exhale y gire la columna hacia el techo, metiendo la barbilla hacia el pecho (postura del gato).

6. Lleve el ombligo hacia la columna para activar el tronco.

7. Repita este movimiento fluido, entre la postura de la vaca y la del gato, durante varias respiraciones.

8. Continúe a un ritmo que le resulte cómodo, coordinando el
   movimiento con la respiración.

Recuerde escuchar a su cuerpo y modificar las posturas si es
necesario. Estos estiramientos pueden incorporarse a su rutina de
calentamiento previa al yoga para ayudar a preparar su cuerpo para la
práctica que tiene por delante. Disfrute de los beneficios de aumentar
la flexibilidad, liberar tensiones y calmar la mente con estos
estiramientos de yoga.

Capítulo 5: Posturas en posición sentada

Las posturas sentadas, también conocidas como asanas, ocupan un lugar importante en la práctica del yoga. Estas posturas se realizan sentados en el suelo o en una esterilla, lo que permite a los practicantes conectarse a la tierra y cultivar un sentido de estabilidad, concentración e introspección.

Físicamente, las posturas sentadas aumentan la flexibilidad y la fuerza de las caderas, la zona lumbar y las piernas. Mejoran la postura, alivian la tensión y aumentan la circulación sanguínea en la pelvis y las extremidades inferiores. Las asanas sentadas también estimulan el sistema digestivo, favorecen una digestión sana y alivian las molestias asociadas a trastornos como el estreñimiento.

Mentalmente, las posturas sentadas fomentan la atención y la concentración. Al adoptar una postura firme y cómoda, los practicantes pueden encontrar estabilidad y una sensación de calma en su interior. Las posturas de meditación sentados crean un entorno propicio para profundizar en la práctica de la meditación, aquietar la mente y experimentar la quietud interior.

Además, las asanas sentadas pueden ayudar en el aspecto espiritual del yoga. Al conectar con la tierra y enraizarse, los practicantes desarrollan una sensación de arraigo y estabilidad. Esta base favorece la exploración de estados superiores de conciencia y el despertar de la energía espiritual.

Ya se utilicen como postura preparatoria, posición de descanso o bien como asiento meditativo, las posturas sentadas ofrecen multitud de beneficios a practicantes de todos los niveles. Al incorporar estas asanas a su práctica de yoga, puede cultivar la fuerza física, la claridad mental y una conexión más profunda con su yo interior.

Flexión hacia delante sentado
(Paschimottanasana)

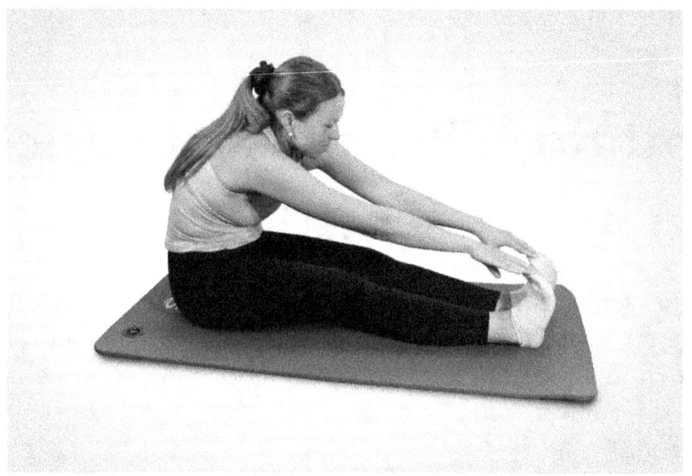

Mujer estirando su cuerpo hacia delante

La flexión hacia delante sentado favorece la flexibilidad de toda la cadena posterior y ayuda a liberar la tensión en la zona lumbar.

Instrucciones:

1. Siéntese en el suelo con las piernas extendidas delante suyo.
2. Mantenga la columna vertebral recta y trabaje con el tronco.
3. Inhale profundamente, alargando la columna vertebral.
4. Exhale e inclínese lentamente hacia delante desde las caderas, acercando las manos a los pies.
5. Si es posible, agárrese a los pies o a los tobillos. Si no, agárrese a las espinillas o utilice una correa alrededor de los pies.
6. Relaje los hombros y deje que la cabeza le cuelgue.
7. Mantenga la postura entre 30 segundos y un minuto, respirando profundamente.
8. Para soltar, inhale y vuelva lentamente a la posición sentada.

Postura del Bastón (Dandasana)

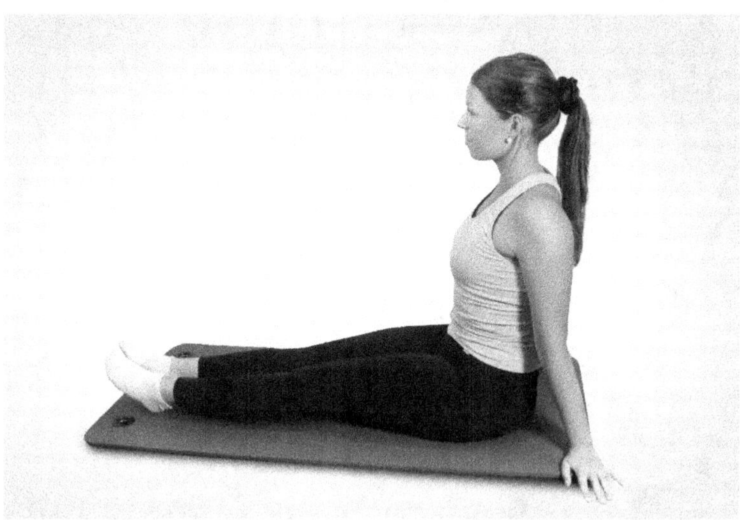

Mujer realizando la postura Dandasana

La postura del bastón ayuda a mejorar la postura, tonifica los músculos centrales y favorece la calma y la concentración. La Dandasana es una postura básica que suele utilizarse como punto de partida para otras posturas sentadas.

Instrucciones:

1. Siéntese en el suelo con las piernas estiradas hacia delante.
2. Coloque las manos en el suelo junto a las caderas, con los dedos apuntando hacia delante.
3. Contraiga los músculos de los muslos, presionándolos firmemente contra el suelo.
4. Alargue la columna y levante la coronilla hacia el techo.
5. Relaje los hombros y aléjelos suavemente de las orejas.
6. Flexione los pies y presione los talones contra el suelo.
7. Permanezca en esta postura entre 30 segundos y un minuto, respirando profundamente.

Postura del ángulo atado (Baddha Konasana)

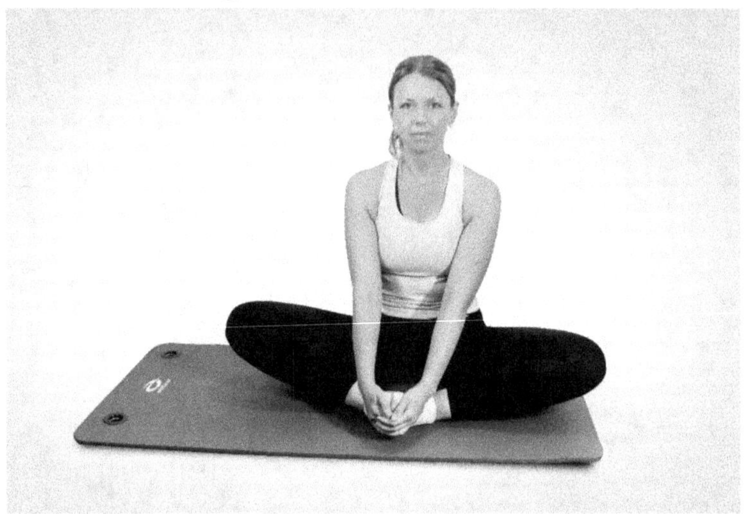

Mujer realizando la postura del ángulo atado

Esta postura ayuda a abrir las caderas y la ingle, mejora la flexibilidad y estimula los sistemas reproductor y digestivo. A menudo se utiliza para la relajación y la meditación.

Instrucciones:

1. Siéntese en el suelo y junte las plantas de los pies, dejando que las rodillas se abran hacia los lados.

2. Sujétese los pies o los tobillos con las manos.

3. Siéntese erguido y alargue la columna.

4. Presione suavemente las rodillas hacia el suelo sin hacer fuerza.

5. Puede utilizar bloques o mantas dobladas debajo de las rodillas para apoyarte.

6. Mantenga los hombros relajados y alejados de las orejas.

7. Respire profundamente y mantenga la postura durante 1-2 minutos.

Recuerde que es importante escuchar a su cuerpo y llegar sólo hasta donde se sientas cómodo. Si siente algún dolor o molestia, abandone la postura y consulte a un instructor de yoga cualificado.

Capítulo 6: Posturas tumbadas

Las posturas tumbado, también conocidas como asanas en yoga, desempeñan un papel importante a la hora de promover la relajación, el rejuvenecimiento y la restauración de la mente y el cuerpo. Estas posturas se practican tumbado boca arriba o boca abajo, lo que permite al practicante experimentar un profundo descanso y liberar tensiones físicas y mentales.

Una postura popular para tumbarse es Savasana, también conocida como Postura del Cadáver. En Savasana, el cuerpo está completamente relajado y el practicante se centra en la relajación consciente y la atención plena. Ayuda a reducir el estrés, la ansiedad y la fatiga, al tiempo que promueve una sensación de calma y claridad.

Otra postura muy practicada es la Torsión Supina (Supta Matsyendrasana), que consiste en tumbarse boca arriba y girar suavemente la columna vertebral. Esta postura ayuda a liberar tensiones en la zona lumbar, las caderas y los hombros, mejora la movilidad de la columna y estimula la digestión y la desintoxicación.

Las posturas tumbadas son especialmente beneficiosas para las personas con limitaciones físicas o lesiones, ya que proporcionan una forma suave y apoyada de estirar y fortalecer el cuerpo. También ayudan a mejorar la postura, aliviar el dolor lumbar y aumentar la flexibilidad general y la conciencia corporal.

Más allá de los beneficios físicos, las posturas tumbadas tienen un profundo impacto en el bienestar mental. Favorecen la relajación, reducen la ansiedad e inducen a un estado de relajación profunda y meditación. La práctica regular de posturas tumbadas puede mejorar la calidad del sueño, reducir los niveles de estrés y aumentar la atención plena.

Incorporar posturas tumbado a su práctica de yoga le ofrece una maravillosa oportunidad para cultivar el equilibrio, la armonía y una profunda conexión con uno mismo. Tanto si es principiante como un practicante experimentado, estas posturas le proporcionarán un espacio terapéutico y nutritivo para el autocuidado y el bienestar holístico.

Torsión espinal supina (Supta Matsyendrasana)

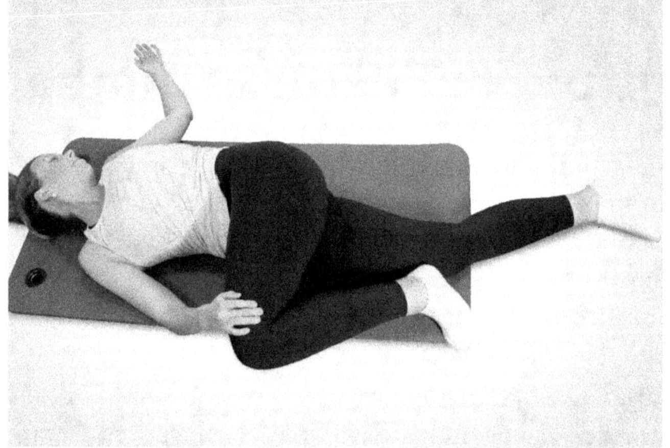

Mujer estirándose tumbada en una esterilla de yoga

Supta Matsyendrasana es un giro suave que ayuda a mejorar la movilidad de la columna vertebral y libera la tensión en la zona lumbar y las caderas.

Instrucciones:

1. Túmbese boca arriba con las piernas extendidas.
2. Doble la rodilla derecha y acérquela al pecho.
3. Guíe suavemente la rodilla derecha por el cuerpo hacia el lado izquierdo.
4. Extienda el brazo derecho hacia un lado y gire la cabeza hacia la derecha.
5. Permanezca en esta posición entre 30 segundos y un minuto, respirando profundamente.
6. Lentamente regrese la rodilla derecha al centro y repita con el otro lado.

Postura del viento (Pavanamuktasana)

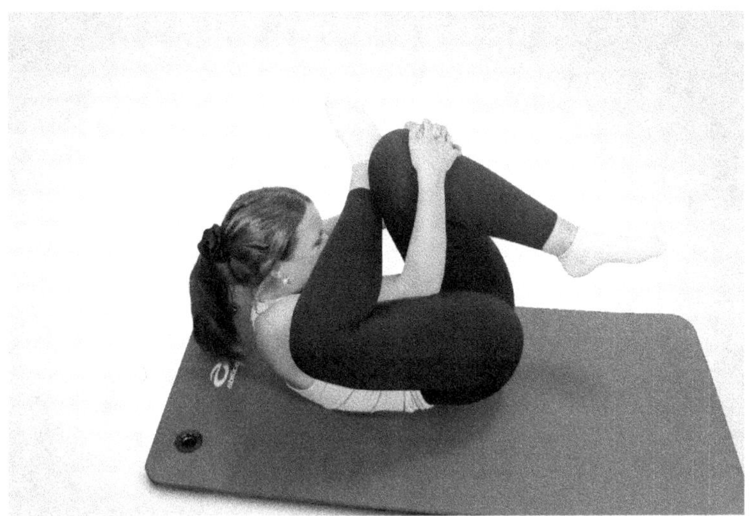

Mujer practicando yoga en postura del viento

Pavanamuktasana mejora la digestión, alivia los gases y la hinchazón y estira la zona lumbar y las caderas.

Instrucciones:

1. Túmbese boca arriba con las piernas extendidas.
2. Doble las rodillas y llévelas hacia el pecho.
3. Envuelva las piernas con los brazos y entrelace los dedos.
4. Abrace suavemente las rodillas contra el pecho, levantando la cabeza y los hombros del suelo.
5. Mantenga esta posición entre 30 segundos y un minuto, respirando profundamente.
6. Libere la postura soltando lentamente las rodillas y extendiendo las piernas hacia el suelo.

Postura del cadáver (Savasana)

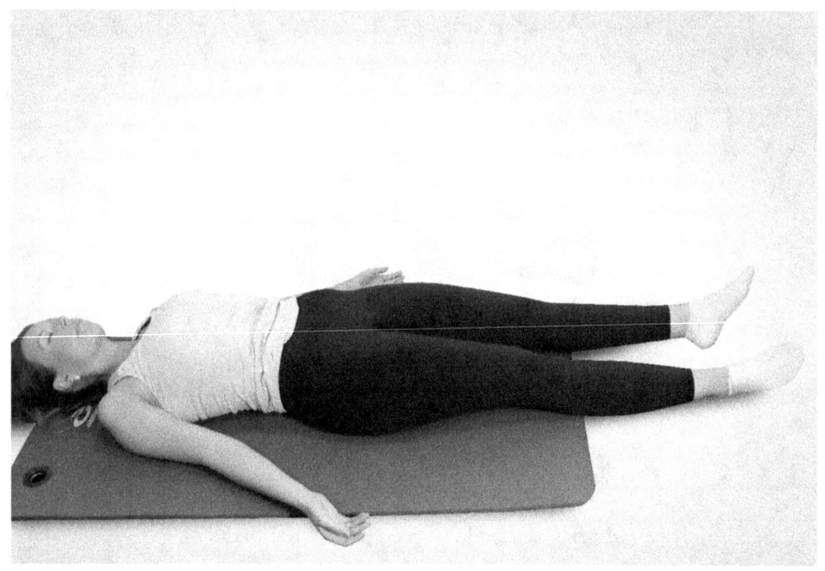

Mujer relajada en postura de cadáver

Savasana es una postura reparadora que ayuda a reducir el estrés, favorece la relajación y rejuvenece el cuerpo y la mente.

Instrucciones:

1. Túmbese boca arriba con las piernas extendidas y los brazos apoyados a los lados, con las palmas hacia arriba.

2. Mantenga los pies relajados y ligeramente separados, dejándolos caer hacia fuera.

3. Cierre los ojos y centre su atención en la respiración.

4. Deje que todo su cuerpo se relaje, liberando cualquier tensión o tirantez.

5. Permanezca en esta postura de 5 a 10 minutos, concentrándose en respirar lenta y profundamente y en relajarse por completo.

Postura de ángulo enlazado (Supta Baddha Konasana)

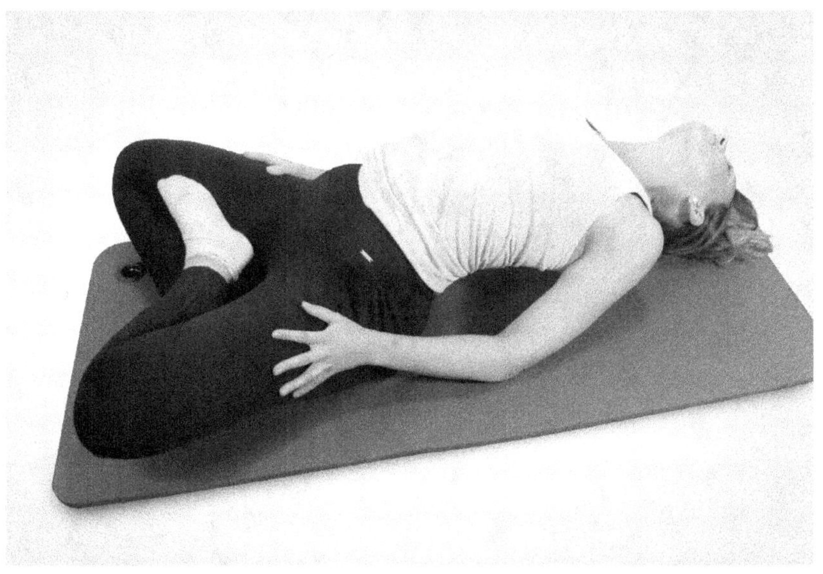

Mujer practicando la postura reclinada de ángulo enlazado

Baddha Konasana ayuda a estirar la cara interna de los muslos y los músculos inguinales, alivia la tensión en las caderas y favorece la sensación de calma.

Instrucciones:

1. Túmbese boca arriba con las piernas extendidas.

2. Doble las rodillas y junte las plantas de los pies, dejando que las rodillas caigan hacia fuera.

3. Coloque las manos sobre el abdomen o apóyelas a los lados, con las palmas hacia arriba.

4. Relaje todo el cuerpo y deje que la gravedad abra suavemente las caderas.

5. Si siente alguna molestia en las rodillas o la ingle, apóyelas con mantas o bloques.

6. Respire profundamente y permanezca en esta postura de 1 a 5 minutos, aumentando gradualmente la duración con la práctica.

Giro espinal supino (Jathara Parivartanasana)

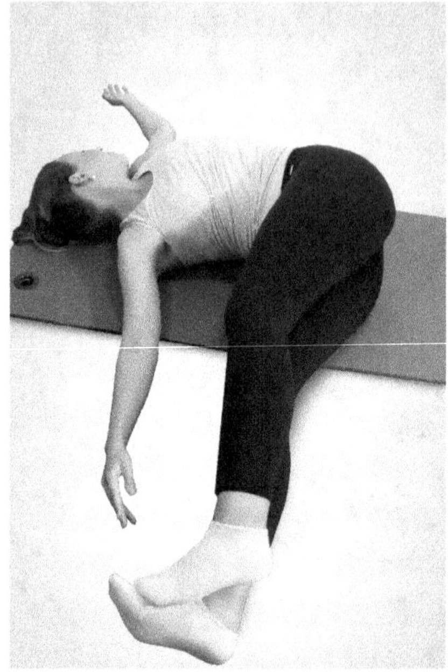

Mujer flexible practicando yoga en Jathara Parivartanasana

Jathara Parivartanasana libera la tensión de la zona lumbar, estira la columna vertebral y mejora la digestión. También ayuda a masajear suavemente los órganos abdominales.

Instrucciones:

1. Túmbese boca arriba con las piernas extendidas.
2. Doble la rodilla derecha y acérquela al pecho.
3. Extienda el brazo derecho hacia un lado a la altura del hombro, con la palma hacia abajo.
4. Guíe suavemente la rodilla derecha por el cuerpo hacia el lado izquierdo de la esterilla.
5. Gire la cabeza hacia la derecha, manteniendo los hombros en el suelo.
6. Si es necesario, coloque una manta doblada o un cojín debajo de la rodilla derecha para apoyarse.
7. Respire profundamente y mantenga la postura entre 1 y 3 minutos.
8. Repita los mismos pasos en el lado opuesto.

Recuerde escuchar a su cuerpo y modificar las posturas según sea
necesario. Si siente alguna molestia o dolor, consulte a un instructor de
yoga cualificado o a un profesional sanitario antes de continuar la
práctica. Disfrute de su viaje por el yoga y recuerde dar siempre prioridad
a la seguridad y la comodidad.

Capítulo 7: Posturas de pie

Uno de los principales beneficios físicos de las posturas de pie es el fortalecimiento de los principales grupos musculares, incluidas las piernas, el tronco y la espalda. Asanas como Guerrero I, Guerrero II y Trikonasana (postura del triángulo) requieren la participación de los cuádriceps, isquiotibiales y glúteos, promoviendo la fuerza funcional en la parte inferior del cuerpo. Estas posturas también activan los músculos centrales, lo que mejora la estabilidad y la postura.

La práctica de posturas de pie favorece la salud de las articulaciones y aumenta la amplitud de movimiento de caderas, rodillas y tobillos. La práctica regular puede ayudar a aliviar las molestias asociadas al sedentarismo o a los movimientos repetitivos. A medida que el cuerpo se vuelve más resistente, adquiere la capacidad de moverse con gracia y facilidad, reduciendo el riesgo de lesiones en las actividades cotidianas.

Más allá del ámbito físico, las posturas de pie están profundamente entrelazadas con los principios de la atención plena y la meditación. Mientras se mantienen estas posturas, se anima a los practicantes a centrarse en su respiración y cultivar un sentido de presencia. Este aspecto meditativo del yoga permite encontrar la quietud en el movimiento, fomentando un estado de calma y claridad mental.

Las posturas de pie pueden ser a la vez desafiantes e introspectivas. Las posturas de equilibrio como la Postura del Árbol (Vrikshasana) exigen concentración y atención, lo que ayuda a aquietar la mente y mejorar el enfoque mental. A medida que los alumnos aprenden a mantener la compostura en medio de desafíos físicos y mentales, también mejoran su capacidad de recuperación y su autoconciencia.

Además, las posturas de pie mejoran la circulación y el flujo sanguíneo por todo el cuerpo. El aumento de la circulación no sólo relaja el cuerpo, sino que también estimula la mente, favoreciendo la claridad mental y reduciendo el estrés.

Para las personas que desean profundizar en su práctica de yoga, las posturas de pie representan una puerta de entrada para explorar posturas más avanzadas. Muchas posiciones, equilibrios de brazos y flexiones de la espalda surgen de la fuerza y el equilibrio fundamentales que se desarrollan en las posturas de pie. A medida que los practicantes adquieren más confianza en su práctica de pie, pueden sentirse animados a explorar nuevos límites y liberar su potencial en la esterilla.

Las posturas de pie pueden adaptarse a practicantes de todos los niveles, haciéndolas accesibles para principiantes y desafiantes para yoguis experimentados. Los instructores proporcionan variaciones y modificaciones para adaptarse a las necesidades individuales, garantizando que todo el mundo pueda beneficiarse de esta práctica.

Postura de la montaña (Tadasana)

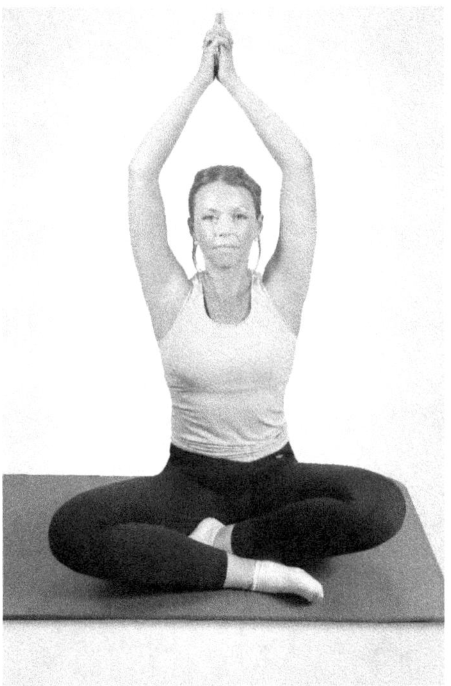

Mujer alzando las manos

Tadasana favorece el equilibrio, mejora la postura y fomenta una sensación de fuerza interior y tranquilidad.

Instrucciones:

1. Colóquese erguido con los pies juntos o separados a la anchura de las caderas, lo que le resulte más cómodo.

2. Distribuya el peso del cuerpo uniformemente por los pies y asegúrese de que las cuatro esquinas de los pies están apoyadas en el suelo.

3. Active los músculos de las piernas levantando suavemente las rótulas y reafirmando los muslos.

4. Alargue la columna vertebral y relaje los hombros, dejándolos rodar hacia atrás y hacia abajo.

5. Ponga la barbilla paralela al suelo y mire al frente.

6. Respire lenta y profundamente y mantenga la postura entre 30 segundos y un minuto.

7. Para liberarse de la postura, exhale y vuelva gradualmente a una posición de pie relajada.

8. Estiramiento preliminar: Giros de cuello y suaves giros de hombros.

Guerrero I (Virabhadrasana I)

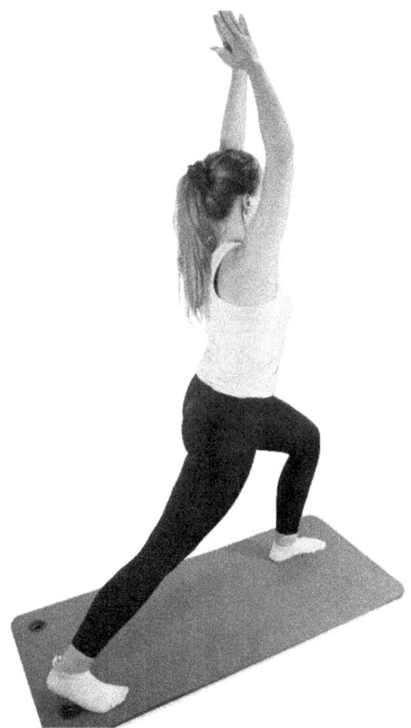

Mujer realizando la pose del Guerrero I

Instrucciones:

1. Colóquese de pie, con los pies separados a la anchura de las caderas y los brazos a los lados (postura de la montaña).

2. Dé un paso hacia atrás con el pie izquierdo unos 3 o 4 pies, manteniendo los dedos apuntando ligeramente hacia fuera.

3. Doble la rodilla derecha hasta formar un ángulo de 90 grados, asegurándose de que la rodilla está directamente por encima del tobillo.

4. Gire el pie izquierdo ligeramente hacia dentro, unos 45 grados, de modo que el borde exterior del pie quede apoyado en el suelo.

5. Levante ambos brazos por encima de la cabeza, en dirección al techo, con las palmas de las manos una frente a la otra.

6. Mantenga las caderas orientadas hacia delante, activando los músculos centrales, y alargue la columna vertebral.

7. Mantenga la postura durante varias respiraciones y repita con el otro lado.

Guerrero II (Virabhadrasana II)

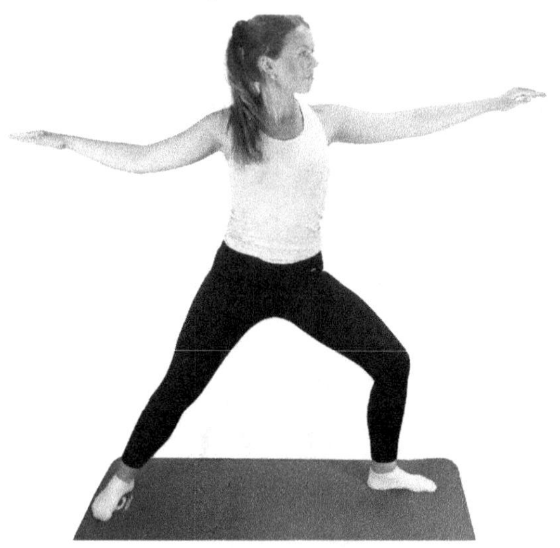

Mujer realizando la Postura del Guerrero II

Instrucciones:

1. Desde la posición de Guerrero I, abre bien los brazos, paralelos al suelo, con los hombros relajados.

2. Gire la cabeza para mirar por encima de la punta del dedo derecho, manteniendo el pecho y las caderas abiertas hacia los lados.

3. Siga doblando la rodilla derecha en un ángulo de 90 grados, asegurándose de que la rodilla está directamente por encima del tobillo.

4. Apoye ambos pies firmemente en la esterilla, presionando hacia abajo a través del borde exterior del pie trasero.

5. Mantenga la columna recta y los hombros relajados.

6. Mantenga la postura durante varias respiraciones y luego cambie de lado.

Postura del árbol (Vrikshasana)

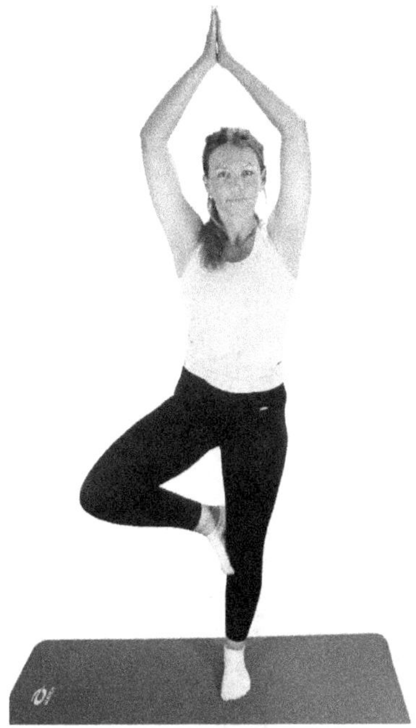

Mujer haciendo la postura del árbol

La Vrikshasana fomenta el equilibrio, la estabilidad y la concentración a la vez que mejora la conciencia corporal y la concentración.

Instrucciones:

1. Empiece por ponerse de pie con los pies juntos.

2. Desplace el peso sobre el pie izquierdo, flexionando ligeramente la rodilla.

3. Levante el pie derecho del suelo y coloque la planta del pie derecho en la cara interna del muslo izquierdo, evitando la articulación de la rodilla. Si es necesario, puede colocar el pie en la parte inferior de la pierna, asegurándose de que no presiona contra la rodilla.

4. Encuentre el equilibrio y estabilícese antes de poner las manos en posición de oración delante del pecho.

5. Mantenga la mirada fija en un punto delante suyo para mantener el equilibrio.

6. Respire lenta y profundamente y mantenga la postura entre 30 segundos y un minuto.

7. Respire lenta y profundamente y mantenga la postura entre 30
   segundos y un minuto.

Para liberarse, baje suavemente el pie derecho hasta el suelo y vuelva a
la posición relajada de pie. Repita la operación en el otro lado.

Saludo ascendente (Urdhva Hastasana)

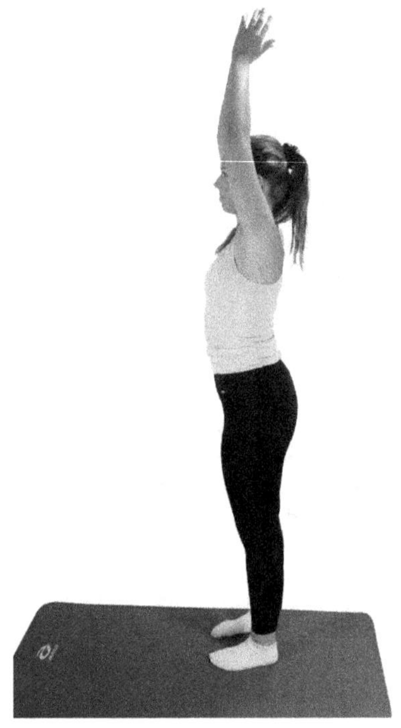

Mujer haciendo el saludo ascendente

Instrucciones:

1. Colóquese en la postura de la montaña con los pies separados a la
   anchura de las caderas y los brazos a los lados.

2. Inhale profundamente y levante los brazos hacia el cielo con las
   palmas de las manos enfrentadas.

3. Alargue la columna y levante la caja torácica de las caderas.

4. Mantenga los hombros relajados y mire suavemente hacia delante
   o ligeramente hacia arriba.

5. Mantenga la postura durante varias respiraciones, de forma
   profunda y uniforme.

Flexión hacia delante (Padangusthasana)

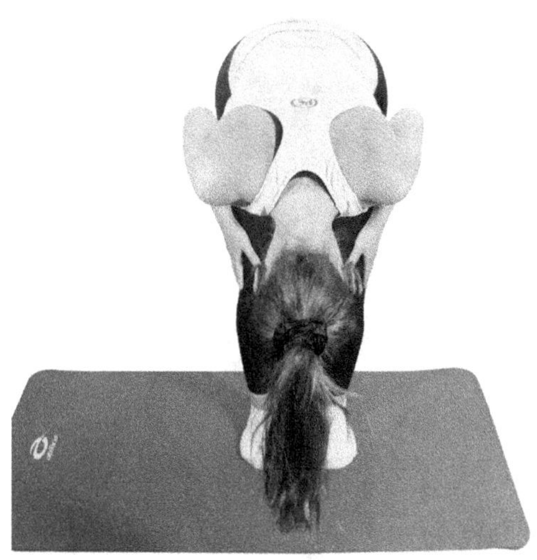

Mujer inclinada hacia delante tocándose las rodillas

Instrucciones:

1. Comience en la Postura de la Montaña con los pies separados a la anchura de las caderas.

2. Inhale profundamente y, al exhalar, flexione las caderas para doblarse hacia delante.

3. Alcance sus dedos gordos de los pies con los dedos índice y corazón, o puede sujetarse los tobillos o las espinillas si le resultan más accesibles.

4. Alargue la columna vertebral mientras se doblas hacia delante, manteniendo la espalda recta.

5. Si sus isquiotibiales están tensos, puede doblar ligeramente las rodillas.

6. Mantenga la postura durante varias respiraciones, permitiendo que su cuerpo se relaje en el estiramiento.

Postura de la silla (Utkatasana)

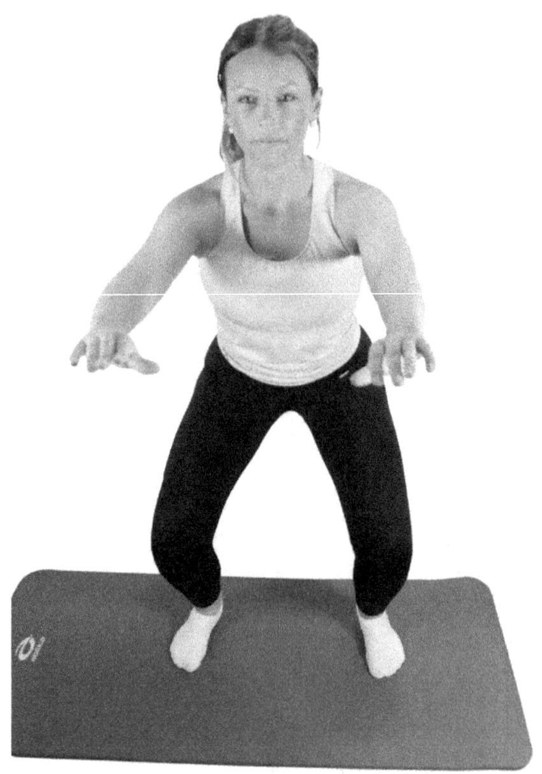

Una mujer haciendo la postura de la silla

Instrucciones:

1. Colóquese en Postura de la Montaña con los pies juntos.

2. Inhale profundamente y levante los brazos por encima de la cabeza con las palmas enfrentadas.

3. Al exhalar, doble las rodillas y baje las caderas como si estuviera sentado en una silla imaginaria.

4. Mantenga el peso en los talones y las rodillas alineadas con los tobillos.

5. Contraiga el tronco y estira sla columna vertebral.

6. Mantenga la postura durante varias respiraciones y vuelva a ponerse de pie lentamente.

Capítulo 8: Saludos al sol

El Saludo al Sol, conocido como Surya Namaskar en sánscrito, es una de las secuencias de yoga más veneradas y populares del mundo. Arraigada en las antiguas tradiciones indias, esta práctica dinámica es una armoniosa mezcla de movimiento, respiración y atención plena. Como su nombre indica, es un saludo al sol que expresa gratitud por la energía vital que nos proporciona. El Saludo al Sol ofrece un entrenamiento completo, que nutre tanto el cuerpo como la mente.

Los Saludos al Sol son una serie de posturas de yoga interconectadas que se realizan en una secuencia fluida. Cada postura se sincroniza con la respiración, creando un movimiento fluido y meditativo. Tradicionalmente, comprende una combinación de posturas que trabajan el estiramiento y la tonificación de todo el cuerpo. La práctica comienza y termina con una postura de pie, que refleja la naturaleza cíclica de la vida. A lo largo de la secuencia, los practicantes rinden homenaje al sol, reconociendo la interconexión de todos los seres vivos con el universo.

Secuencia de la pose:

Los saludos al sol consisten en una serie de posturas que fluyen juntas. He aquí un desglose paso a paso:

Preparación:

Busque un lugar tranquilo y bien ventilado para practicar.

Coloque una esterilla de yoga en el suelo para proporcionar amortiguación y apoyo.

Instrucciones:

1. Postura de la montaña (Tadasana):

    Colóquese delante de la esterilla con los pies separados a la anchura de las caderas, los brazos a los lados y las palmas hacia delante. Ponga los pies en el suelo, flexione los muslos y estire la columna.

    Relaje los hombros y respire profundamente.

2. Saludo ascendente (Urdhva Hastasana):

    Inhale, levante los brazos por encima de la cabeza y junte las palmas.

    Arquee ligeramente la espalda, manteniendo los hombros relajados.

3. Flexión hacia delante (Uttanasana):

    Exhale, gire las caderas y dóblese hacia delante desde la cintura.

    Mantenga la columna larga y el pecho hacia los muslos.

    Si es posible, apoye las manos en el suelo junto a los pies. Si no, puede doblar ligeramente las rodillas.

4. Elevación a media pierna (Ardha Uttanasana):

    Inhale, alargue la columna hacia delante y levante el pecho.

    Coloque las manos en las espinillas o las puntas de los dedos en el suelo, según su flexibilidad.

5. Postura de plancha (Phalakasana):

    Exhale, pise o salte con ambos pies hacia atrás hasta la posición de plancha.

    Alinee los hombros sobre las muñecas, trabaje el tronco y mantenga el cuerpo en línea recta.

6. Plancha baja (Chaturanga Dandasana):

    Baje el cuerpo con control, manteniendo los codos cerca de las costillas.

Manténgase a unos centímetros del suelo, manteniendo una línea
recta desde la cabeza hasta los talones.

7. Perro Boca Arriba (Urdhva Mukha Svanasana):

Inhale, estire los brazos y levante el pecho.

Gire sobre los dedos de los pies, con las puntas apoyadas en el
suelo, y flexione los muslos.

8. Perro Boca Abajo (Adho Mukha Svanasana):

Exhale, levante las caderas hacia arriba y hacia atrás, formando
una "V" invertida con el cuerpo.

Apriete las palmas de las manos contra la esterilla, separe los
dedos y apriete el tronco.

Mantenga los talones pegados al suelo, pero, si no llegan a
tocarse, puede doblar ligeramente las rodillas.

9. Caminar hacia la parte delantera de la esterilla:

Inhale, dé un paso o camine con los pies hacia delante para volver
a la posición de pliegue hacia delante.

10. Elevación a media pierna (Ardha Uttanasana):

Repita la elevación a media altura como se indica en el paso 4.

11. Flexión hacia delante (Uttanasana):

Exhale y vuelva a doblarse hacia delante como se describe en el
paso 3.

12. Saludo ascendente (Urdhva Hastasana):

Inhale, vuelva a subir con la espalda plana y extienda los brazos
por encima de la cabeza como en el paso 2.

13. Postura de la montaña (Tadasana):

Exhale, lleve las manos al centro del corazón (Anjali Mudra) y
manténgase erguido en Postura de la Montaña.

Repita la secuencia:

Desde la Postura de la Montaña, puede repetir la secuencia tantas veces como quiera. Cada vez que haga una vuelta, recuerde alternar la pierna con la que retrocede en el paso 5 para equilibrar el cuerpo.

La respiración:

Inhale durante el Saludo hacia arriba y el Perro mirando hacia arriba.

Exhale durante la Flexión hacia delante, la Postura de la Plancha, la Plancha baja, el Perro mirando hacia abajo y las transiciones de Flexión hacia delante.

Recuerde centrarse en la respiración, mantener una alineación adecuada y escuchar a su cuerpo. Si es la primera vez que practica yoga o tiene algún problema físico, es aconsejable que lo haga bajo la supervisión de un instructor de yoga cualificado. ¡Disfrute de los saludos al sol y de los muchos beneficios que aportan a su cuerpo y a su mente!

Personalización del Saludo al Sol

El Saludo al Sol puede adaptarse a las necesidades y preferencias individuales. Para las personas mayores o con limitaciones físicas, es esencial elegir un estilo suave de Saludo al Sol. Un ritmo más lento y algunas modificaciones pueden hacer que la práctica sea accesible a personas de todas las edades y niveles de forma física.

Respiración Plena: Haga hincapié en la respiración en su práctica. Ralentice los movimientos y deje que la respiración le guíe en cada postura. Concéntrese en inhalaciones y exhalaciones suaves, cultivando una sensación de calma y relajación.

Saludo al Sol en silla: Para las personas mayores con movilidad limitada, puede ser beneficioso realizar saludos al sol modificados con el apoyo de una silla. Utilice la silla para las posturas sentado y de pie, asegurando la estabilidad y la comodidad

Secuencia abreviada: Si la secuencia tradicional de 13 pasos le resulta abrumadora, empiece con una versión más corta. Comience con unas pocas rondas y vaya aumentando gradualmente la práctica a medida que se sienta más seguro.

Cree su propio flujo: Siéntase libre para ser creativo y diseñar su propia secuencia de Saludo al Sol. Incorpore posturas que resuenen con usted y explore variaciones que nutran su cuerpo.

Capítulo 9: Yoga para condiciones específicas

A medida que envejecemos elegantemente, podemos encontrarnos con diversas afecciones que pueden afectar a nuestro bienestar físico y mental. Al principio de este libro, repasamos algunas de las afecciones más comunes que pueden afectar a las personas mayores. Algunas de ellas son la artritis, la osteoporosis, los problemas cardíacos, la ansiedad o incluso las dolencias relacionadas con el estrés.

La buena noticia es que el yoga puede aliviar y prevenir los síntomas de afecciones graves como la demencia, el asma, la enfermedad renal crónica, ¡y muchas más!

Demencia

La demencia es una enfermedad que causa problemas de memoria, pensamiento y comportamiento. Es como tener una niebla difusa en la mente que puede dificultar las tareas cotidianas. Imagine su cerebro como una biblioteca repleta de millones de libros llenos de recuerdos, pensamientos y habilidades. En la demencia, algunos de estos libros empiezan a extraviarse o a perderse, lo que dificulta que el cerebro funcione como antes. Es como intentar encontrar un libro de cuentos favorito cuando las estanterías están un poco desordenadas.

El tipo más común de demencia es la enfermedad de Alzheimer, pero hay otros tipos, como la demencia vascular, la demencia con cuerpos de Lewy y la demencia frontotemporal. Cada una es ligeramente diferente, pero todas afectan a la capacidad del cerebro para funcionar correctamente.

Uno de los primeros signos de demencia son los despistes, como olvidar dónde se han puesto las llaves o repetir preguntas. Todos olvidamos cosas a veces, pero en la demencia, estos olvidos se hacen más frecuentes y pueden empezar a interferir en la vida cotidiana.

A medida que avanza la demencia, puede resultarle difícil planificar y organizar las cosas. Tareas sencillas como hacer la lista de la compra o seguir una receta pueden volverse confusas. Es como intentar resolver un puzle al que le faltan algunas piezas.

La comunicación también puede volverse un poco difícil. Puede que le cueste encontrar las palabras adecuadas para expresarse o que le cueste entender lo que dicen los demás. Es como tener una barrera lingüística temporal que hace que las conversaciones sean un poco más confusas.

La demencia también puede afectar a su estado de ánimo y a sus emociones. Puede sentirse más irritable, ansioso o triste. A veces, incluso puede sentirse un poco asustado o confuso porque las cosas ya no le resultan tan familiares como antes. Pero recuerde que no pasa nada por sentirse así, y que dispone de apoyo para ayudarle a sobrellevar estas emociones.

Hablemos ahora de las causas de la demencia. En la enfermedad del Alzheimer, las proteínas anormales se acumulan en el cerebro, formando "coágulos" y "nudos" que interrumpen la comunicación cerebral. Otros tipos de demencia están causados por daños en los vasos sanguíneos del cerebro o por la presencia de distintos tipos de proteínas anormales.

La edad es un importante factor de riesgo de demencia, pero es esencial saber que no todo el mundo la padecerá al envejecer. Algunos factores relacionados con el estilo de vida, como mantenerse activo física y mentalmente, seguir una dieta sana y mantener controlados los niveles de presión arterial y colesterol, pueden ayudar a reducir el riesgo de desarrollar demencia. Recuerde que tener demencia no define quién es usted como persona. Usted sigue siendo usted, con sus experiencias y personalidad únicas.

Aunque todavía no existe cura para la demencia, hay formas de controlar sus síntomas y mejorar la calidad de vida. Los medicamentos y las terapias pueden ayudar a ralentizar la progresión y controlar algunos de los síntomas. Además, los estudios han demostrado que el yoga también puede ayudar a prevenir esta enfermedad y aliviar muchos de sus síntomas.

La investigación destacada en la *"Revista sobre la enfermedad de Alzheimer"* sugiere que los practicantes de yoga experimentan un aumento del volumen de materia gris en regiones cerebrales clave asociadas a la memoria y la cognición. La materia gris representa los cuerpos celulares y las sinapsis de las neuronas, y desempeña un papel crucial en el procesamiento de la información y la consolidación de la memoria. A medida que avanza la demencia, la materia gris del cerebro tiende a atrofiarse, lo que provoca un deterioro cognitivo.

La neuroplasticidad del cerebro le permite adaptarse y reorganizarse en respuesta a experiencias y cambios ambientales. Mediante la práctica regular del yoga, las personas pueden fomentar la neuroplasticidad, mitigando potencialmente la pérdida de materia gris y conexiones neuronales. Se cree que este crecimiento favorece la salud cerebral y ayuda a mantener las funciones cognitivas a lo largo del tiempo, lo que ofrece esperanzas tanto a los pacientes con demencia como a sus cuidadores.

Además, el enfoque multifacético del yoga contribuye a sus efectos terapéuticos sobre la demencia. El aspecto físico del yoga incluye ejercicios suaves de estiramiento, equilibrio y coordinación, que pueden ayudar a mantener o mejorar el funcionamiento físico de los pacientes con demencia. Estos movimientos pueden aumentar la flexibilidad, reducir la tensión muscular y mejorar el bienestar general.

Por otro lado, la meditación y la atención plena, componentes centrales del yoga, pueden mejorar las funciones cognitivas al aumentar la capacidad de atención, la concentración y la regulación emocional. La meditación regular se ha relacionado con mejoras en la memoria, la atención y la claridad mental, todas ellas cruciales para los pacientes con demencia que experimentan dificultades cognitivas.

Un estudio realizado en la Universidad de California de Los Ángeles exploró los efectos de la práctica regular de yoga en la función cognitiva de personas diagnosticadas con diversas formas de demencia, como la enfermedad de Alzheimer. Durante varios meses, un grupo de pacientes con demencia participó en sesiones de yoga especialmente diseñadas para adaptarse a sus capacidades físicas y cognitivas. Las sesiones de yoga se centraron en movimientos suaves, ejercicios de respiración y meditación de atención plena.

Los resultados del estudio revelaron resultados muy prometedores. Los participantes que practicaban yoga con regularidad mostraron mejoras significativas en la función cognitiva y las tareas relacionadas con la memoria en comparación con los que no lo practicaban. Esta mejora puede atribuirse a varios aspectos del yoga que tienen un impacto positivo en el cerebro.

Se ha demostrado que la atención plena y la meditación, elementos fundamentales del yoga, estimulan regiones cerebrales específicas responsables de la atención y la retención de la memoria. Al entrenar a las personas para que se centren en el momento presente, el yoga ayuda a aliviar la ansiedad y el estrés que sufren habitualmente los pacientes con demencia, lo que mejora la función cognitiva. Además, la combinación de movimiento físico y concentración mental del yoga fomenta la neuroplasticidad del cerebro, lo que le permite formar nuevas conexiones neuronales y compensar potencialmente los déficits cognitivos asociados a la demencia.

Las técnicas de respiración practicadas en el yoga también tienen un profundo impacto en el sistema nervioso autónomo, lo que conduce a la relajación.

Los altos niveles de estrés y cortisol, una hormona del estrés, se han relacionado con un mayor riesgo de desarrollar demencia. Se ha demostrado que el yoga reduce el estrés y la ansiedad, lo que conlleva una disminución de la producción de cortisol. Controlando el estrés a través del yoga, podemos promover la salud cerebral y protegernos contra los síntomas de la demencia. El estrés crónico puede agravar el deterioro cognitivo de los pacientes con demencia, y los efectos calmantes del yoga pueden aliviar parte de la angustia psicológica asociada a esta enfermedad.

Además de los beneficios físicos y psicológicos, el yoga también puede crear un entorno social de apoyo para los pacientes con demencia. Participar en clases de yoga en grupo fomenta un sentimiento de comunidad y conexión, que puede combatir los sentimientos de aislamiento y soledad que suelen experimentar las personas con demencia.

Por otra parte, la adaptabilidad del yoga lo hace adecuado para personas en distintas fases de la demencia. A medida que avanza la enfermedad, algunas posturas y movimientos pueden resultar difíciles, pero los instructores de yoga pueden modificar la práctica para adaptarla a las necesidades de cada persona. Esta flexibilidad permite a los pacientes seguir cosechando los beneficios del yoga a lo largo de las diferentes etapas de su viaje con la demencia.

Aunque el yoga no puede curar la demencia, sin duda ofrece un enfoque holístico para controlar sus síntomas y mejorar la calidad de vida general de los pacientes. Ofrece a las personas la oportunidad de participar en una actividad significativa y agradable que mejora su salud física, el bienestar emocional y la función cognitiva.

Es esencial enfatizar que el yoga NO debe reemplazar los tratamientos médicos estándar. Por el contrario, debe considerarse como una práctica de apoyo que puede mejorar el bienestar general de los pacientes con demencia.

El Pranayama, la práctica de la respiración controlada, es una potente herramienta para promover la salud cerebral y puede aliviar los síntomas de la demencia. Técnicas como la "Nadi Shodhana" (respiración nasal alterna) y la "Bhramari" (respiración de la abeja) se relacionan con una mayor absorción de oxígeno y un mejor rendimiento cognitivo. Estos ejercicios de respiración calman la mente, reducen la ansiedad y ayudan a mantener una función cerebral óptima.

Respiración por fosas nasales alternas (Nadi Shodhana)

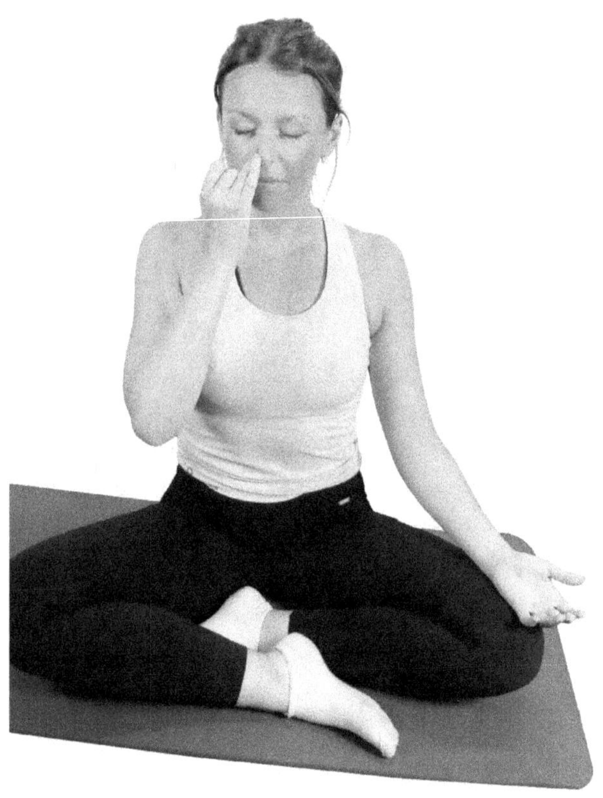

Una mujer haciendo respiración nasal

Preparación:

1. Siéntese cómodamente en el suelo o en una silla, con la columna recta y los hombros relajados.

2. Apoye la mano izquierda sobre la rodilla izquierda, con la palma hacia arriba, o en un mudra de yoga de su elección.

3. Para realizar Nadi Shodhana, utilizará el pulgar derecho y el anular derecho. Doble los dedos índice y corazón hacia la palma de la mano.

Instrucciones:

1. Cierre suavemente los ojos y respire lenta y profundamente por la nariz. Esto ayuda a relajar el cuerpo y le prepara para la práctica.

2. Cierre la fosa nasal derecha con el pulgar derecho e inspire lenta y profundamente por la fosa nasal izquierda. Llene los pulmones de aire, pero sin forzarlos.

3. Después de una inhalación completa, suelte la fosa nasal derecha y al mismo tiempo cierre la fosa nasal izquierda con el dedo anular derecho.

4. Exhale suave y completamente por la fosa nasal derecha. Asegúrese de que la respiración es suave y controlada.

5. Inhale profundamente por la fosa nasal derecha. Llene los pulmones, pero evite una fuerza excesiva.

6. Suelte la fosa nasal izquierda y vuelva a cerrar la derecha con el pulgar derecho.

7. Exhale suave y completamente por la fosa nasal izquierda.

8. Así se completa un ciclo de Nadi Shodhana.

Duración:

Puede empezar con unas pocas rondas (5-10 ciclos) y aumentar gradualmente la duración a medida que se sienta más cómodo con la técnica. Intente que la sesión dure entre 5 y 10 minutos para disfrutar de todos sus beneficios.

Aspectos clave:

- Mantenga una respiración lenta, constante y controlada durante toda la práctica.

- Mantenga la respiración en silencio sin crear ningún ruido durante la inhalación y la exhalación.

- Asegúrese de que su postura es cómoda y relajada para permitir una respiración ininterrumpida.

Respiración de la abeja (Bhramari)

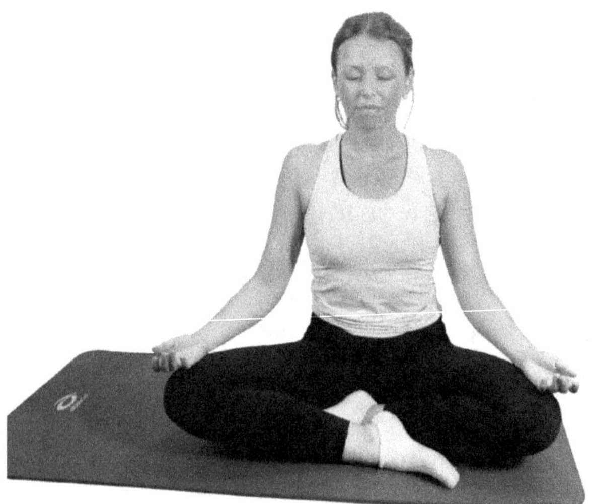

Mujer practicando Bhramari

Preparación:

1. Busque un lugar tranquilo y cómodo para sentarse con las piernas cruzadas (Padmasana o Sukhasana) o en una silla con la columna erguida y los hombros relajados.

2. Cierre los ojos suavemente y respire profundamente unas cuantas veces para calmar su mente y su cuerpo.

Instrucciones:

1. Comience inhalando profunda y lentamente por las fosas nasales. Llene sus pulmones de aire por completo, expandiendo su pecho y abdomen.

2. Mientras exhala, cree un suave zumbido en la parte posterior de su garganta, como el zumbido de una abeja. Mantenga la boca cerrada durante toda la práctica.

3. Concéntrese en hacer que el zumbido suene suave, continuo y uniforme. Sienta las vibraciones del sonido reverberando en su garganta.

4. Mientras exhala, mantenga la boca cerrada, pero deje que los labios permanezcan ligeramente separados. Esto le permitirá crear un zumbido suave y fluido sin forzar la garganta.

Retención de la respiración (opcional):

1. Si se siente cómodo, puede incorporar la retención de la respiración (Kumbhaka) después de cada exhalación. Después de completar una exhalación con el zumbido, contenga la respiración por unos momentos antes de inhalar nuevamente.

2. Durante la retención de la respiración, mantenga una sensación de calma y tranquilidad. Evite cualquier tensión o malestar.

Repita el proceso:

Repita la respiración Bhramari durante 5 a 10 rondas inicialmente y aumente gradualmente la cuenta a medida que se sienta más cómodo con la práctica.

Duración:

Practique Bhramari de 5 a 10 minutos al día. Se puede hacer por la mañana o por la noche (o cuando sienta la necesidad de relajarse y desestresarse).

Aspectos clave:

- Asegúrese de estar sentado cómodamente y con la columna recta para facilitar una respiración suave.

- Si se siente mareado o incómodo durante la práctica, deténgase inmediatamente y vuelva a su respiración normal.

- Evite practicar Bhramari si tiene infecciones graves de oído o garganta.

Realizar asanas también estimula varias regiones del cerebro, lo que mejora la neuroplasticidad. La neuroplasticidad se refiere a la capacidad del cerebro para reorganizarse y formar nuevas conexiones neuronales. Las asanas que implican coordinación y equilibrio, como "La del Guerrero II", desafían al cerebro a adaptarse y fortalecer las vías neuronales, reforzando así la reserva cognitiva y reduciendo el riesgo de deterioro cognitivo.

Postura del guerrero II (Virabhadrasana II)

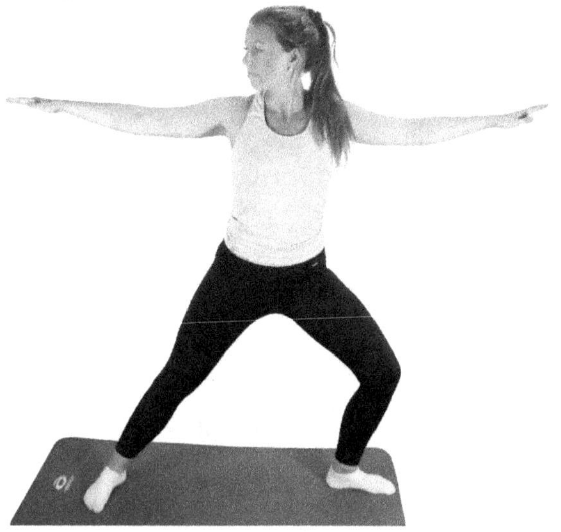

Mujer realizando pose de guerrero

Esta postura dinámica de pie lleva el nombre del feroz guerrero Virabhadra de la mitología india. La postura del Guerrero II involucra múltiples grupos de músculos, mejora el equilibrio y promueve la concentración.

Preparación:

1. Busque un área espaciosa y tranquila donde pueda pararse cómodamente con los pies separados a la altura de las caderas.

2. Asegúrese de tener una esterilla de yoga antideslizante para evitar resbalones accidentales.

3. Use ropa holgada y cómoda que le permita moverse libremente durante la postura.

Instrucciones:

1. Comience poniéndose de pie en la parte superior de su esterilla de yoga con los brazos apoyados a los costados. Tómese un momento para conectarse y encontrar el equilibrio.

2. Separe los pies a una distancia de aproximadamente 3 a 4 pies, con los talones alineados. Gire el pie derecho 90 grados para que apunte hacia la parte superior de Vla colchoneta. El pie izquierdo debe girarse ligeramente hacia adentro, unos 45 grados, para garantizar la estabilidad.

3. Verifique que su talón delantero esté alineado con el arco de su pie trasero. Su pelvis debe mirar hacia adelante, manteniendo las caderas cuadradas. Involucre sus músculos centrales para sostener su columna.

4. Extienda los brazos hacia los lados, paralelos al suelo, en línea con los hombros. Sus palmas deben estar hacia abajo. Imagínese estirar los brazos en direcciones opuestas, creando una sensación de expansión.

5. Al inhalar, doble la rodilla derecha directamente sobre el tobillo derecho, asegurándose de que forme un ángulo de 90 grados. Su rodilla debe estar alineada con el segundo dedo del pie. Mantenga la pierna izquierda recta y firme, presionando el borde exterior del pie trasero.

6. Gire la cabeza para mirar por encima de las yemas de los dedos derechos, manteniendo una mirada suave y manteniendo el cuello alineado con la columna.

7. Encuentre una posición cómoda y mantenga la postura del Guerrero II durante 30 segundos a un minuto, respirando profunda y uniformemente.

Repita el proceso:

Para equilibrar ambos lados de su cuerpo, repita los mismos pasos en el lado opuesto. Dé un paso con el pie izquierdo hacia adelante, con la rodilla izquierda doblada y el pie derecho ligeramente girado hacia adentro.

Aspectos clave:

- Mantenga los hombros relajados durante toda la postura, evitando tensiones innecesarias.

- Involucre los músculos de sus piernas para mantener la estabilidad y soportar el peso de su cuerpo.

- Distribuya su peso uniformemente entre ambos pies para evitar forzar algún lado en particular.

- Evite inclinarse hacia adelante o hacia atrás; en su lugar, busque una posición centrada y equilibrada.

Menopausia

La menopausia es un hito importante en la vida de una mujer y suele ocurrir entre los 40 y los 50 años. Durante esta fase, los ovarios de la mujer reducen gradualmente su producción de hormonas reproductivas, principalmente estrógeno y progesterona, lo que lleva al cese de la menstruación. Si bien la menopausia es una parte natural e inevitable de la vida de una mujer, puede traer consigo una serie de luchas físicas, emocionales y psicológicas que pueden resultar difíciles de superar.

El viaje a través de la menopausia comienza con la perimenopausia, una fase de transición que puede durar varios años antes de llegar a la menopausia propiamente dicha. Durante la perimenopausia, los niveles hormonales fluctúan, lo que provoca ciclos menstruales irregulares, sofocos, sudores nocturnos y cambios de humor. Cuando la menopausia se vuelve inminente, los ovarios de la mujer dejan de liberar óvulos y la menstruación cesa por completo, lo que marca el inicio oficial de la menopausia.

Uno de los síntomas más reconocidos de la menopausia son los sofocos. Estas repentinas olas de calor pueden provocar sudoración intensa, palpitaciones y malestar. Los trastornos del sueño suelen acompañar a la menopausia, ya que los sudores nocturnos pueden alterar el descanso y provocar fatiga e irritabilidad durante el día.

A medida que disminuyen los niveles de estrógeno, las mujeres menopáusicas pueden experimentar cambios en sus sistemas reproductivo y genitourinario. La sequedad y atrofia vaginal pueden provocar molestias durante las relaciones sexuales, afectando la satisfacción sexual y la calidad de vida de la mujer. Además, la pérdida de estrógeno contribuye a la reducción de la densidad ósea, lo que aumenta el riesgo de osteoporosis y fracturas en las mujeres.

La menopausia no es simplemente una experiencia física. También tiene profundos impactos emocionales y psicológicos. Las fluctuaciones hormonales pueden provocar cambios de humor, irritabilidad y ansiedad. Las mujeres pueden sentir una sensación de pérdida, lamentarse por el final de sus años reproductivos y lidiar con la incertidumbre de esta nueva fase de sus vidas.

Además, la menopausia suele ir acompañada de una disminución de la función cognitiva, lo que provoca dificultades con la memoria y la concentración, lo que puede contribuir aún más al malestar emocional.

Muchas mujeres también experimentan una pérdida de confianza y autoestima al afrontar los cambios físicos y las percepciones sociales del envejecimiento.

La percepción que tiene la sociedad de la menopausia puede exacerbar las luchas que enfrentan las mujeres durante esta fase. La noción de que la menopausia significa el fin de la juventud y de la fertilidad puede generar sentimientos de insuficiencia e invisibilidad. Las mujeres deben lidiar con actitudes discriminatorias por edad, tanto interna como externamente, lo que afecta a su autoestima y a su propia imagen.

Si bien la terapia hormonal es un enfoque común para controlar los síntomas de la menopausia, cada vez más mujeres recurren al yoga como una forma holística y natural de afrontar esta fase de transición.

Aunque se necesita más investigación en esta área, algunos estudios sugieren que el yoga puede influir en los niveles hormonales de las mujeres menopáusicas.

Un estudio publicado en la *"Revista Internacional de Terapia de Yoga"* demostró que un programa de yoga de 12 semanas sirvió para aumentar los niveles de melatonina y reducir los niveles de hormona folículo estimulante (FSH) y hormona luteinizante (LH) en mujeres menopáusicas. Estos cambios hormonales pueden contribuir al control de los síntomas de la menopausia y a una mejor sensación de bienestar.

Los sofocos son uno de los síntomas más molestos durante la menopausia. Una investigación publicada en *"Menopause"*, la revista de la Sociedad Norteamericana de Menopausia, sugiere que el yoga puede ser eficaz para controlar los sofocos. La combinación del yoga de posturas físicas suaves, respiración controlada y meditación puede ayudar a regular la temperatura corporal y aliviar estos destellos. La respuesta de relajación inducida por la práctica del yoga también puede minimizar la intensidad y frecuencia de los sofocos, mejorando la calidad de vida de las mujeres menopáusicas.

Practicar técnicas de respiración revitalizante como Sitali (la respiración refrescante) puede ayudar a regular la temperatura corporal y reducir la intensidad y frecuencia de los sofocos. Estas técnicas también inducen una sensación de calma y equilibrio, lo que resulta beneficioso para el bienestar emocional durante esta fase.

La respiración revitalizante (Sitali)

Shitali implica inhalar por la boca con la lengua curvada. Este Pranayama ayuda a reducir la temperatura corporal y calmar el sistema nervioso, brindando alivio durante los ataques de asma y previniendo posibles desencadenantes.

Preparación:

1. Antes de practicar Sitali, busque un espacio cómodo y tranquilo donde pueda sentarse o quedarse en pie con la espalda recta.

2. Tómese unos momentos para relajarse y centrarse.

3. Puede practicar esta técnica de respiración en cualquier momento del día, pero es especialmente beneficiosa cuando hace calor o cuando necesite refrescar su cuerpo y su mente.

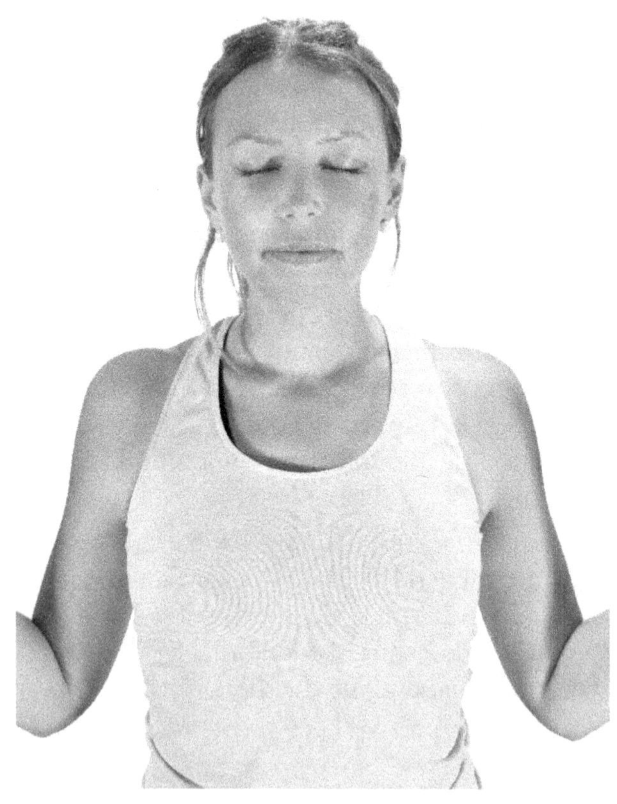

Instrucciones:

1. Comience respirando profundamente unas cuantas veces por la nariz para limpiar el sistema respiratorio.
2. Forme una "O" con los labios separándolos ligeramente. Imagine que está creando un pequeño tubo o pajita con la boca.
3. Inhale lenta y profundamente por la boca, sintiendo el aire pasar por su lengua. Si lo hace correctamente, debería experimentar una sensación refrescante en la boca y la garganta.
4. Mientras inhala, concéntrese en aspirar el aire hasta llegar al diafragma. Sienta cómo su abdomen se expande a medida que llena sus pulmones.
5. Una vez que haya respirado profundamente, cierre suavemente la boca y exhale lenta y completamente por la nariz.
6. Continúe este proceso durante varias rondas, inhalando por la boca y exhalando por la nariz.

Repita el proceso:

Practique Sitali durante 5 a 10 minutos, especialmente si es nuevo en esta técnica. A medida que se acostumbre, puede ampliar la duración a 15-20 minutos.

Aspectos clave:

- Practique siempre Sitali con el estómago vacío. Espere al menos dos o tres horas después de una comida copiosa antes de intentar esta técnica de respiración.
- Si le resulta difícil curvar la lengua, no se preocupe. Puede lograr un efecto refrescante similar aspirando el aire a través de los labios fruncidos.
- Concéntrese en mantener una respiración lenta y controlada durante toda la práctica. Evite cualquier inhalación o exhalación forzada.
- Evite practicar Sitali en climas muy fríos o cuando tenga un resfriado o una infección respiratoria.
- Si se siente mareado o incómodo durante la práctica, deténgase inmediatamente y vuelva a respirar normalmente.

La disminución de los niveles de estrógeno durante la menopausia puede debilitar los músculos del suelo pélvico, provocando problemas como incontinencia urinaria y reducción de la fuerza central. Practicar ejercicios del suelo pélvico (Kegels) a través del yoga puede ayudar a fortalecer estos músculos, mejorando el control de la vejiga y la salud pélvica en general.

Ejercicios de Kegel (Ashwini Mudra)

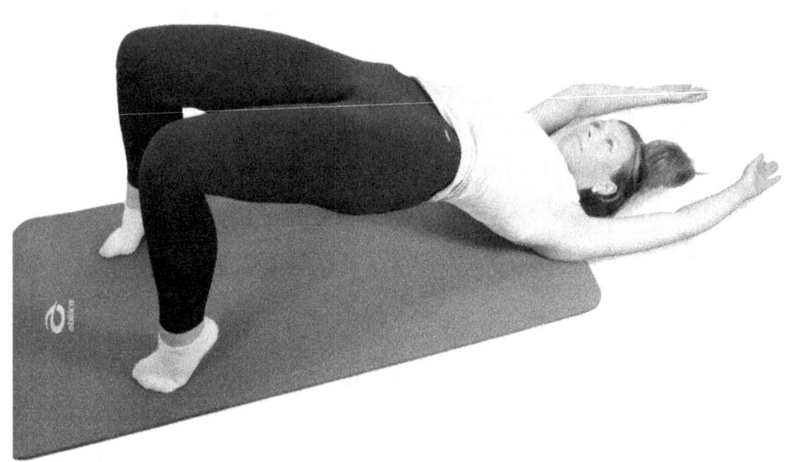

Mujer meditando en la postura Ashwini Mudra

Preparación:

1. Antes de empezar a practicar el ejercicio de Kegel, busque un espacio tranquilo y cómodo donde pueda concentrarse sin distracciones.

2. Puede realizar este ejercicio tumbado.

3. Respire profundamente unas cuantas veces para relajar el cuerpo y la mente, y asegúrese de que la zona pélvica está libre de tensiones.

Instrucciones:

1. Para iniciar el ejercicio de Kegel, primero debe localizar los músculos del suelo pélvico. Estos músculos son los que utiliza para controlar el flujo de orina. Puede identificarlos deteniendo el flujo de orina a medio camino. Sin embargo, evite hacerlo durante el ejercicio, ya que interrumpir repetidamente el flujo urinario puede provocarle problemas de vejiga.

2. Una vez localizados los músculos del suelo pélvico, contráigalos apretándolos y levantándolos hacia arriba. Imagínese que intenta evitar la expulsión de gases. Asegúrese de mantener relajados los músculos abdominales, glúteos y muslos durante la contracción. Al principio, mantenga la contracción durante unos 5 segundos.

3. Tras mantener la contracción, suelte los músculos del suelo pélvico lenta y suavemente. Deje que se relajen por completo. Inspire y espire profundamente durante la fase de relajación para favorecer la sensación de calma.

4. Comience con una serie de 5-10 repeticiones por sesión. A medida que se familiarice con el ejercicio y fortalezca los músculos del suelo pélvico, puede aumentar gradualmente el número de repeticiones. Sin embargo, evite excederse, ya que un ejercicio excesivo podría forzar los músculos.

Repita el proceso:

Realice la rutina de ejercicios de Kegel al menos tres veces al día. La constancia es clave para experimentar los beneficios de este ejercicio. Lo ideal es realizar sesiones por la mañana, por la tarde y por la noche, y que cada sesión conste de 5-10 repeticiones.

Aspectos clave:

- Los ejercicios de Kegel, o Ashwini Mudra, tienen por objeto fortalecer los músculos del suelo pélvico, lo que puede ayudar en el control urinario, el parto y la función sexual.

- Asegúrese siempre de practicar el ejercicio en un estado de relajación y evite forzar o involucrar a otros grupos musculares durante la contracción.

- Evite contener la respiración durante el ejercicio; en su lugar, respire libre y naturalmente.

- Recuerde que los resultados pueden variar de una persona a otra, así que sea paciente y constante en su práctica.

- Si siente alguna molestia o dolor al realizar el ejercicio de Kegel, consulte a un profesional sanitario antes de continuar.

En cuclillas (Malasana)

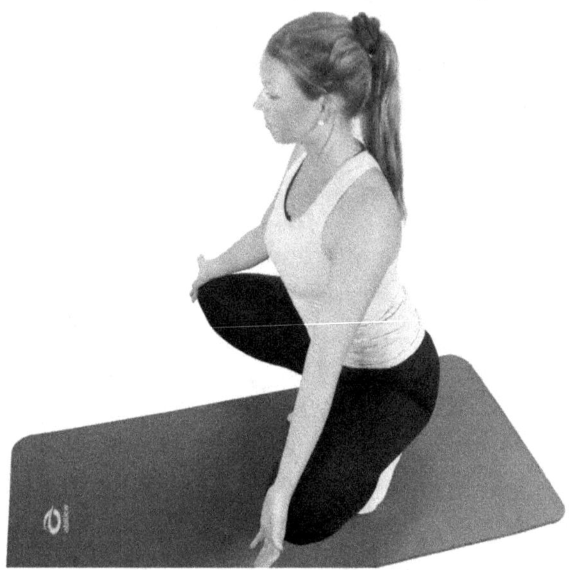

Postura Malasana

Las sentadillas son un ejercicio funcional en el que intervienen varios grupos musculares, incluido el suelo pélvico. Ayudan a fortalecer los músculos del suelo pélvico, aumentan la flexibilidad de la cadera y favorecen una mejor alineación de la pelvis. Las sentadillas también favorecen la salud ósea y el tono muscular, lo que puede ser vital durante la menopausia, cuando los cambios hormonales pueden afectar a la densidad ósea.

Preparación:

1. Lleve ropa cómoda y flexible para poder moverse sin restricciones.

2. Se recomienda calentar el cuerpo con algunos estiramientos ligeros para preparar los músculos para el ejercicio.

3. Las sentadillas (Malasana) afectan principalmente a la parte inferior del cuerpo y requieren flexibilidad en las caderas y los tobillos, por lo que es esencial tener cuidado si tiene alguna lesión o limitación en estas áreas.

Instrucciones:

1. Empiece de pie, con los pies ligeramente separados a la anchura de las caderas. Coloque los pies paralelos entre sí, con los dedos

apuntando hacia delante. Mantenga una postura recta y erguida durante todo el ejercicio.

2. Inhale profundamente mientras dobla las rodillas y baja las caderas hacia el suelo. Al mismo tiempo, junte las palmas de las manos junto al pecho y empuje suavemente las rodillas hacia fuera con los codos. Los codos deben ejercer una suave presión en la cara interna de los muslos, ayudando a abrir las caderas.

3. Colóquese gradualmente en cuclillas, con las caderas paralelas al suelo. Es esencial mantener la espalda recta y evitar redondear la columna vertebral.

4. Mientras mantenga la posición en cuclillas, respire profundamente, concentrándose en relajar los músculos y mantener el equilibrio.

5. Si es posible, intente mantener la sentadilla entre 30 segundos y un minuto. Sin embargo, como principiante, puede resultarle difícil mantener la posición durante tanto tiempo. Empiece por mantener la posición en cuclillas todo el tiempo que le resulte cómodo y vaya aumentando gradualmente la duración.

6. Para salir de la sentadilla, presione los talones, contraiga los músculos centrales y estire lentamente las piernas para volver a la posición de pie. Suelte las manos y relaje los brazos a los lados.

Repita el proceso:

Repita las sentadillas (Malasana) durante 5-10 repeticiones, haciendo descansos entre ellas si es necesario. A medida que se vaya sintiendo más cómodo con el ejercicio, intente aumentar el número de repeticiones y la duración de cada sentadilla.

Aspectos clave:

- Mantenga los pies apoyados en el suelo durante todo el ejercicio. Evite levantar los talones, ya que puede forzar los tobillos y las rodillas.

- Active los músculos centrales para apoyar la zona lumbar y mantener la alineación correcta durante la sentadilla.

- Concéntrese en respirar profunda y constantemente para favorecer la relajación y la flexibilidad.

- Si le resulta difícil bajar las caderas paralelas al suelo, empiece con una sentadilla parcial y aumente gradualmente la profundidad a medida que mejore su flexibilidad.

- Evite empujar las rodillas demasiado hacia fuera o hacia dentro; en su lugar, intente alinearlas con los dedos de los pies para conseguir una sentadilla segura y eficaz.

- Sea paciente consigo mismo, ya que las sentadillas (Malasana) pueden tardar en dominarse, especialmente si es nuevo en el yoga o tiene una flexibilidad limitada. Con la práctica constante, la flexibilidad de la cadera y el tobillo mejorará, lo que le permitirá profundizar en la sentadilla gradualmente.

Recuerde que es esencial escuchar a su cuerpo y evitar forzar cualquier movimiento que le cause molestias o dolor. Si tiene algún problema o afección médica, consulte con un profesional del fitness o de la salud antes de incorporar las Sentadillas (Malasana) a su rutina de ejercicios.

Otras posturas de yoga, como con las piernas contra la pared (Viparita Karani) o con los hombros en alto (Sarvangasana), pueden estimular el sistema endocrino y ayudar a mantener el equilibrio hormonal. Estas posturas invertidas también mejoran la circulación sanguínea hacia las glándulas tiroides y paratiroides, favoreciendo su correcto funcionamiento y reduciendo los síntomas de la menopausia.

Piernas contra la pared (Viparita Karani)

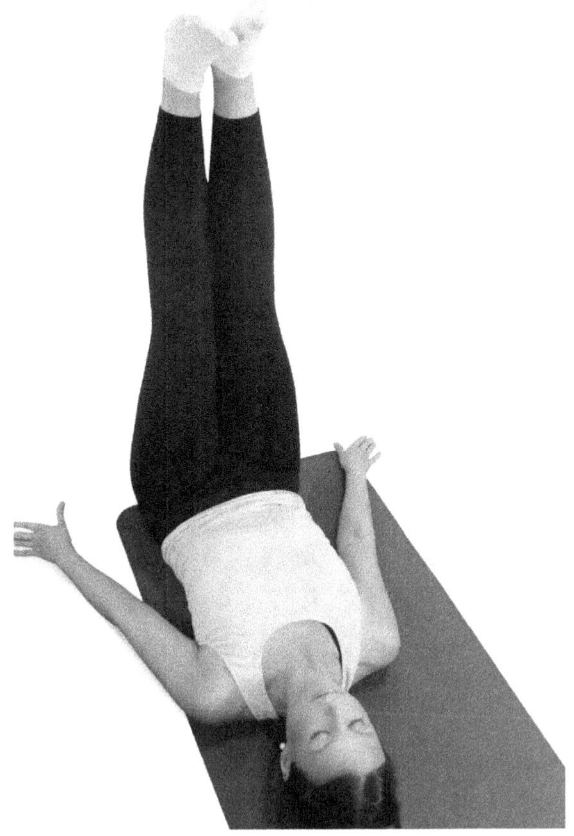

Una mujer con las piernas contra la pared

Preparación:

1. Esta inversión suave es adecuada para todos los niveles, incluidos los principiantes. Necesitará un espacio despejado en la pared y una esterilla de yoga o una superficie blanda para tumbarse.

Instrucciones:

1. Empiece por sentarse de lado con el costado derecho o izquierdo pegado a la pared.

2. Baje suavemente sobre la espalda mientras apoya las piernas contra la pared. Asegúrese de que los huesos del asiento estén lo más cerca posible de la pared. Esto puede requerir un ligero ajuste del cuerpo.

3. Extienda las piernas hacia arriba con los talones tocando la pared. Su cuerpo debe formar una L con las piernas apoyadas en la pared y la espalda apoyada en el suelo.

4. Coloque los brazos en una posición cómoda, bien a los lados con las palmas hacia arriba o en forma de cactus con los codos doblados y las palmas hacia el techo.

5. Cierre los ojos y respire lenta y profundamente, permitiendo que su cuerpo se relaje y libere tensiones.

Repita el proceso:

Mantenga la postura de las piernas contra la pared de 5 a 15 minutos, dependiendo de su nivel de comodidad y del tiempo del que disponga. Para salir de la postura, doble suavemente las rodillas y ruede hacia un lado, descansando un momento antes de incorporarse lentamente.

Aspectos clave:

- Asegúrese de que los huesos de la espalda están lo más cerca posible de la pared y las piernas rectas hacia arriba, formando una L. Esta alineación ayuda a maximizar los beneficios de la postura.

- Deje que todo el cuerpo se relaje durante la postura, desde las piernas y la parte baja de la espalda hasta el cuello y los hombros. Suelte cualquier tensión que pueda tener.

- Practique una respiración lenta y profunda mientras mantiene la postura. Esto ayuda a activar el sistema nervioso parasimpático y favorece la relajación.

- Si tiene los isquiotibiales tensos o experimenta molestias en la zona lumbar, puede colocar una pequeña manta doblada o un cojín bajo las caderas para aumentar el apoyo.

Postura de la vela (Sarvangasana)

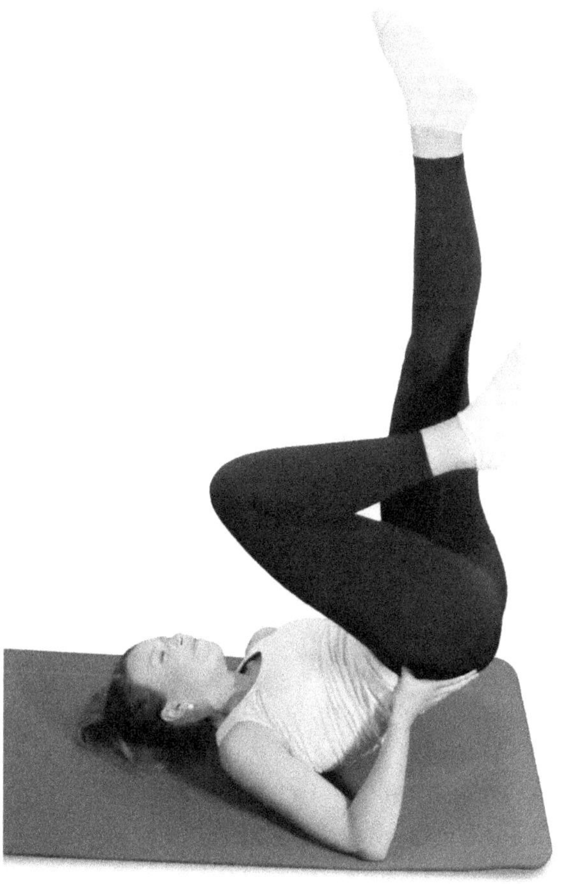

Mujer practicando la postura de la vela

Preparación:

1. Antes de intentar la postura de la vela (Sarvangasana), asegúrese de disponer de un espacio despejado con una esterilla de yoga antideslizante.

2. Es esencial calentar el cuerpo con algunas rondas de estiramientos suaves, como rotaciones del cuello, giros de hombros y balanceos de piernas.

3. Como esta inversión afecta al cuello, proceda con precaución si tiene alguna lesión preexistente en el cuello o los hombros.

4. Es aconsejable practicar esta postura bajo la guía de un instructor de yoga cualificado, especialmente si es principiante.

Instrucciones:

1. Túmbese boca arriba sobre la esterilla de yoga con los brazos a lo largo del cuerpo y las palmas hacia abajo. Mantenga las piernas juntas y los pies apuntando hacia el techo.

2. Inhale profundamente y, al exhalar, contraiga los músculos centrales y levante las piernas del suelo. Apóyese en la esterilla con las manos para sostener las caderas y la zona lumbar.

3. Siga respirando lenta y profundamente mientras empuja suavemente las piernas hacia arriba, levantando las caderas y la parte inferior de la espalda del suelo. Intente llevar el cuerpo en línea recta desde los hombros hasta los pies.

4. Apoye las manos en la espalda y extienda las piernas verticalmente hacia el techo. Mantenga el cuello y la cabeza alineados con la columna vertebral, y evite girar la cabeza de un lado a otro.

5. Una vez que se encuentre cómodamente en la posición de los hombros erguidos, acerque los omóplatos entre sí, levantando ligeramente el pecho para abrir la zona pectoral.

6. Mantenga la postura durante varias respiraciones, intentando relajarse y encontrar estabilidad en la posición.

7. Mantenga la implicación de los músculos centrales y de las piernas para sostener el cuerpo.

Repita el proceso:

1. Para salir de la postura de la vela, baje suavemente las piernas hacia el suelo con control.

2. Descienda lentamente por la columna vertebral, vértebra a vértebra, hasta que toda la espalda descanse sobre la esterilla.

3. Extienda las piernas y los brazos y respire profundamente en la postura del cadáver (Shavasana) para relajarse e integrar los efectos de la posición.

Aspectos clave:

- Evite los movimientos bruscos al entrar y salir de la postura de la vela para evitar tensiones o lesiones.

- Mantenga una respiración constante y fluida durante toda la postura para calmar la mente y aumentar los beneficios.

- Asegúrese de que el cuello está en una posición neutral, sin forzarlo hacia arriba ni retraerlo demasiado.

- Evite girar la cabeza durante la postura para proteger el cuello y mantener la alineación.

- Ejercite los músculos centrales para dar apoyo a la zona lumbar y estabilizar el cuerpo.

- Si no conoce esta postura o tiene algún problema de salud, consulte a un instructor de yoga cualificado antes de intentar la postura de los hombros.

Estreñimiento

El estreñimiento es un problema gastrointestinal común que afecta a personas de todas las edades, pero es especialmente frecuente entre los mayores. Con la edad, diversos cambios fisiológicos y en el estilo de vida pueden contribuir al desarrollo del estreñimiento.

En las personas mayores, los músculos del tubo digestivo pueden debilitarse, incluidos los responsables de empujar las heces a través de los intestinos. Esta disminución del tono muscular puede provocar movimientos intestinales más lentos y contribuir al estreñimiento.

El envejecimiento también se asocia a un ritmo metabólico más lento, lo que afecta al proceso digestivo en general. Un metabolismo reducido puede hacer que los alimentos se muevan más lentamente a través de los intestinos, lo que provoca una absorción excesiva de agua de las heces y las hace más duras y secas, provocando así estreñimiento.

Algunas personas mayores pueden sufrir daños en los nervios debido a afecciones médicas como la diabetes o trastornos neurológicos. Esto puede afectar a la coordinación de las contracciones musculares del intestino, provocando movimientos intestinales lentos y estreñimiento.

Los desequilibrios hormonales que se producen con la edad también pueden afectar a la función intestinal. Las hormonas desempeñan un papel crucial en la regulación de la digestión, y cualquier alteración en sus niveles puede contribuir al estreñimiento en las personas mayores. Aunque a menudo se recomiendan modificaciones de la dieta y el estilo de vida para abordar este problema, el yoga también ha surgido como una valiosa terapia complementaria para tratar el estreñimiento.

El yoga consiste en una serie de estiramientos y posturas suaves que estimulan el flujo sanguíneo a diversos órganos, incluidos los intestinos. El aumento de la circulación sanguínea garantiza que el aparato digestivo reciba un aporte adecuado de oxígeno y nutrientes, lo que favorece una mejor función digestiva. Además, las posturas de yoga ayudan a masajear y tonificar los órganos abdominales, mejorando su funcionamiento general y facilitando los movimientos intestinales.

Postura de la guirnalda (Malasana)

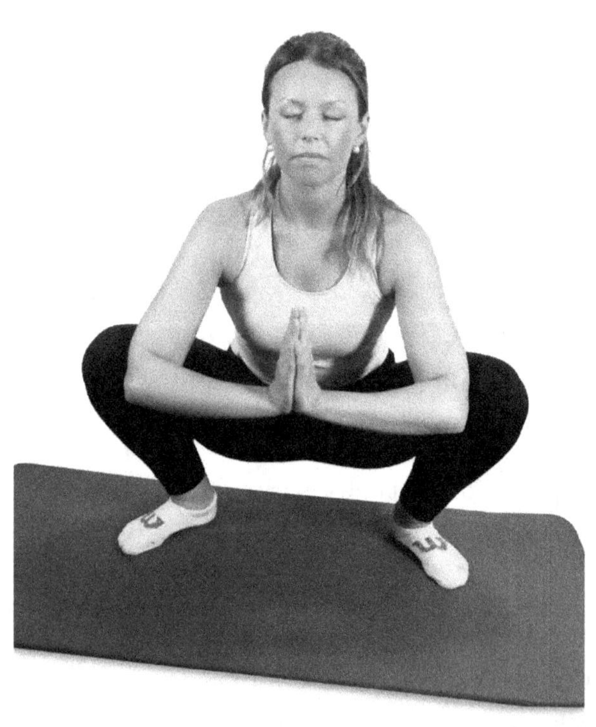

Mujer practicando Malasana

Malasana, también conocida como postura de la guirnalda, es excelente para abrir las caderas y la región inguinal. Ayuda a activar los músculos pélvicos y favorece la fluidez de las heces a través de los intestinos, reduciendo así el estreñimiento.

Preparación:

1. Busque una superficie limpia y plana con espacio suficiente para extender cómodamente las piernas y los brazos.
2. Coloque una esterilla de yoga o un cojín blando en el suelo para apoyar los pies y las rodillas.

Instrucciones:

1. Empiece de pie, con los pies separados a una distancia ligeramente superior a la anchura de las caderas y los dedos ligeramente hacia fuera.
2. Exhale y doble las rodillas, bajando las caderas hacia el suelo. Intente acercar los glúteos a los talones lo máximo posible.
3. Mientras baja, junte las palmas de las manos en el centro del corazón en posición de oración. Utiliza los codos para separar suavemente las rodillas, creando espacio para que el torso quepa cómodamente entre los muslos.
4. Mantenga la columna recta y alargada, con el pecho levantado y los hombros relajados.
5. Presione los codos contra el interior de las rodillas, abriendo suavemente las caderas.
6. Si le resulta difícil mantener los talones en el suelo, puede colocar una manta doblada o un bloque de yoga debajo para apoyarlos.
7. Contraiga los músculos centrales para estabilizar la zona lumbar y mantener el equilibrio.
8. Mantenga la mirada hacia delante o ligeramente hacia arriba, buscando un punto de enfoque para estabilizar la mente.

Repita el proceso:

1. Respire profundamente y mantenga la postura entre 30 segundos y un minuto, aumentando gradualmente la duración a medida que se sienta más cómodo.
2. Para liberarse de la postura, inhale y estire las piernas, volviendo a la posición de pie con las palmas de las manos en el centro del corazón.

Aspectos clave:

- Malasana es una excelente postura de yoga para abrir las caderas que estira los tobillos, las ingles y la parte baja de la espalda a la vez que tonifica el abdomen.

- Sea paciente con su cuerpo; no se fuerce a hacer la postura si le causa molestias o dolor. Modifique la postura o utilice los accesorios que necesite para apoyar su práctica.

- La práctica regular de Malasana puede ayudar a mejorar la flexibilidad de las caderas y los muslos, lo que puede ser beneficioso para otras posturas de yoga y actividades diarias.

- Evite esta postura si tiene una lesión en la rodilla o cualquier enfermedad que pueda agravarse con una flexión profunda de la rodilla.

- Recuerde respirar profundamente y mantener una sensación de relajación durante toda la postura, permitiendo que la tensión desaparezca.

Postura del triángulo (Trikonasana)

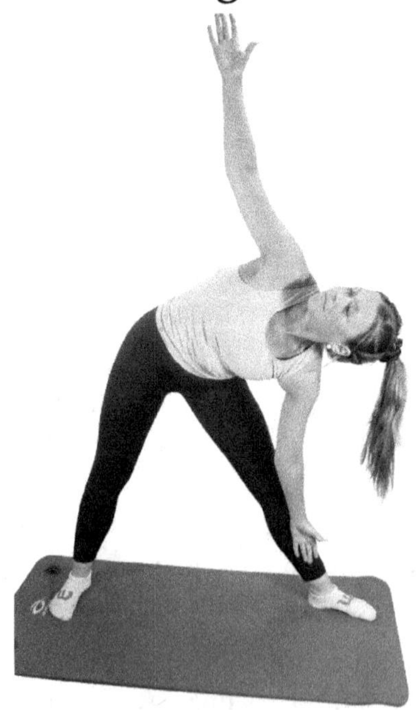

Mujer haciendo la postura del triangulo

Trikonasana es una poderosa postura de pie que ejercita los músculos abdominales y masajea los órganos digestivos. Esta asana mejora la circulación sanguínea en el abdomen y puede ayudar a aliviar el estreñimiento cuando se practica con regularidad.

Preparación:

1. Antes de intentar la Trikonasana, busque una zona tranquila y espaciosa con una superficie antideslizante.

2. Póngase ropa cómoda y elástica que le permita libertad de movimientos.

3. Se recomienda realizar esta postura con el estómago vacío o al menos dos o tres horas después de comer.

4. Coja una esterilla de yoga si es necesario para mayor apoyo y amortiguación.

Instrucciones:

1. Empiece colocándose en Tadasana (postura de la montaña) en la parte superior de la esterilla. Asegúrese de que los pies están separados a la anchura de las caderas y el cuerpo alineado con la columna recta.

2. Dé un paso hacia atrás con el pie derecho aproximadamente 3 o 4 pies, manteniendo los dedos ligeramente girados hacia dentro. El pie izquierdo debe apuntar hacia delante y ambos talones deben estar alineados.

3. Inhale profundamente y, al exhalar, extienda los brazos hacia los lados a la altura de los hombros, formando una línea recta con los hombros.

4. Desplace ligeramente la cadera hacia la izquierda, manteniendo ambas piernas estiradas. Asegúrese de que el peso del cuerpo se distribuye uniformemente entre ambos pies.

5. Ahora, al exhalar, flexione la cadera izquierda y lleve la mano izquierda hacia el tobillo o la espinilla izquierdos. Al mismo tiempo, extienda el brazo derecho hacia el cielo, formando una línea recta con el brazo y la pierna derechos.

6. Gire suavemente la cabeza para mirar las puntas de los dedos derechos. Si el cuello se tensa, puede mirar al frente o al suelo.

7. Asegúrese de que el pecho y los hombros están abiertos y de que el torso está en un mismo plano. Imagínese entre dos planos

verticales, apretando el cuerpo contra ellos.

8. Mantenga una respiración constante y uniforme mientras mantiene la postura entre 30 segundos y un minuto. Sienta el estiramiento a lo largo de los costados, los muslos y los isquiotibiales.

9. Para salir de la postura, inhale profundamente, presione firmemente los pies, contraiga el tronco y vuelva lentamente a la posición erguida con los brazos extendidos hacia los lados.

10. Adelante el pie derecho hasta juntarlo con el izquierdo y vuelva a Tadasana.

11. Repita el proceso en el otro lado, llevando el pie izquierdo hacia atrás y siguiendo el mismo movimiento.

Repita el proceso:

Practique Trikonasana a cada lado de dos a tres veces para experimentar todos sus beneficios. A medida que se familiarice con la postura, puede mantenerla durante más tiempo, aumentando gradualmente el tiempo hasta dos minutos a cada lado.

Aspectos clave:

- Mantenga el cuerpo alineado y evite inclinarse hacia delante o hacia atrás durante la postura.

- Contraiga los músculos centrales para sostener la columna y mantener el equilibrio.

- Evite bloquear las rodillas. En su lugar, mantenga una ligera flexión para evitar la tensión en las articulaciones.

- Modifique la postura según sea necesario, utilizando un bloque bajo la mano si no puede alcanzar el tobillo o la espinilla.

- Escuche a su cuerpo. Si siente molestias o dolor, abandone la postura y consulte a un instructor de yoga.

Insuficiencia renal crónica

La insuficiencia renal crónica se produce cuando los riñones pierden gradualmente su capacidad de filtrar eficazmente los residuos y el exceso de líquidos de la sangre. Las causas más frecuentes de esta enfermedad en personas mayores son la hipertensión y la diabetes, que suelen coexistir en este grupo de edad. Otros factores de riesgo son la obesidad, el sedentarismo, los antecedentes familiares de enfermedad renal y la aterosclerosis.

En las primeras fases, la insuficiencia renal crónica en los ancianos puede que no manifieste síntomas perceptibles, lo que dificulta su diagnóstico precoz. A medida que la enfermedad progresa, los ancianos pueden experimentar fatiga, pérdida de apetito, calambres musculares, dificultad para dormir y cambios en la frecuencia y el volumen de orina.

Aunque la insuficiencia renal crónica es una enfermedad progresiva, su avance puede ralentizarse y las complicaciones pueden mitigarse con un tratamiento adecuado. Cada vez hay más pruebas de que el yoga puede desempeñar un papel fundamental en la prevención de la insuficiencia renal crónica y en la mejora del bienestar general de las personas mayores. Esta práctica milenaria ofrece una amplia gama de ventajas que atacan directamente los factores de riesgo asociados a dicha enfermedad.

El estrés es un factor importante en el desarrollo y la progresión de la insuficiencia renal crónica. Los altos niveles de estrés provocan la liberación de hormonas que contraen los vasos sanguíneos y elevan la presión arterial, lo que con el tiempo puede dañar los riñones. Las técnicas de meditación y relajación del yoga proporcionan a las personas mayores herramientas eficaces para controlar el estrés, lo que se traduce en una reducción de la presión arterial y una menor carga para los riñones.

El yoga también incorpora diversas posturas y movimientos que mejoran la circulación sanguínea por todo el cuerpo. Al fomentar una mejor circulación, el yoga garantiza que los riñones reciban un suministro suficiente de oxígeno y nutrientes, optimizando su funcionalidad. La mejora del flujo sanguíneo también ayuda a eliminar las toxinas y los productos de desecho de los riñones, reduciendo el riesgo de daño renal y la aparición de insuficiencia renal crónica.

Los ejercicios de respiración profunda, como el Pranayama, facilitan la limpieza del organismo expulsando toxinas y favoreciendo el funcionamiento eficaz del sistema linfático. Al eliminar las sustancias nocivas, el yoga ayuda a los riñones en su proceso de desintoxicación, reduciendo la carga de trabajo de estos órganos vitales y favoreciendo la salud renal.

El elemento agua desempeña un papel importante en la salud de los riñones, por lo que puede ser beneficioso incorporar posturas de yoga específicas que estimulen este elemento. Posturas como Salabhasana (postura de la langosta) y Matsyasana (postura del pez), que abren el pecho, pueden ayudar a canalizar la energía hacia los riñones y favorecer su funcionamiento. Estas posturas también ayudan a mantener la flexibilidad de la columna vertebral, lo cual es crucial para que las personas mayores con insuficiencia renal crónica eviten complicaciones como el dolor de espalda crónico.

Postura del pez (Matsyasana)

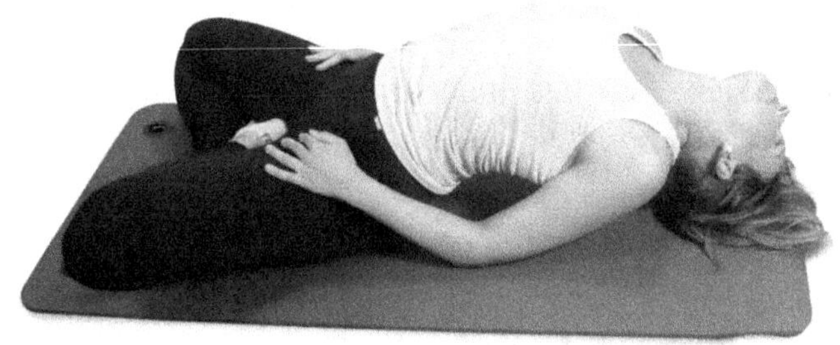

Mujer practicando la postura del pez

Preparación:

1. Túmbese boca arriba sobre una esterilla de yoga o una superficie cómoda, con las piernas extendidas y los brazos apoyados a lo largo del cuerpo.

2. Respire profundamente unas cuantas veces para relajar el cuerpo y la mente, preparándose para la práctica de Matsyasana.

Instrucciones:

1. Coloque las manos con las palmas hacia abajo debajo de las caderas. Mantenga las palmas hacia abajo y los codos pegados al cuerpo.

2. Al inhalar, presione los antebrazos y los codos firmemente contra el suelo, levantando la parte superior del cuerpo y el pecho de la esterilla. Esta acción arqueará suavemente la espalda.

3. Al mismo tiempo, incline la cabeza hacia atrás y acerque la
coronilla al suelo. El peso debe apoyarse en los antebrazos y la
nuca, no en el cuello.

4. Asegúrese de que las piernas permanecen relajadas durante toda
la postura y coloque los pies juntos o separados unos centímetros,
según e resulte más cómodo.

5. Respire lenta y profundamente, expandiendo el pecho al inhalar y
relajándose en la postura al exhalar. Mantenga esta postura
durante 15-30 segundos, aumentando gradualmente la duración
con la práctica.

Repita el proceso:

1. Para salir de Matsyasana, levante suavemente la cabeza del suelo y
baje la parte superior del cuerpo hasta la esterilla.

2. Retire las manos de debajo de las caderas y extienda las piernas,
tumbándose boca arriba durante unas cuantas respiraciones,
dejando que el cuerpo descanse y se reajuste.

Aspectos clave:

- Matsyasana debe practicarse con el estómago vacío o al menos 4-6
horas después de comer para evitar molestias.

- Es esencial mantener una respiración relajada y constante durante
toda la postura, evitando cualquier esfuerzo o tensión en el
cuerpo.

- Si siente molestias en el cuello, apoye ligeramente la cabeza con
una manta doblada o un cojín, o simplemente reduzca el arco de
la espalda.

- Evite forzar el cuerpo en la postura. En lugar de eso, aumente
gradualmente la intensidad de la flexión hacia atrás a medida que
su flexibilidad mejore con el tiempo.

- Matsyasana no sólo estira la parte delantera del cuerpo, sino que
también abre el pecho, mejorando la capacidad pulmonar y
estimulando la glándula tiroides.

- Como con cualquier postura de yoga, escuche a su cuerpo y, si
tiene alguna enfermedad o lesión, consulte a un instructor de yoga
cualificado o a un profesional sanitario antes de intentar la
Matsyasana.

Postura de la langosta (Salabhasana)

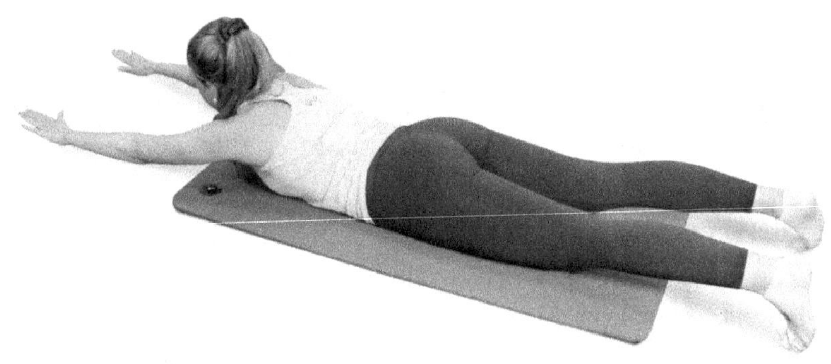

Mujer practicando Salabhasana

Salabhasana, o postura de la langosta, es una postura dinámica que estimula los órganos abdominales y favorece la desintoxicación. Al levantar las piernas y la parte superior del cuerpo de la esterilla, la presión sobre el abdomen ayuda a limpiar y mejorar la digestión.

Preparación:

1. Coloque una esterilla de yoga o una superficie blanda en el suelo para amortiguar el cuerpo.

2. Es aconsejable realizar esta postura con el estómago vacío, así que asegúrese de no haber ingerido una comida copiosa al menos 3-4 horas antes de la práctica.

Instrucciones:

1. Túmbese sobre el abdomen con la frente apoyada en la esterilla. Coloque los brazos a lo largo del cuerpo, con las palmas hacia arriba y las piernas estiradas.

2. Al inhalar, levante suavemente la cabeza, el pecho y las piernas del suelo al mismo tiempo. El peso del cuerpo debe descansar sobre las costillas inferiores, el abdomen y la pelvis. Contraiga los músculos centrales para sostener la parte inferior de la espalda.

3. Mantenga la mirada al frente y el cuello en posición neutral. Evite forzar el cuello o mirar excesivamente hacia arriba.

4. Mientras continúa inhalando, alargue la columna estirando las piernas hacia atrás y elevándolas. Al mismo tiempo, estire los brazos hacia atrás, manteniéndolos paralelos al suelo. Mantenga las piernas y los brazos comprometidos durante toda la postura.

5. Mantenga una respiración constante y mantenga la postura durante 20-30 segundos al principio, aumentando gradualmente la duración a medida que se sienta más cómodo.

6. Mientras exhala, suelte suavemente la postura bajando la cabeza, el pecho y las piernas hacia la esterilla.

Repita el proceso:

Repita Salabhasana de dos a tres veces, dejando que su cuerpo descanse unas cuantas respiraciones entre cada repetición.

Aspectos clave:

- Evite movimientos bruscos o repentinos al entrar o salir de la Salabhasana para evitar tensiones o lesiones.

- Utilice los glúteos y los músculos de las piernas para elevarlas y aumentar la fuerza y los beneficios de la postura.

- Concéntrese en estirar la columna vertebral y abrir el pecho, en lugar de esforzarse por levantar las piernas demasiado alto.

- Si siente molestias o dolor en la zona lumbar durante la postura, reduzca la altura de la elevación de las piernas o evite levantar ambas piernas simultáneamente hasta que adquiera la fuerza suficiente.

- La práctica regular de Salabhasana puede ayudar a fortalecer la zona lumbar, mejorar la postura y estimular los órganos abdominales.

Trombosis venosa profunda

El envejecimiento se asocia a varios cambios fisiológicos que pueden contribuir al desarrollo de la trombosis venosa profunda. Uno de los principales factores de riesgo es la movilidad reducida. A medida que las personas mayores se vuelven menos activas o se ven confinadas a un estilo de vida sedentario debido a problemas de salud relacionados con la edad, su circulación sanguínea puede ralentizarse, lo que aumenta la probabilidad de formación de coágulos. Según los Centros para el Control y la Prevención de Enfermedades (CDC), las personas de 65 años o más corren un mayor riesgo de sufrir una trombosis venosa profunda que los grupos de edad más jóvenes, y la incidencia aumenta significativamente con cada década de vida.

Las personas mayores también pueden desarrollar insuficiencia venosa, una afección en la que las venas tienen dificultades para devolver la sangre al corazón. Esto puede provocar la acumulación de sangre y la formación de coágulos. Según el Instituto Nacional sobre el Envejecimiento, la insuficiencia venosa afecta aproximadamente al 17% de las personas mayores de 65 años.

Los cambios relacionados con la edad en el sistema de coagulación también pueden contribuir al desarrollo de la trombosis venosa profunda. A medida que las personas mayores experimentan alteraciones en la composición de la sangre y en los factores de coagulación, aumenta el potencial de formación de coágulos. Ciertos trastornos de la coagulación, como la mutación del factor V de Leiden, son más frecuentes en las personas mayores y pueden aumentar el riesgo de sufrir dicha enfermedad. La Organización Mundial de la Salud calcula que alrededor del 7% de la población mundial mayor de 65 años es portadora de esta mutación genética.

El yoga puede ayudar a mejorar la circulación y el flujo sanguíneo en todo el cuerpo. Al favorecer que la sangre fluya más libremente por las venas, puede reducir el riesgo de que se formen coágulos o de que éstos aumenten de tamaño. Además, algunas posturas de yoga favorecen el retorno venoso, lo que ayuda a prevenir la hinchazón y las molestias asociadas a la trombosis venosa profunda.

Mantener la fuerza muscular también es muy importante para las personas mayores con trombosis venosa profunda, ya que unos músculos fuertes pueden contribuir a una función venosa adecuada y reducir el riesgo de formación de coágulos. Muchas posturas de yoga implican a varios grupos musculares a la vez, lo que supone una forma suave pero eficaz de mejorar el tono muscular. El desarrollo de la fuerza a través del yoga puede mejorar la estabilidad de las extremidades inferiores, reduciendo la tensión en las venas y favoreciendo una mejor circulación.

Postura del señor de los peces (Ardha Matsyendrasana)

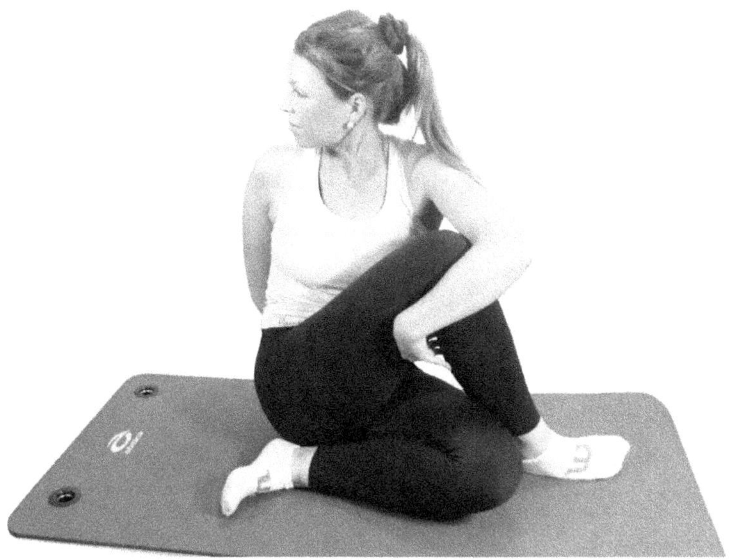

Mujer practicando Ardha Matsyendrasana

Este giro sentado estimula los órganos digestivos y aumenta el flujo sanguíneo a la región abdominal. La mejora de la circulación ayuda a prevenir los coágulos sanguíneos y favorece la salud digestiva en general.

Preparación:

1. Realice una rutina de calentamiento suave para relajar la columna vertebral, los hombros y las caderas. Esto puede incluir giros de cuello, estiramientos de hombros y ejercicios de apertura de caderas.

2. Practique esta asana con el estómago vacío o al menos 4-6 horas después de una comida copiosa para evitar molestias durante el movimiento de torsión.

Instrucciones:

1. Siéntese en el suelo con las piernas estiradas hacia delante. Mantenga la columna erguida y los hombros relajados.

2. Doble la rodilla derecha y apoye el pie en el suelo, cerca de la nalga derecha.

3. Cruce la pierna izquierda sobre la rodilla derecha, colocando el pie izquierdo en el suelo junto al muslo derecho. El pie izquierdo

debe estar apoyado en el suelo.

4. Inspire profundamente y alargue la columna vertebral.

5. Exhale y gire el torso hacia la derecha, llevando el brazo izquierdo por fuera de la rodilla derecha. Coloque la palma de la mano izquierda en el suelo detrás de la espalda para apoyarse.

6. Mantenga la columna estirada mientras gira la cabeza y mira por encima del hombro derecho.

7. Contraiga los músculos centrales para sostener la torsión y mantener el equilibrio.

8. Mantenga la postura del Señor de los Peces entre 30 segundos y un minuto, respirando profunda y uniformemente.

9. Para soltar la postura, desenrolle suavemente la torsión mientras exhala. Extienda ambas piernas hacia delante y descanse unas cuantas respiraciones antes de repetir la postura hacia el otro lado.

Repita el proceso:

Si lo desea, repita la postura del Señor de los Peces en el lado opuesto para mantener el equilibrio y la simetría del cuerpo. Recuerde realizar la asana a ambos lados durante el mismo tiempo.

Aspectos clave:

- Evite forzar la torsión. En su lugar, permita que el movimiento surja de la movilidad natural de la columna vertebral.

- Asegúrese de que las caderas permanecen en el suelo durante toda la postura para mantener la estabilidad.

- Mantenga los hombros relajados y alejados de las orejas para evitar tensiones.

- Modifique la postura si es necesario. Utilice un bloque de yoga debajo de la mano si le resulta difícil llegar al suelo.

- Evite esta asana si tiene una lesión reciente o crónica en la columna vertebral, las caderas o las rodillas, o si está embarazada.

Postura del loto (Agnistambhasana)

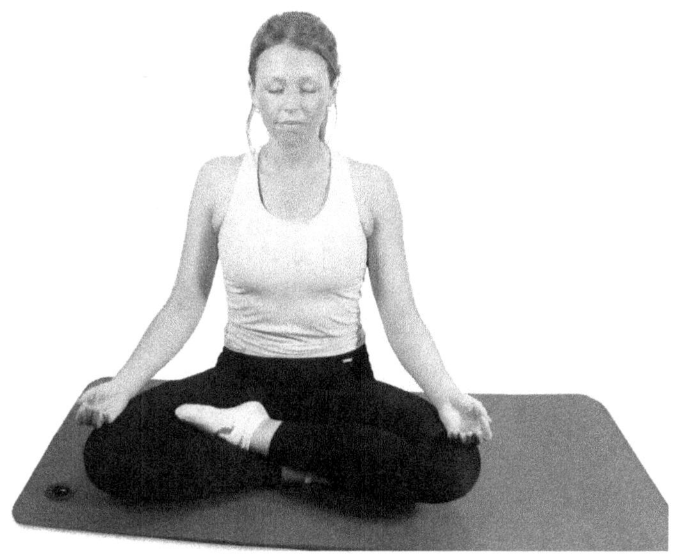

Mujer meditando en la postura del loto

La postura del loto estira las caderas y los muslos, estimulando el flujo sanguíneo a las extremidades inferiores. También ayuda a reducir la tensión en las piernas, lo que puede contribuir a prevenir la trombosis venosa profunda al favorecer una circulación regular.

Preparación:

1. Es aconsejable realizar algunos ejercicios suaves de calentamiento para aflojar las caderas y las piernas, ya que esta postura exige flexibilidad y estabilidad.

2. Llevar ropa cómoda y elástica que permita libertad de movimientos.

3. Una esterilla de yoga o una superficie blanda proporcionarán apoyo durante la práctica.

Instrucciones:

1. Siéntese en el suelo con las piernas cruzadas.

2. Estire suavemente las piernas hacia delante y sacúdalas para liberar cualquier tensión.

3. A continuación, doble la rodilla izquierda y apoye el pie izquierdo en el suelo, acercándolo al cuerpo.

4. Ahora, doble la rodilla derecha y colóquela sobre el tobillo izquierdo, de modo que el tobillo derecho descanse sobre la rodilla izquierda.

5. Lo ideal es que la rodilla derecha quede justo encima del tobillo izquierdo y que ambas tibias queden paralelas a la parte delantera de la esterilla.

6. Flexione los pies para proteger las rodillas y los tobillos durante la postura.

7. Si se siente cómodo y estable, puede empezar a doblar las caderas e inclinarse ligeramente hacia delante. Mantenga la columna recta durante este movimiento.

8. Al doblarse hacia delante, puede sentir un suave estiramiento en la parte externa de las caderas y los glúteos.

9. Busque una posición cómoda y sostenible para las manos: apóyelas en las piernas o en el suelo delante suyo, o sujételas alrededor de los pies.

10. Respire profundamente y relájese en la postura, permitiendo que las caderas se abran gradualmente.

Repita el proceso:

1. Para cambiar de lado, suelte lentamente las piernas y vuelva a la posición sentada con las piernas cruzadas.

2. Estire ambas piernas hacia delante y sacúdalas suavemente.

3. Doble esta vez la rodilla derecha y coloque el pie derecho en el suelo, más cerca del cuerpo.

4. Doble la rodilla izquierda y apóyela sobre el tobillo derecho, con el tobillo izquierdo apoyado en la rodilla derecha.

5. Siga los pasos 6 a 10 para el lado opuesto.

Aspectos clave:

- Evite forzar las rodillas hacia el suelo, ya que podría provocar tensiones o lesiones. En su lugar, concéntrese en abrir gradualmente las caderas con una práctica constante.

- Si las rodillas están lejos del suelo, puede colocar una manta doblada o un cojín debajo de cada rodilla para apoyarse.

- No gire la espalda ni encorve los hombros durante la postura. Mantenga una postura erguida con la columna vertebral alargada.

- La Agnistambhasana abre profundamente las caderas, por lo que es esencial abordar la postura con paciencia y suavidad. Con el tiempo, su flexibilidad mejorará.

- Evite esta postura si se ha lesionado recientemente la rodilla o la cadera. Consulte siempre a un instructor de yoga cualificado o a un profesional sanitario si tiene alguna duda o dolencia.

Asma

Con el paso de los años, la función pulmonar disminuye gradualmente y la elasticidad de los tejidos pulmonares se reduce. Estas alteraciones pueden provocar una reducción de la capacidad pulmonar y una disminución de la capacidad para expulsar el aire con eficacia, factores ambos que pueden contribuir a la manifestación de síntomas similares a los del asma. Además, los cilios responsables de eliminar la mucosidad y los residuos de las vías respiratorias se vuelven menos eficientes, lo que hace que las personas mayores sean más susceptibles a las infecciones respiratorias que pueden desencadenar o empeorar los síntomas del asma.

Las personas mayores pueden encontrarse con diversos desencadenantes ambientales que pueden exacerbar el asma. La exposición a alérgenos de interior, como los ácaros del polvo, el moho y la caspa de las mascotas, puede ser especialmente problemática en las residencias de ancianos. La contaminación del aire exterior, los irritantes respiratorios y el humo de segunda mano también pueden exacerbar los síntomas del asma en personas mayores vulnerables. Además, los cambios climáticos y los fenómenos meteorológicos extremos pueden introducir nuevos alérgenos o contaminantes, complicando aún más el tratamiento del asma en los adultos mayores.

El envejecimiento suele ir acompañado de una mayor prevalencia de comorbilidades y enfermedades crónicas. Ciertas afecciones, como la enfermedad pulmonar obstructiva crónica (EPOC) y las cardiopatías, pueden interactuar con el asma, provocando síntomas más graves o un asma difícil de controlar. Además, los medicamentos utilizados para tratar estas comorbilidades pueden tener efectos secundarios que empeoren los síntomas del asma.

La base del yoga son las técnicas de respiración controlada conocidas como Pranayama. Las personas mayores con asma pueden beneficiarse considerablemente de las prácticas de Pranayama, ya que fomentan una respiración profunda y eficaz. Estas técnicas ayudan a ampliar la capacidad pulmonar, fortalecer los músculos respiratorios y mejorar la absorción de oxígeno, lo que mejora la función pulmonar. Con una práctica regular, las personas mayores pueden experimentar una reducción de los síntomas del asma, como falta de aliento y sibilancias, lo que contribuye a mejorar su calidad de vida.

Además, la influencia positiva del yoga sobre el sistema inmunitario puede ayudar a potenciar la capacidad del organismo para combatir las infecciones, reduciendo la probabilidad de exacerbaciones del asma provocadas por enfermedades. La práctica regular de yoga se ha asociado a un aumento de los niveles de inmunoglobulinas y células inmunitarias, lo que proporciona a las personas mayores un escudo potencial contra las infecciones que podrían agravar sus síntomas asmáticos.

Respiración por fosas nasales alternas (Anulom Vilom)

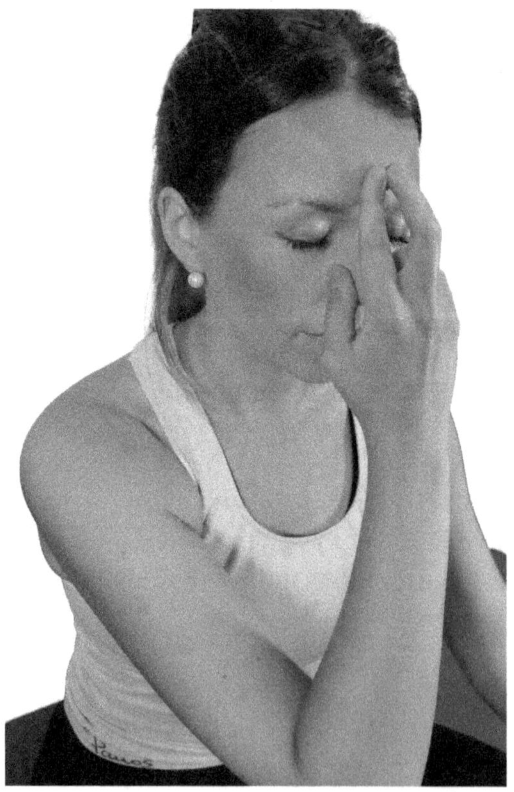

Mujer meditando sobre una esterilla de yoga

Esta práctica ayuda a equilibrar el flujo de energía y oxígeno en el cuerpo, calmando la mente y reduciendo los factores desencadenantes de los ataques de asma relacionados con el estrés.

Preparación:

1. Antes de practicar Anulom Vilom, busque un espacio cómodo y tranquilo para sentarse con las piernas cruzadas en el suelo o en una silla con la espalda recta.
2. Apoye las manos en las rodillas con las palmas hacia arriba.
3. Cierre los ojos suavemente y respire hondo unas cuantas veces para relajar el cuerpo y la mente.

Instrucciones:

1. Empiece por cerrar suavemente la fosa nasal derecha con el pulgar derecho.
2. Inhale profunda y lentamente por la fosa nasal izquierda, llenando los pulmones al máximo. Cuente hasta cuatro mientras inhala para mantener un ritmo constante.
3. Una vez completada la inhalación, utilice el dedo anular o meñique derecho para cerrar bien la fosa nasal izquierda. En este punto, ambas fosas nasales deben estar cerradas.
4. Ahora, suelte la fosa nasal derecha y exhale lenta y completamente. Intente exhalar contando hasta seis, asegurándose de que su respiración es constante y controlada.
5. Manteniendo la fosa nasal izquierda cerrada, inhale de nuevo por la fosa nasal derecha. Inhale contando hasta cuatro, llenando los pulmones de aire.
6. Una vez completada la inhalación, cierre la fosa nasal derecha con el pulgar derecho y suelte la fosa nasal izquierda. Exhale lenta y completamente por la fosa nasal izquierda, contando hasta seis al exhalar.

Repita el proceso:

Realice esta respiración nasal alterna durante al menos 5 a 10 minutos al día, aumentando gradualmente la duración a medida que se sienta más cómodo con la técnica. Para obtener mejores resultados, practique este ejercicio respiratorio por la mañana o por la noche en ayunas.

Aspectos clave:

- Mantenga una postura relajada y cómoda durante toda la práctica.
- Mantenga una respiración suave, constante y controlada durante cada inhalación y exhalación.
- La proporción entre inhalación y exhalación debe ser de 2:3, lo que significa que, si inhala contando hasta cuatro, debe exhalar contando hasta seis.
- Concéntrese en la respiración y evite cualquier respiración forzada o tensa.
- Si en algún momento se siente mareado o incómodo, interrumpa la práctica y reanude la respiración normal.

Respiración de fuego (Kapalabhati)

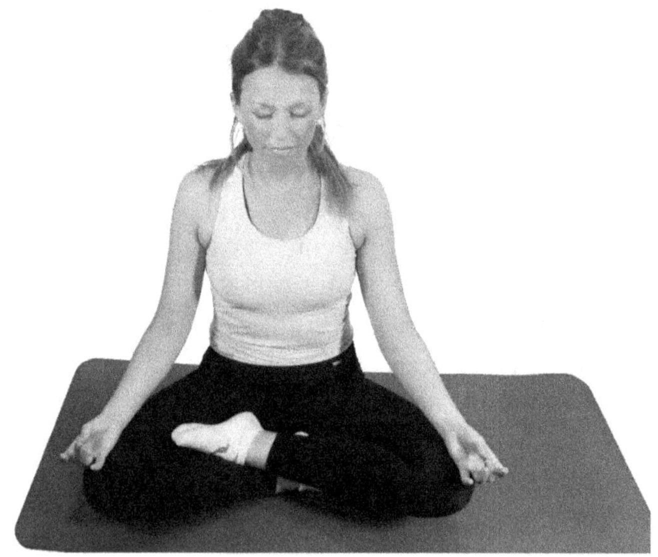

Mujer meditando

Kapalabhati es un vigorizante ejercicio de Pranayama que consiste en exhalaciones enérgicas e inhalaciones pasivas. Su práctica regular puede fortalecer los músculos respiratorios, eliminar la mucosidad de las vías respiratorias y mejorar la capacidad pulmonar, reduciendo la gravedad de los síntomas del asma.

Preparación:

1. Antes de practicar Kapalabhati, busque un lugar tranquilo y cómodo para sentarse con las piernas cruzadas sobre una esterilla o cojín de yoga.

2. Asegúrese de tener la columna recta, los hombros relajados y las manos apoyadas en las rodillas en un mudra (gesto de la mano) cómodo, como el Gyan mudra (tocar el pulgar y el índice juntos).

3. Respire hondo unas cuantas veces para relajarse y centrarse antes de empezar la práctica.

Instrucciones:

1. Empiece por inspirar profundamente por la nariz, llenando completamente los pulmones de aire.

2. A continuación, exhale con fuerza y rapidez por la nariz para expulsar el aire. Esta espiración debe ser activa y potente, contrayendo los músculos abdominales para expulsar el aire. La inhalación que sigue debe ser pasiva, permitiendo que la respiración fluya naturalmente de vuelta a los pulmones sin ningún esfuerzo.

3. Continúe este proceso de exhalación enérgica e inhalación pasiva durante 30 a 60 segundos al empezar. A medida que progrese y adquiera más fuerza y resistencia, puede ampliar gradualmente la práctica a entre uno y tres minutos.

4. Mantenga un ritmo constante durante toda la práctica. Las exhalaciones deben ser cortas y rápidas, mientras que las inhalaciones son relajadas y automáticas.

5. Concéntrese en la exhalación como esfuerzo principal en Kapalabhati.

Aspectos clave:

- Kapalabhati es una técnica de respiración purificadora del yoga que ayuda a limpiar el sistema respiratorio y a vigorizar la mente.

- La atención debe centrarse en exhalaciones enérgicas utilizando los músculos abdominales, mientras que las inhalaciones son pasivas y espontáneas.

- Evite esforzarse o utilizar una fuerza excesiva durante la práctica. Comience con periodos más cortos y vaya aumentando gradualmente a medida que adquiera más destreza.

- Las personas con problemas médicos como hipertensión, problemas cardíacos o dolor abdominal deben consultar a un profesional sanitario antes de practicar Kapalabhati.
- Las mujeres embarazadas y las que estén en su ciclo menstrual también deben abstenerse de practicar Kapalabhati.

Bonus: Rutinas y secuencias diarias de yoga

A través de la práctica diaria, las personas mayores pueden disfrutar sus últimos años con elegancia, resistencia y un compromiso inquebrantable con una vida de salud y armonía. Así pues, embarquémonos juntos en este viaje infinito del yoga, construyendo un legado de bienestar que brille para las generaciones venideras.

Comienzo del viaje: Preparación para la práctica

Antes de iniciarse en su rutina diaria de yoga, es esencial que cree un espacio tranquilo para usted, libre de distracciones y ruidos. Busque una habitación bien ventilada y con abundante luz natural donde pueda extender cómodamente su esterilla de yoga. Tenga cerca una silla robusta que le sirva de apoyo durante algunas posturas y escuche siempre las señales de su cuerpo, haciendo las pausas necesarias.

Posturas de calentamiento para despertar el cuerpo

La primera fase de su rutina diaria de yoga se centrará en posturas suaves de calentamiento para preparar su cuerpo para la práctica que tiene por delante. Mediante estiramientos y movimientos sencillos, pretendemos liberar tensiones y mejorar la circulación sanguínea. Recuerde mantener una respiración lenta y constante mientras realiza cada postura, creando una sensación de atención plena y relajación.

Fortalecimiento y flexibilidad: Posturas de pie

Las posturas de pie de nuestra rutina de yoga sirven de base para mejorar la fuerza, el equilibrio y la flexibilidad. Estas posturas ayudan a tonificar los músculos de las piernas, mejoran la postura y aumentan la confianza general en las actividades cotidianas.

Posturas sentadas: Cultivando la serenidad interior

Pasando a las posturas sentadas, esta parte de la rutina le permite explorar una serie de estiramientos que se centran en la columna vertebral, las caderas y la zona lumbar. Al cuidar la flexibilidad y la salud de la columna vertebral, experimentará una mejora de la postura y de la digestión, al tiempo que se fomenta una sensación de calma y tranquilidad en su interior.

Posturas restaurativas: Relajación y atención plena

A medida que nuestra rutina de yoga se acerca a su fin, le introduciremos en las posturas restaurativas y las técnicas de meditación. Estas posturas suaves están diseñadas para proporcionar una relajación profunda, permitiendo que su cuerpo y mente rejuvenezcan y se revitalicen. Con el apoyo de almohadones y mantas, experimentará una profunda sensación de confort y serenidad durante estas posturas.

Rutina y secuencia de yoga diarias

Calentamiento

Giros de cuello (Greeva Sanchalana): Siéntese cómodamente con la columna erguida. Deje caer suavemente la barbilla hacia el pecho y gire el cuello con un movimiento circular. Repita 5 veces en cada dirección.

Giros de los hombros (Skandha Chakra): Siéntese con la columna recta. Gire los hombros hacia delante y hacia arriba, luego hacia atrás y hacia abajo con un movimiento circular. Repita 5 veces en cada dirección.

Rotación de muñecas y tobillos: Extienda los brazos hacia delante y rote las muñecas en ambas direcciones. A continuación, levante los pies del suelo y gire los tobillos. Repita 5 veces en cada dirección tanto para las muñecas como para los tobillos.

Elevación de rodillas: Siéntese en el borde de una silla con los pies apoyados en el suelo. Levante una rodilla hacia el pecho y manténgala así unos segundos. Bájela y repita con la otra rodilla. Haga 5 elevaciones con cada pierna.

Círculos de cadera: Siéntese cómodamente con las manos en las caderas. Haga círculos suaves con las caderas en el sentido de las agujas del reloj y luego en sentido contrario. Repita 5 veces en cada dirección.

Posturas de yoga

Postura de la montaña (Tadasana): Colóquese de pie con los pies separados a la anchura de las caderas, los brazos a los lados y las palmas hacia delante. Estire la columna y respire profundamente. Mantenga la postura entre 30 segundos y un minuto.

Postura de la silla (Utkatasana): Colóquese de pie con los pies juntos y doble las rodillas como si estuviera sentado en una silla. Levante los brazos por encima de la cabeza. Mantenga la espalda recta y la mirada al frente. Mantenga la postura de 30 segundos a un minuto.

Postura del árbol (Vrikshasana): Colóquese erguido y desplace el peso hacia una pierna. Coloque la planta del pie opuesto en la parte interna del muslo o la pantorrilla, evitando la rodilla. Mantenga el equilibrio y coloque las manos en posición de oración en el centro del corazón. Mantenga la postura durante 30 segundos con cada pierna.

Guerrero II (Virabhadrasana II): Separe los pies, gire el pie derecho hacia fuera y doble la rodilla derecha. Estire los brazos hacia los lados, paralelos al suelo. Mire por encima de las puntas de los dedos derechos. Mantenga la postura durante 30 segundos a cada lado.

Flexión hacia delante sentado (Paschimottanasana): Siéntese con las piernas extendidas hacia delante. Inhale y extienda los brazos por encima de la cabeza. Exhale y gire las caderas hacia los pies. Mantenga la postura durante 30 segundos.

Postura del puente (Setu Bandha Sarvangasana): Túmbese boca arriba con las rodillas dobladas y los pies apoyados en el suelo. Presione los pies y los brazos contra el suelo, levantando las caderas. Mantenga la postura entre 30 segundos y un minuto.

Postura del cadáver (Shavasana): Túmbese boca arriba, con los brazos y las piernas cómodamente separados y las palmas hacia arriba. Cierre los ojos y relájese durante 5-10 minutos, concentrándose en la respiración.

Enfriamiento y meditación

Respire lenta y profundamente en posición sentada antes de concluir con la práctica. Después de un ejercicio de yoga satisfactorio con el que ha despertado el cuerpo, la mente y el espíritu, concluir la sesión con una práctica de meditación puede ser la manera perfecta de abrazar la serenidad y la paz interior que ofrece el yoga. La meditación nos permite profundizar en nuestro ser, conectando con nuestro yo interior y cosechando los profundos beneficios de toda la experiencia del yoga.

Paso 1: Buscar una postura cómoda

Elija una postura de meditación que complemente su práctica. Tradicionalmente, se utiliza la posición de "Loto" o "Medio Loto" con las piernas cruzadas, pero también puede sentarse en un cojín o una silla con la espalda recta y los hombros relajados. La clave está en encontrar una postura cómoda que le permita sentarse con una sensación de tranquilidad durante un periodo prolongado.

Paso 2: Centrar la respiración

Respire profundamente unas cuantas veces para centrarse y pasar de la práctica física a la quietud de la meditación. Inhale profundamente por la nariz, sintiendo cómo se expande el diafragma, y exhale lentamente, liberando cualquier tensión residual. Deje que su respiración se vuelva natural, observando su ritmo sin intentar controlarla.

Paso 3: Analice su cuerpo

Con los ojos cerrados, realice un escáner corporal para liberar cualquier tensión persistente. Empiece por la coronilla y descienda gradualmente hasta los dedos de los pies, prestando atención a cada parte del cuerpo. A medida que encuentre zonas de tensión, reléjese conscientemente y suéltelas. Esta práctica le ayudará a establecer una conexión más profunda con su cuerpo físico y el momento presente.

Paso 4: Establezca un propósito

Durante el yoga, solemos establecer una intención al principio de la práctica. Del mismo modo, antes de meditar, establezca una meta que guíe su propósito. Puede ser algo tan sencillo como buscar la paz interior, la autocompasión o la gratitud. Deje que esta meta resuene con usted durante toda la meditación.

Paso 5: Concéntrese en su respiración

Tome aliento, utilizándolo como ancla para mantenerse conectado a tierra durante la meditación. Observe la sensación de la respiración al entrar y salir del cuerpo, notando la subida y bajada del abdomen o la sensación del aire al pasar por las fosas nasales. Cuando su mente empiece a divagar, vuelva a centrarse en la respiración.

Paso 6: Cultivar la atención plena

Cuando se disponga a meditar, aplique la atención plena, que implica
estar totalmente presente sin juzgar. Es normal que surjan pensamientos.
Reconózcalos, pero evite enredarse en ellos. Permítales pasar como las
nubes en el cielo y vuelva a centrarse en la respiración o en el punto de
atención que haya elegido.

Paso 7: Aceptar la quietud

A medida que continúe con la meditación, es posible que empiece a
experimentar una sensación de quietud y tranquilidad. Abrace esta
quietud y deje que le envuelva. Es en este espacio de quietud donde
puede conectar con su ser interior y experimentar una profunda
sensación de plenitud.

Paso 8: Cierre progresivo

Cuando se sienta preparado para concluir la meditación, vuelva a
tomar conciencia del momento presente. Mueva suavemente los dedos
de las manos y de los pies y respire profundamente unas cuantas veces
para despertar su cuerpo. Reconozca los beneficios de su práctica y
agradézcase por dedicar este tiempo al autocuidado y la introspección.

Paso 9: Cerrar la práctica

Concluya la práctica de meditación con un gesto de cierre, como
juntar las palmas de las manos en el centro del corazón en posición de
oración. Tómese un momento para expresar gratitud por la experiencia y
por sí mismo, honrando el esfuerzo que ha puesto en su práctica de yoga
y meditación.

Combinar el yoga con la meditación crea una experiencia armoniosa y
transformadora tanto para el cuerpo como para la mente. Siguiendo estas
Instrucciones paso a paso, puede cerrar con gracia su práctica de yoga
con la meditación, permitiendo que los beneficios de la atención plena y
la autoconciencia impregnen su vida diaria. Abrace este viaje interior
lleno de alma y que su práctica de meditación se profundice con cada
respiración consciente.

Dieta y nutrición

Al embarcarse en el viaje de la práctica del yoga, es esencial prestar
atención a su dieta y nutrición para apoyar su bienestar general y
aumentar los beneficios del yoga. Una dieta equilibrada y rica en
nutrientes puede ayudar a mantener los niveles de energía, promover la

salud de las articulaciones, controlar el estrés y mejorar la claridad mental. Exploremos algunos consejos dietéticos clave para que las personas mayores complementen su práctica de yoga:

Manténgase hidratado

La hidratación es crucial para todos, pero especialmente para las personas mayores que practican actividades físicas como el yoga. La deshidratación puede reducir la flexibilidad y provocar mareos o calambres musculares durante las sesiones de yoga. Intente beber al menos de 8 a 10 vasos de agua al día. Las infusiones de hierbas y el agua natural con infusión de frutas también son buenas opciones para hidratarse. Crear un hábito lleva tiempo, pero una vez que se convierte en algo natural, mantenerse hidratado resulta más fácil. Intente vincular el consumo de agua con actividades diarias específicas, como las comidas o la toma de medicamentos. De este modo, será más probable que nos acordemos de hidratarnos constantemente.

Ponga énfasis en los alimentos integrales

Las personas mayores deben centrarse en el consumo de alimentos integrales, incluyendo una variedad de frutas frescas, verduras, cereales integrales, proteínas magras y grasas saludables. Estos alimentos están repletos de nutrientes esenciales, vitaminas y minerales que favorecen la salud general y proporcionan el combustible necesario para la práctica del yoga. Asegúrese de que su plato sea una mezcla vibrante de frutas y verduras de colores. Cada color representa un conjunto único de nutrientes, antioxidantes y propiedades beneficiosas para la salud. Intente consumir al menos cinco raciones de fruta y verdura al día, incluidas las verduras de hoja verde como las espinacas, la col rizada y la berza, que están repletas de vitaminas y minerales esenciales.

Cambie los cereales refinados por cereales integrales como la quinoa, el arroz integral, la avena y el trigo integral. Los cereales integrales son ricos en fibra, que facilita la digestión, regula los niveles de azúcar en sangre y reduce el riesgo de enfermedades cardiacas. Estos cereales también proporcionan energía de larga duración para mantenerte activo durante todo el día. Incorpore a su dieta grasas saludables como aguacates, frutos secos, semillas y aceite de oliva. Estas grasas contribuyen a la absorción de nutrientes, favorecen la salud cerebral y reducen la inflamación. Sin embargo, tenga en cuenta el tamaño de las porciones, ya que las grasas son densas en calorías.

Aumente la ingesta de proteínas

Las proteínas son esenciales para mantener la masa muscular y la
salud de las articulaciones, lo que es cada vez más importante a medida
que envejecemos. Haga un esfuerzo consciente por incorporar alimentos
ricos en proteínas en cada comida.

Elija tentempiés ricos en proteínas para mantener sus niveles de
energía estables a lo largo del día. Opte por opciones como frutos secos,
semillas, edamame o barritas de proteínas con bajo contenido en
azúcares añadidos. Estos tentempiés son fáciles de llevar y perfectos para
saciar el hambre entre comidas. Para las personas mayores con
preferencias o restricciones dietéticas específicas, las proteínas vegetales
son una opción excelente. Incorpore a su dieta diversas fuentes de
proteínas vegetales como la quinoa, las semillas de chía, los garbanzos y el
tempeh para diversificar su ingesta de nutrientes.

Priorice el calcio y la vitamina D

En primer lugar, las personas mayores deben esforzarse por alcanzar
la ingesta diaria recomendada de calcio y vitamina D. Los Institutos
Nacionales de la Salud (NIH) sugieren una ingesta diaria de 1.200
miligramos (mg) de calcio para las mujeres mayores de 50 años y los
hombres mayores de 70, y de 1.000 mg para los hombres de entre 50 y
70 años. Además, se recomienda una ingesta diaria de 800 unidades
internacionales (UI) de vitamina D para las personas mayores de 50 años.

Para satisfacer las necesidades diarias de calcio, los mayores deben
incorporar a su dieta alimentos ricos en calcio. Los productos lácteos
como la leche, el yogur y el queso son excelentes fuentes de calcio. Las
personas con intolerancia a la lactosa pueden optar por alternativas no
lácteas, como la leche de almendras enriquecida o la leche de soja.
Además, las verduras de hoja verde como la col rizada, la berza y el
brócoli, así como el pescado en conserva con espinas blandas como el
salmón y las sardinas, también son ricos en calcio.

Las personas mayores deben procurar exponerse regularmente a la luz
solar, ya que la piel puede producir vitamina D cuando se expone al sol.
Pasar unos 10-15 minutos al sol a media mañana o a última hora de la
tarde, al menos tres veces por semana, puede ayudar a aumentar los
niveles de vitamina D. Sin embargo, es esencial equilibrar la exposición al
sol para evitar quemaduras y daños en la piel, sobre todo en climas
cálidos. Para las personas mayores que tienen una exposición al sol
limitada o dificultades para absorber la vitamina D de los alimentos,

puede ser necesario tomar suplementos de vitamina D. Consulte con un profesional sanitario para determinar la dosis adecuada en función de las necesidades individuales y las condiciones de salud.

Limite los alimentos procesados y azucarados

Los alimentos procesados y azucarados ofrecen poco valor nutritivo y pueden provocar inflamación y bajones de energía. Reduzca el consumo de aperitivos azucarados, bebidas azucaradas y alimentos procesados con alto contenido en grasas poco saludables. En su lugar, opte por edulcorantes naturales como la miel o el sirope de arce y céntrese en las grasas saludables procedentes de fuentes como el aguacate, los frutos secos y el aceite de oliva. Tómese su tiempo para leer las etiquetas de los alimentos antes de comprarlos. Evite los productos con azúcares añadidos, conservantes artificiales y altos niveles de sodio. Opte por alimentos con listas de ingredientes más cortas, lo que indica una naturaleza menos procesada.

Considere los alimentos antiinflamatorios

La inflamación puede exacerbar el dolor articular y otros problemas relacionados con la edad. Incorpore a la dieta alimentos antiinflamatorios como la cúrcuma, el jengibre, el ajo y los ácidos grasos omega-3 del pescado o las semillas de lino. Incorporar a la dieta alimentos ricos en probióticos como el yogur, el kéfir, el chucrut y el kimchi. Estos alimentos favorecen un microbioma intestinal sano, lo que reduce la inflamación y mejora la digestión. Disfrute del chocolate negro con al menos un 70% de contenido de cacao. Contiene flavonoides con propiedades antiinflamatorias y antioxidantes.

Adapte los hábitos alimentarios a la práctica del yoga

Evite las comidas pesadas justo antes de las sesiones de yoga, ya que pueden causar molestias durante la práctica. Intente tomar un tentempié ligero al menos una hora antes de la sesión de yoga. Esto le dará a su cuerpo tiempo suficiente para digerir la comida, asegurando que se siente con energía sin sentirse pesado. Opte por alimentos fáciles de digerir que proporcionen una fuente constante de energía. Un plátano maduro es una opción excelente, ya que contiene nutrientes esenciales como el potasio, que puede prevenir los calambres musculares y favorecer el buen funcionamiento de los músculos durante la práctica. Si prefiere una alternativa con frutos secos, tome un puñadito de frutos secos crudos y sin sal, como almendras o nueces. Los frutos secos están repletos de grasas saludables, proteínas y fibra, que pueden mantener sus niveles de energía y mantener el hambre a raya durante su sesión de yoga.

Busque asesoramiento profesional

Cada persona tiene unas necesidades dietéticas distintas y, a medida que envejece, pueden surgir problemas de salud específicos que requieran una atención especial. Por ello, es fundamental que las personas mayores pidan consejo a un dietista titulado o a un experto sanitario cualificado. De este modo, pueden desarrollar una estrategia nutricional a medida que satisfaga sus necesidades específicas y complemente a la perfección su rutina de yoga.

Dado que la salud y el bienestar de cada anciano son únicos, un dietista titulado o un profesional sanitario puede evaluar con precisión sus necesidades nutricionales y tener en cuenta cualquier afección médica existente. Este enfoque personalizado garantiza que la dieta de la persona mayor se ajuste a sus necesidades físicas y le ayude a mantener una salud y una vitalidad óptimas durante sus años dorados.

Además, la integración de la práctica del yoga en su estilo de vida puede ser increíblemente beneficiosa para las personas mayores. Cuando se combina con un plan de nutrición adecuado, mejora aún más su calidad de vida en general y promueve una sinergia armoniosa entre su cuerpo y su mente.

Durante la consulta con el dietista o el experto sanitario, las personas mayores pueden hablar abiertamente de sus preferencias dietéticas, sus alergias o intolerancias alimentarias y sus hábitos de vida. Teniendo en cuenta estos factores, el profesional puede crear un plan de comidas completo y agradable que se ajuste a sus objetivos de salud y apoye su práctica del yoga.

Además, un plan de nutrición personalizado tiene en cuenta las necesidades específicas de nutrientes que los mayores pueden necesitar en mayor cantidad, como calcio y vitamina D para favorecer la salud ósea o antioxidantes para combatir el estrés oxidativo. Este enfoque específico garantiza que las personas mayores reciban los nutrientes adecuados en las cantidades correctas, fomentando una mejor salud general y capacidad de recuperación.

Una nueva forma de vida

En el ámbito del yoga, el momento presente es donde se produce la verdadera transformación. Deje atrás el peso del pasado y las preocupaciones del futuro, y sumérjase plenamente en el presente.

Mientras fluye en cada asana, deje ir las expectativas y los juicios, permitiéndose experimentar la belleza del ahora. Recuerde que la edad no es una limitación, sino un testimonio de la resistencia de su espíritu. Aproveche el momento, porque encierra un potencial infinito de crecimiento y rejuvenecimiento.

Adopte la esencia de la persistencia suave, donde los pequeños pasos conducen a avances significativos. Algunos días, su cuerpo puede sentirse más vibrante y ágil, mientras que otros puede anhelar descanso y restauración. Escuche los mensajes de su cuerpo y sea amable consigo mismo durante todo el proceso. Cada día que usa la esterilla, entra con valentía en el terreno del autocuidado y el autodescubrimiento.

En el apacible ritmo de la vida, donde el sol sale y se pone con armonía, se encuentra un viaje de renovación para las personas mayores a través del arte intemporal del yoga. En el espacio sagrado de una esterilla de yoga, se crea un santuario en el que la edad no es más que un número y el espíritu se eleva, liberándose de las limitaciones impuestas por el tiempo.

El yoga no es sólo un ejercicio físico; es una forma de vida, una filosofía que trasciende los límites de la edad y fomenta el despertar del alma. A medida que acumulamos la sabiduría de los años a nuestras espaldas, debemos recordar que nuestros cuerpos pueden haber envejecido, pero nuestros espíritus sólo se han vuelto más activos. El viaje del yoga comienza con la creencia de que la edad no es una restricción, sino un portal hacia un nuevo sentido de autoconciencia e iluminación.

Con cada movimiento consciente, nos despojamos del peso de antaño e invitamos a la serenidad a nuestras vidas. Abandonemos la noción de que envejecer equivale a declinar y sustituyámosla por la convicción de que es una progresión natural hacia el florecimiento de nuestro auténtico yo. Al igual que un loto emerge de las aguas turbias, abrazando los retos de la vida, nosotros también podemos florecer a pesar de las adversidades.

La respiración, la esencia de la vida, se convierte en nuestra ancla en este viaje. Con cada inhalación, damos la bienvenida a la vitalidad y la positividad; con cada exhalación, liberamos la tensión y la duda.

Al respirar en el momento presente, dejamos atrás el pasado y el futuro, saboreando la alegría de estar vivos. Con cada respiración, celebramos la fuerza y la resistencia que residen en nuestro interior.

Como personas mayores, hemos sido testigos del flujo y reflujo de la vida, y esta sabiduría experimentada sirve como un potente elixir en nuestra práctica de yoga. Aprendemos a escuchar nuestros cuerpos, respetando sus necesidades y limitaciones únicas y regocijándonos en sus habilidades milagrosas. El yoga no se trata de contorsionarnos en posturas inalcanzables, sino de apreciar nuestros cuerpos y el viaje por el que nos han llevado.

En el ámbito del yoga, la comparación no tiene cabida. Nuestro viaje es nuestro y no existe una forma correcta o incorrecta de recorrerlo. Dejamos de lado las expectativas y dejamos que nuestra práctica se desarrolle orgánicamente. Como el sol que sale cada día, abordamos nuestra práctica de yoga con dedicación, permitiéndole ser una fuente constante de inspiración, recordándonos que cada amanecer trae una nueva oportunidad de crecimiento.

La camaradería que compartimos en una clase de yoga crea una comunidad de apoyo donde nos fortalecemos unos a otros. Mientras respiramos y nos movemos al unísono, recordamos que no estamos solos en esta búsqueda de vitalidad y alegría. Juntos, nos animamos unos a otros, animamos los triunfos y ofrecemos consuelo en los momentos de desafío.

El yoga para personas mayores no se trata sólo de asanas o posturas físicas. Es una mentalidad que infunde gracia, compasión y gratitud en nuestras vidas. Aprendemos a afrontar cada día con el corazón abierto, abrazando la belleza que nos rodea y reconociendo el regalo de estar vivos. ¡Cada amanecer, cada respiración y cada estiramiento se convierte en una celebración de la vida misma!

Vea más libros escritos por Scott Hamrick

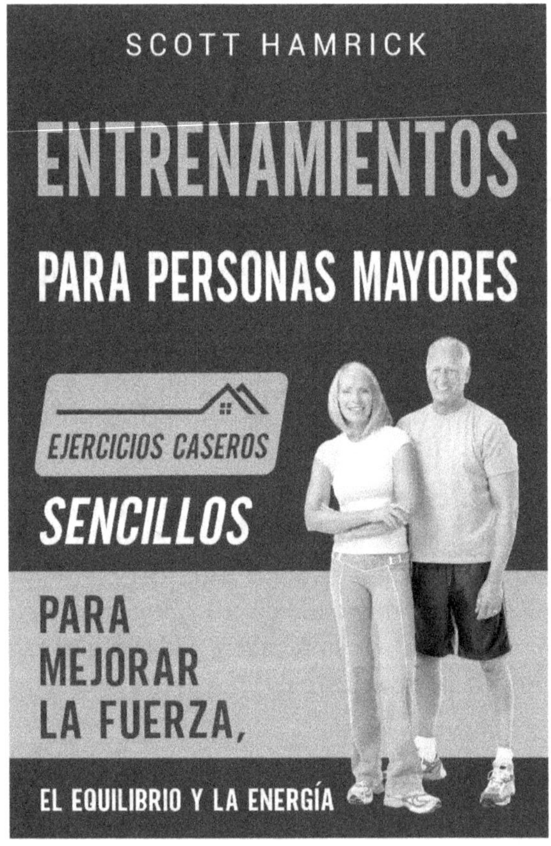

www.ingramcontent.com/pod-product-compliance
Lightning Source LLC
Chambersburg PA
CBHW051548250726
48653CB00004BA/1052